Aus dem Programm
Huber: Psychologie Sachbuch

Nancy L. Mace / Peter V. Rabins

Der 36-Stunden-Tag

Die Pflege des verwirrten älteren Menschen, speziell des Alzheimer-Kranken

Übersetzung und Anhang
von Michael Martin
2. ergänzte Auflage

Verlag Hans Huber
Bern Stuttgart Toronto

Die amerikanische Originalausgabe dieses Buches ist bei The Johns Hopkins University Press unter dem Titel *The 36-Hour Day: The Family Guide to Caring for Persons with Alzheimer's Disease, Related Dementing Illnesses, and Memory Loss in Later Life* erschienen.

Professor Dr. med. Michael Martin ist Chefarzt der Geriatrischen Klinik der Städtischen Kliniken Duisburg.

CIP-Titelaufnahme der Deutschen Bibliothek

Mace, Nancy L.:
[Der Sechsunddreißig-Stunden-Tag]
Der 36-Stunden-Tag: d. Pflege d. verwirrten älteren Menschen, speziell d. Alzheimer-Kranken / Nancy L. Mace; Peter V. Rabins.
Übers. u. Anh. von Michael Martin. - 2., erg. Aufl. - Bern; Stuttgart; Toronto: Huber, 1988.
(Huber-Psychologie-Sachbuch)
Einheitssacht.: The thirty-six-hour day «dt.»
ISBN 3-456-81677-4
NE: Rabins, Peter V.:; Martin, Michael [Bearb.]

2. ergänzte Auflage 1988
1. Nachdruck 1989

Gesamtherstellung: Todt-Druck GmbH, Villingen
Printed in Germany

Inhaltsverzeichnis

Zum Geleit

Schon lange bestand das Bedürfnis für ein praktisches und detailliertes Buch mit Pflegeanleitungen für Familien, die Demenzkranke betreuen. Viele dieser Familien wären bereit, für ihre Angehörigen zu Hause zu sorgen, wenn sie die sachlichen Hintergründe besser durchschauten und dadurch in die Lage gesetzt wären, die anstehenden Schwierigkeiten zu meistern. Ein besseres Verständnis für die Art der Symptome und einiger beunruhigender Verhaltensstörungen, die hin und wieder bei diesen Erkrankungen vorkommen, würde helfen, diese weniger mysteriös erscheinen zu lassen und ihnen den Eindruck des Bedrohlichen zu nehmen.

Tatsächlich fallen die Symptome und begleitenden Beschwerden einer mit Demenz einhergehenden Krankheit wesentlich deutlicher in die Augen als jene anderer psychiatrischer Erkrankungen. Dennoch gibt es nur wenige klare Beschreibungen dieses Krankheitsbildes, und den betroffenen Familien konnte selten in ihrer Sorge geholfen werden. Dieser Mangel, der das Resultat einer anhaltenden Nachlässigkeit in Hinblick auf krankhafte Veränderungen älterer Menschen darstellt, wurde seit kurzem von einer mehr optimistischen Beurteilung der Lage mit besonderer Zuwendung gegenüber älteren Behinderten abgelöst. Eine solche neue Haltung wird sich nicht nur in einer besseren Versorgung der Patienten niederschlagen, sondern auch in zielgerichtete Forschung und Lehre münden. Das vorliegende Buch ist ein erster Schritt in diese Richtung und dient sowohl als Anleitung für die Lösung bestehender Schwierigkeiten, als auch als allgemeine Unterrichtung über Pflege und Behandlung von Patienten während des Verlaufs ihrer Erkrankung.

Dieses Buch ist den vorausschauenden Mitarbeitern der The Hopkins Medical Institutions, denen auch die Autoren angehören, und der T. Rowe und Eleanor Price Stiftung, welche dieses Programm unterstützt hat, gewidmet. Ein Mäzenatentum zur Verbesserung von Pflegemöglichkeiten und Entwicklung besonderer Pflegetechniken ist selten, aber auf diesen Gebieten besonders notwendig.

Dr. Paul R. McHugh
Direktor und Chefarzt der Psychiatrie
Abteilung für Psychiatrie und Verhaltenswissenschaften
The John Hopkins University, Medizinische Fakultät

Vorwort

Dieses Buch wurde ursprünglich für Familien geschrieben, die mit Demenzkranken zusammenleben. Inzwischen ist uns bekannt geworden, daß es auch von andern benützt wird, vor allem von Menschen, die selber an diesen Störungen leiden. Das ist nach unserer Ansicht zu begrüßen. Wir hoffen, daß die Verwendung von Wörtern wie »Patient« oder »zerebralbehinderter Mensch« jene, die davon direkt betroffen sind, nicht mutlos macht. Wir wählten diese Worte, weil wir durch sie betonen wollten, daß Menschen, die an solchen Störungen leiden, wirklich krank und nicht »nur alt« sind. Sie sollten aber in jedem Falle spüren, daß wir sie als Individuen, als Menschen, und nicht als Objekte betrachten.

Natürlich kann das Buch weder ärztlichen noch rechtlichen Rat ersetzen. Bei diesbezüglichen Fragen ist es das beste, sich an Ärzte, Rechtsanwälte oder andere Sachkundige zu wenden.

Bis heute wissen nicht alle Fachleute hinreichend Bescheid über Demenz. Wir erwähnen zwar immer wieder Sachkundige, die Ihnen, dem betreuenden Pfleger, helfen könnten, wissen jedoch, daß Sie Mühe haben werden, entsprechende Kräfte zu finden. Sie sollten alle Möglichkeiten, derartige Ratgeber zu finden, ausschöpfen und dabei stets auch Ihren gesunden Menschenverstand walten lassen. Dieses Buch kann selbstverständlich nicht alle Besonderheiten Ihrer speziellen Situation beurteilen; es ist lediglich als allgemeine Hilfe gedacht.

Wir sind uns außerdem bewußt, daß Einrichtungen wie Tageszentren, Heimhilfen oder diagnostische Maßnahmen oft nicht erreichbar sind bzw. gar nicht bestehen. Manche davon stehen nur dort zur Verfügung, wo die Mittel und der politische Wille, derartige Einrichtungen zu unterhalten, vorhanden sind.

Wir benutzten Beispiele bestimmter Situationen in Familien, um unsere Ausführungen farbiger darstellen zu können. Sie beziehen sich nicht auf wirkliche Situationen oder Patienten, sondern basieren auf Erfahrungen, Stimmungen und Lösungen, über die uns Familien und Patienten berichtet haben. Namen oder andere Kennzeichen wurden in jedem Fall geändert.

Nancy L. Mace
Peter V. Rabins

Einleitung für Leser der deutschen Übersetzung

Geschichte der Übersetzung

Am 11. Juli 1983 entdeckte ich auf dem Flug von Seattle, Washington, nach Great Falls, Montana, neben mir eine Zeitung »Seattle Post-Intelligencer«, die ein Mitreisender dort liegengelassen hatte. Die erste Seite war aufgeschlagen und trug die Überschriften »A true test of love«, »Alzheimer families learn to cope from each other« und »The cruel killer«. Ich war auf eine der zahlreichen Berichte über die Alzheimersche Krankheit gestoßen, die zu dieser Zeit in den USA leidenschaftlich, zugleich aber in einer für uns Deutsche ungewohnt sachkundigen Form in allen Medien diskutiert wurden. Es bestätigte sich für mich damals der schon aus wissenschaftlicher Lektüre und auf Kongressen gewonnene Eindruck, daß in diesem Land wesentlich mehr über die chronische Verwirrtheit älterer Menschen bekannt war als bei uns, und daß die neuen Erkenntnisse sehr schnell von Presse und Fernsehen aufgegriffen und an die Bevölkerung weitergegeben wurden. Während in Deutschland verwirrte, alte Menschen nur allzu oft noch als »Zerebralsklerotiker« kategorisiert wurden, war in den USA bereits bekannt, daß sich hierunter ein Spektrum z. T. klar definierter Krankheitsbilder verbarg. In der erwähnten Zeitung wurden die neueren Erkenntnisse hierzu detailliert dargelegt und über die Bildung von Familienselbsthilfegruppen berichtet. Weiterhin wurde ein Buch zu dieser Thematik »The 36-Hour Day« von Nancy L. Mace und Peter V. Rabins empfohlen. Es war nicht schwer, dieses Buch, das sich als ein Bestseller erwiesen hatte, zu kaufen. Bereits nach wenigen Seiten war mir klar, daß hier eine Psychologin und ein Psychiater unvergleichliche Informationen unter hervorragender Kenntnis der Materie für Laien zusammengestellt hatten, und daß auf diesem Niveau bisher nichts Vergleichbares auf dem deutschen Markt angeboten wurde. Ich begann sogleich »auf Verdacht« mit einer Übersetzung unter der Idee, diese Informationen an Angehörige chronisch-verwirrter Patienten, die bisher weitgehend ratlos ihren Anforderungen gegenüberstanden, zu vermitteln.

Auf meine Anregung hin hat sich dann der Huber Verlag, Bern, in dankenswerter Weise des Projektes angenommen und die Übersetzung in der jetzigen Form möglich gemacht. Selbstverständlich mußten einige für die USA konzipierte Besonderheiten (Versicherungswesen, rechtliche Bestimmungen usw.) ausgelassen werden. Für den deutschsprachigen Leser wurden dafür die entsprechenden deutschen Verhältnisse, spezielle Gesichtspunkte zur

Nomenklatur sowie heutige Versorgungsmöglichkeiten geriatrischer Patienten in der Bundesrepublik im Anhang dieses Buches zusammengestellt.

In der Originalfassung war darauf geachtet worden, daß wechselnd in jedem Kapitel entweder über männliche oder weibliche Kranke berichtet wurde. Dies schien für die deutsche Übersetzung unzweckmäßig, da Begriffe wie »der Patient« oder »der Kranke« durchaus für beide Geschlechter benutzt werden konnten.

Abschließend möchte ich Herrn A. Kappenstein, Rehabilitationsberater der Ortskrankenkasse Duisburg, für die sachgerechte Beratung in Krankenversicherungsangelegenheiten herzlich danken. Frau Lotti Tenbült danke ich für die Hilfe beim Schreiben und Gliedern der Übersetzung, Frau Hilde Bruer für das Lesen der Korrektur.

Duisburg, den 18. Juni 1986

Michael Martin

1. Kapitel: Demenz

Seit zwei oder drei Jahren bemerkte Mary, daß ihr Gedächtnis nachließ. Zunächst hatte sie Mühe, sich die Namen der Kinder ihrer Freunde zu merken, und einmal hatte sie die eingekochte Erdbeermarmelade vergessen. Manches glich sie durch Anlegen eines Notizzettels aus. Schließlich, so sagte sie sich, wird man älter. Dann aber bemerkte sie, daß Worte fehlten, die sie früher immer gewußt hatte, und sie begann, sich vor einer drohenden Senilität zu fürchten.

Kürzlich, als sie mit einer Gruppe von Freunden sprach, realisierte Mary, daß sie mehr als nur einen Namen vergessen hatte – sie verlor den Faden der Unterhaltung vollständig. Auch dies war zu kompensieren, indem man stets der Situation entsprechend antwortete, selbst wenn der Gedankengang nicht ganz klar war. Niemand außer ihrer Schwiegertochter bemerkte hiervon etwas. Diese sagte eines Tages zu ihrer besten Freundin: »Ich glaube, bei Mutter ist etwas nicht in Ordnung.« Mary fühlte sich beunruhigt und zeitweise deprimiert. Sie gab aber nicht zu, daß etwas in Unordnung sei. Es gab niemanden, dem sie sich anvertrauen konnte: »Ich verliere meinen Verstand, er geht mir im Zusehen verloren.« Im übrigen wollte sie auch nicht darüber nachdenken, wollte nicht zugeben, daß sie alt wurde, und besonders wichtig, sie wollte nicht als seniler Mensch behandelt werden; sie freute sich noch am Leben und war in der Lage, es zu meistern. An einem Wintertag wurde Mary krank. Zunächst dachte sie, es sei nur eine Erkältung. Sie suchte ihren Arzt auf, der ihr einige Tabletten verschrieb und fragte, was sie denn in ihrem Alter erwarte, eine Bemerkung, die sie ärgerte. Bald ging es ihr sehr schlecht. Sie mußte das Bett hüten, war äußerst besorgt, schwach und sehr, sehr müde. Marys Schwiegertochter erhielt einen Telefonanruf einer Nachbarin. Zusammen fanden sie die alte Frau halb ohnmächtig, fiebrig und unzusammenhängend murmelnd vor.

Während der ersten Tage im Krankenhaus hatte Mary nur hin und wieder nebelhafte Vorstellungen, was um sie vorging. Die Ärzte erzählten ihrer Familie, daß sie eine Pneunomie habe, und daß ihre Nieren nicht gut arbeiten würden. Alle Mittel eines modernen Krankenhauses wurden bereitgestellt, um die Infektion zu bekämpfen.

Mary war in einer sonderbaren Umgebung. Alles war ungewohnt. Fremde Menschen kamen und gingen. Sie erzählten ihr, wo sie war, aber sie vergaß dies wieder. In der ungewohnten Umgebung konnte sie ihre Vergeßlichkeit nicht länger kompensieren, und das von der akuten Erkrankung erzeugte Delir verstärkte ihre Verwirrtheit. Sie glaubte, ihr Mann käme, sie zu besuchen: Ein gut aussehender junger Mann in Uniform. Als ihr Sohn kam, war sie überrascht, daß nicht beide zusammen erschienen. Ihr Sohn sagte: »Aber Mutter, Vater ist doch schon vor 20 Jahren gestorben«. Sie wußte jedoch, daß dies nicht richtig war, da er sie doch gerade besucht hatte. Ihrer Schwiegertochter gegenüber beklagte sie sich, daß diese niemals vorbeikäme, und dachte, sie lüge, als die Tochter sagte: »Aber Mutter, ich war doch gerade heute morgen hier«. Tatsächlich konnte sie sich nicht an den Morgenbesuch erinnern.

Leute kamen und hantierten an ihr, schoben Dinge hinein und heraus und über sie hinüber. Sie verabreichten Injektionen und verlangten, daß Mary in eine Flasche hineinblies. Sie verstand nicht und konnte es sich auch nicht erklären, daß ein Hineinblasen in Flaschen zur Vertiefung der Atmung führte und damit die Lungenfunktion und deren Zirkulation verbesserte. Diese Flaschen wurden Teil eines Alptraumes. Sie konnte sich nicht daran erinnern, wo sie war. Spürte sie den Drang zur Toilette, so waren Seitengitter am Bett befestigt, die nicht erlaubten, daß sie selbst dorthin ging. Sie weinte und näßte ein.

Schließlich besserte sich der Zustand von Mary. Die Infektion konnte beherrscht werden, der Schwindel verschwand. Nur während der akuten Phase der Krankheit hatte sie Einbildungen gehabt; nachdem Fieber und Infektion vorbei waren, standen wieder Verwirrtheit und Vergeßlichkeit im Vordergrund, und zwar ausgeprägter als vorher, obgleich die Krankheit den Fortschritt der Vergeßlichkeit wahrscheinlich nicht beeinflußt hatte. Sie war jedoch insgesamt sehr geschwächt, und der Umstand, daß sie aus ihrer gewohnten Umgebung herausgenommen wurde, in der sie sich noch selber helfen konnte, erwies sich als besonders gravierend. Es zeigte sich deutlich, daß die akute Krankheit den Ernst ihrer Situation verdeutlicht hatte. Jetzt erkannte die Familie plötzlich, daß sie nicht mehr in der Lage war, alleine zu leben.

Die Menschen um Mary herum redeten und redeten. Offensichtlich erläuterten sie Pläne, die Mary jedoch wieder vergaß. Als sie schließlich vom Krankenhaus entlassen wurde, zog sie zunächst in das Haus ihrer Schwiegertochter, wo man an diesem Tag sehr fröhlich war. Mary wurde in ein Zimmer gebracht, in dem einige ihrer Sachen standen. Aber sie vermißte die fehlenden und dachte, diese seien möglicherweise gestohlen worden, während sie krank war. Man hatte ihr zwar angeblich erklärt, wo diese Dinge seien, aber sie konnte sich nicht daran erinnern.

Man sagte ihr, in dem Haus der Schwiegertochter würde sie nun leben, und dies, obgleich sie sich vor längerer Zeit entschlossen hatte, niemals mit ihren Kindern zusammen zu wohnen. Sie hatte vorgehabt, zu Hause zu bleiben, wo sie ihre eigenen, vertrauten Dinge stets zur Hand hatte. Zu Hause konnte sie das Leben meistern, so wie sie dies früher immer getan hatte, wenigstens war das ihre Meinung. Zu Hause konnte sie vielleicht herausfinden, was aus den Dingen geworden war, die sie ein Leben lang besessen hatte. Dieses hier war nicht ihr Zuhause: Sie hatte ihre Unabhängigkeit verloren, ihr Eigentum war verschwunden und Mary fühlte einen Schmerz über das Verlorene. Sie konnte sich die geduldigen Erklärungen ihres Sohnes nicht merken, die dieser ständig wiederholte, daß sie nämlich nicht mehr in der Lage sei, alleine zu leben, und daß ein Zusammenleben mit den Kindern die beste Lösung wäre, die man habe finden können.

Mary hatte häufig eine unbeschreibbare, unbestimmte Furcht. In ihrem gestörten Bewußtsein konnte sie keine Erklärung und keinen Namen für diese Angst finden. Menschen und Erinnerungen kamen und verloren sich wieder. Sie konnte nicht sagen, was Realität und was Erinnerung war. Die Toilette war nicht dort, wo sie erwartet wurde, Anziehen erschien als kaum überwindbare Qual, die Hände vergaßen, wie man Knöpfe knöpfte, Tücher hingen aus unerklärlichen Gründen um ihren Körper, und sie wußte weder, wie sie damit fertig werden sollte, noch warum sie auf ihrem Körper lagen.

Nach und nach verlor Mary die Fähigkeit, einen Sinn in dem zu erkennen, was ihre Augen sahen und was ihre Ohren hörten. Geräusche und äußerliches Durcheinander trieben sie zur Verzweiflung. Sie selbst konnte nichts verstehen, die anderen nichts erklären, und sehr oft wurde sie von Panik überwältigt. Sie machte sich um ihr Eigentum Sorge: um einen Stuhl, um Porzellan, das ihrer Mutter gehört hatte. Es hieß, man habe ihr alles immer wieder erklärt, aber sie konnte sich nicht daran erinnern, wo die Dinge geblieben waren. Vielleicht hatte sie jemand gestohlen. Sie hatte so viel verloren. Dinge, die sie noch in ihrem Besitz hatte, verbarg sie, aber schließlich vergaß sie auch, wo sie diese versteckt hatte.

Ihre Schwiegertochter sagte verzweiflungsvoll: »Ich kann sie nicht mehr zum Baden überreden, sie riecht, wie kann ich sie zum Seniorenzentrum begleiten, wenn sie vorher nicht ein Bad nehmen will?« Für Mary wurde Baden eine Quelle des Schreckens. Die Badewanne war ein Geheimnis für sie. Von Tag zu Tag wurde es immer schwieriger, mit dem Wasser fertig zu werden. Manchmal lief es aus, manchmal stieg es, ohne daß man es stoppen konnte. Das Baden beinhaltete viele Dinge, an die man sich erinnern mußte. Es galt, die Kleidung abzulegen und das Badezimmer zu finden. Marys Finger hatten vergessen, wie der Reißverschluß bedient werden mußte, ihre Füße hatten vergessen, wie der Einstieg in die Badewanne zu bewerkstelligen sei. Es waren zu viele Dinge für ein behindertes Denkvermögen, und dies trieb sie zur Verzweiflung und überwältigte sie.

Wie reagieren wir auf Unglück? Wir versuchen, aus der Situation herauszukommen und darüber nachzudenken. Hierfür macht der eine einen Spaziergang und trinkt ein Bier, der andere jätet Unkraut im Garten. Manchmal reagieren wir mit Ärger. Wir entwickeln Aggressivitäten gegenüber jenen, die an unserer verzwickten Situation schuld waren oder daran mitgewirkt hatten. Manchmal sind wir auch verzagt, bis die Zeit unser Unglück heilt und sich die Verstimmung gelegt hat.

Marys frühere Art, sich mit Unglücksfällen auseinanderzusetzen, blieb erhalten. Oft, wenn sie sich unruhig fühlte, dachte sie daran, ein wenig spazierenzugehen. Sie pflegte dann an der Tür anzuhalten, um sich zu blicken, hinauszutreten und wegzugehen, weg vom Unglück. Aber das Unglück wich nicht, ja es wurde schlimmer, da Mary sich verlief. Das Haus war verschwunden. Sie stand in Straßen, die sie nicht kannte. War es eine ihrer Kindheit oder eine, wo sie lebte, als ihre Jungen aufwuchsen? Furcht und Schrecken übermannten sie und griffen ihr ans Herz. Mary ging schneller.

Manchmal wurde Mary ärgerlich. Es war ein Ärger, den sie selbst nicht richtig verstand. Aber Gegenstände waren verlorengegangen und ihr Leben erschien gleichermaßen verloren. Die Fächer ihrer Erinnerung öffneten sich und schlossen sich oder verschwanden vollkommen. Wer würde unter diesen Umständen nicht ärgerlich sein? Jemand hatte ihre Gegenstände weggenommen, ihre liebsten Wertsachen. War das ihre Schwiegertochter oder ihre eigene Schwiegermutter oder eine Schwester, die sie schon in ihrer Kindheit nicht leiden konnte? Sie beschuldigte die Schwiegertochter, vergaß aber schnell ihren Verdacht. Ihre Schwiegertochter selbst, die kaum mit dieser Situation fertig wurde, konnte aber nicht vergessen.

Die Erinnerung an den ersten Tag in einer weiterführenden Schule ist bei vielen dieselbe: Man lag die ganze Nacht wach, hatte Angst, sich zu verlaufen und am kommenden Tag den Klassenraum in dem unbekannten Gebäude nicht zu finden. Für Mary war jeder Tag so. Ihre Familie entschloß sich, sie in ein Seniorenzentrum zu schicken. Täglich kam ein Busfahrer, der sie dorthin brachte; ihre Schwiegertochter holte sie ab. Mary vergaß aber jedesmal, daß sie tatsächlich abgeholt wurde. Auch konnte man den fremden Räumen nicht trauen. Sie verirrte sich oft; zeitweise verlor sie sich in den Männertoiletten. Nie war sie sicher, ob man sie am Abend wieder abhole.

Viele von Marys sozialen Angewohnheiten blieben bestehen. So war sie fähig, sich zu unterhalten und mit anderen Menschen im Seniorenzentrum zu lachen. In dem Maße, wie sich Mary entspannte, genoß sie die Zeit, die sie dort mit anderen verbringen konnte, obgleich sie sich niemals an irgend etwas erinnern konnte, um es ihrer Schwiegertochter wieder zu erzählen.

Mary liebte Musik. Musik schien ein Teil von ihr zu sein und bedeutete ihr auch zu einem Zeitpunkt viel, als anderes schon verlorengegangen war. Sie sang gerne alte, gut bekannte Lieder. Sie sang auch gerne im Seniorenzentrum. Obgleich ihre Schwiegertochter selbst nicht gut singen konnte, erinnerte sich Mary hieran nicht, und beide Frauen entdeckten, daß sie gerne zusammen sangen.

Schließlich kam es so weit, daß die physischen und emotionalen Anforderungen, für Mary zu sorgen, ihrer Familie zu groß wurden und sie in einem Pflegeheim leben mußte. Nach Tagen anfänglicher Verwirrtheit und Panik fühlte sich Mary in ihrem kleinen sonnigen Zimmer sicher. Sie konnte sich den Tagesablauf zwar nicht merken, die tägliche Routine tröstete sie aber. An manchen Tagen meinte sie, noch im Seniorenzentrum zu sein, manchmal aber war sie sich dessen nicht so sicher. Sie war froh, daß die Toilette an einem gut erkennbaren Ort in der Nähe war, und daß sie über diese Lokalität nicht weiter nachdenken mußte.

Mary freute sich, wenn ihre Familie zu Besuch kam. Manchmal erinnerte sie sich an die Namen der einzelnen Familienmitglieder, häufiger aber nicht. Sie erinnerte sich niemals daran, daß in der letzten Woche bereits Besuch gekommen war, und sie beklagte sich regelmäßig darüber, daß man sich nicht genug um sie kümmere. Ihre Angehörigen wußten nicht viel zu sagen. Sie legten aber ihre Arme um den gebrechlichen Körper, hielten ihre Hand und saßen still oder sangen alte Lieder. Sie war froh, wenn man sie nicht daran erinnerte, daß sie etwas schon vor einigen Minuten gesagt oder was sich in der letzten Woche ereignet hatte, auch wollte sie nicht, daß man sie fragte, ob sie sich an diese oder jene Person noch erinnere. Sie hatte es am liebsten, wenn man sie nur hielt und ihr so seine Zuneigung zeigte.

Diagnostiziert man bei einem Ihrer Angehörigen eine Demenz, kann es sich dabei um eine Alzheimersche Erkrankung, um eine Multiinfarktdemenz oder um eine andere Krankheitsform handeln. Möglicherweise sind Sie sich dann nicht darüber im klaren, welche Veränderung wirklich vorliegt. Doch was immer auch der Name der Erkrankung besagt: ein Mensch, der Ihnen nahe steht, hat Teile seiner intellektuellen Fähigkeit verloren - die Fähigkeit, zu denken und sich zu erinnern. Er wird vergeßlicher, seine Persönlichkeit ändert sich. Möglicherweise entwickelt er eine Depression, wird mißmutig, zieht sich zurück.

Viele, wenn auch nicht alle Störungen, die bei Erwachsenen derartige Symptome verursachen, sind chronisch und irreversibel. Steht die Diagnose einer irreversiblen Demenz fest, so müssen Patient und Familie lernen, mit dieser Krankheit zu leben. Ob Sie als Betreuer sich dafür entscheiden, für den betreffenden Angehörigen zu Hause zu sorgen oder ihn in einem Pflegeheim unterzubringen, in jedem Fall müssen Sie sich mit den neuen Problemen auseinandersetzen und sich damit abfinden, daß ein nahestehender Familienangehöriger eine schwerbehindernde Krankheit entwickelt hat.

Dieses Buch wurde geschrieben, um Ihnen bei der Bewältigung der sich von Tag zu Tag neu stellenden Aufgaben, die ein chronisch kranker Angehöriger an Sie stellt, zu helfen. Wir meinen, daß es sich um Probleme handelt, die viele Familien angehen. Das hier vorgelegte Material könnte helfen, Antworten zu finden. Es ist kein Ersatz für ärztliche oder andere fachbezogene Betreuung.

1.1 Was ist Demenz?

Es wird Ihnen nicht entgangen sein, daß die Erscheinungsbilder eines Gedächtnisverlustes sowie eines beeinträchtigten Denk- und Urteilsvermögens im Erwachsenenalter viele Namen tragen. Dies hängt mit verschiedenen Beschreibungen und Definitionen in älteren medizinischen Büchern zusammen. Häufig gebrauchte Namen sind »psychoorganisches Hirnsyndrom«, »Senilität«, »Zerebralsklerose«, »chronisches zerebrales Syndrom«. Ihr Arzt spricht möglicherweise von Alzheimerscher Krankheit, Multiinfarkterkrankung, seniler Demenz oder präseniler Demenz. In diesem Buch werden wir alle diese Veränderungen *Demenz* nennen.

Ärzte benutzen das Wort Demenz in einem spezifischen Sinn. Es soll Verlust oder Beeinträchtigung zerebraler Funktionen bedeuten. Es stammt von zwei lateinischen Wörtern: *Hinweg* und *Gedanke. Dementia* heißt nicht Verrücktheit. Es wurde von den Ärzten als der am wenigsten offensive und genaueste Ausdruck für diese Krankheitsgruppe gewählt. Demenz beschreibt eine Anzahl von Symptomen, bezeichnet dabei aber keine Krankheit oder Krankheiten, welche diese Symptome erzeugen.

Es gibt zwei besondere Zustände, die zu Verwirrtheit, Vergeßlichkeit, Desorientierung sowie zum Nachlassen intellektueller Funktionen oder ähnlicher Störungen führen.

Diese beiden Veränderungen scheinen dem flüchtigen Beobachter gleichartig zu sein und sie können zu Verwechslungen führen (sie werden ausführlicher im Kapitel 16 diskutiert). Die erste Veränderung, das Delir, beinhaltet eine Gruppe von Symptomen, bei denen der Patient weniger aufmerksam und wach ist als normal. Er ist oft schläfrig, kann aber auch zwischen Schläfrigkeit und Unruhe hin- und hergeworfen sein. Ähnlich wie ein dementer Patient ist er verwirrt, desorientiert und vergeßlich. Diese Veränderungen wurden »akutes zerebrales Syndrom« oder »reversibles zerebrales Syndrom« genannt. Ein Delir kann durch bestimmte Krankheiten wie Pneunomie, Nierenveränderung, Unterernährung oder Reaktion auf Medikamente ausgelöst werden.

Die zweite Veränderung, Demenz, beinhaltet auch eine Abnahme der intellektuellen Fähigkeiten. Der Betroffene ist hierbei aber vollkommen wach. Die Symptome der Demenz können durch verschiedene Krankheiten verursacht sein. Einige dieser Krankheiten sind heilbar, andere nicht. Eine Schilddrüsenerkrankung z. B. kann eine Demenz verursachen, die unter Korrektur der Schilddrüsenfunktionsstörung zurückgeht. In Kapitel 16 wurden einige der Erkrankungen, die Demenz erzeugen können, zusammengestellt.

Die *Alzheimersche Krankheit* scheint die häufigste Ursache einer irreversiblen Demenz bei Erwachsenen zu sein. Die Abnahme der intellektuellen Fähigkeiten verläuft relativ langsam und umfaßt Vergeßlichkeit bis hin zu einer maximalen geistigen Behinderung. Strukturveränderungen des Gehirns können bei Autopsien von Alzheimerkranken festgestellt werden. Die Ursache der Erkrankung ist noch nicht bekannt, und zur Zeit haben Ärzte auch keine Möglichkeiten, die Erkrankung aufzuhalten. Auf der anderen Seite kann dennoch viel getan werden, um dem Patienten eine angenehme Umgebung zu gestalten und die Familie für eine adäquate Pflege des Kranken zu unterstützen.

Die *Multiinfarktdemenz* scheint die zweithäufigste Ursache der irreversiblen Demenz zu sein. Es handelt sich um eine Serie von kleineren Schlaganfällen. Manchmal können die Schlaganfälle so geringfügig sein, daß weder Sie noch der betroffene Kranke etwas Wesentliches bemerken. Auf lange Sicht kann aber genug Gehirngewebe zerstört werden, um Erinnerungsvermögen und andere intellektuelle Funktionen zu beeinträchtigen. Diese Situation wurde oft »Zerebralsklerose« genannt. Autopsien haben aber ergeben, daß hauptsächlich eine schlaganfallbedingte Gewebszerstörung und weniger eine allgemeine Zirkulationsstörung zugrunde liegt. In einigen Fällen ist es möglich, durch entsprechende Behandlung weitere Schäden zu vermeiden. Alzheimersche Krankheit und Multiinfarktdemenz kommen manchmal zusammen vor. Die Diagnose und die Besonderheiten dieser Krankheit werden ebenfalls ausführlich in Kapitel 16 diskutiert.

Menschen, die an einer zur Demenz führenden Erkrankung leiden, können gleichzeitig zusätzliche gesundheitliche Probleme haben. Die Demenz macht die Betroffenen dann besonders anfällig. Andere Erkrankungen sowie bestimmte Medikamente verursachen besonders häufig bei Menschen, die an Demenz leiden, delirante Zustände. Ein Delir kann die verbliebenen zerebralen Funktionen und das allgemeine Verhalten in ungünstiger Weise beeinflussen. Es ist wichtig, solche Zweiterkrankung schnell und effizient zu behandeln, damit sich der Gesamtzustand nicht verschlechtert, und die Versorgung nicht erschwert wird. Hierbei sollte ein Arzt zur Verfügung stehen, der genügend Zeit für Sie und den Kranken aufbringt.

Depressive Zustände kommen bei älteren Menschen häufig vor und können Ursache für Vergeßlichkeit, Verwirrtheit und andere Veränderungen der zerebralen Funktionen sein. Eine durch Depression verursachte Demenz ist reversibel. Das Gedächtnis des Depressiven bessert sich nach entsprechender Behandlung. Depressionen, die Menschen mit irreversibler Demenz befallen, sollten ebenfalls stets behandelt werden.

Verschiedene andere ungewöhnliche Bedingungen können ebenfalls eine Demenz verursachen. Auch diese werden in Kapitel 16 diskutiert.

Zur Demenz führende Krankheiten kennen keine sozialen oder ethnischen Grenzen. Reiche, Arme, Kluge und Beschränkte können gleichermaßen das Opfer werden. Es gibt keinen Grund, sich zu schämen, wenn ein Familienmitglied eine zur Demenz führende Erkrankung durchmacht. Viele brillante und berühmte Menschen haben später an einer Demenz gelitten. Früher war Syphilis nicht selten die Ursache einer Demenz. Dies ist heute aber äußerst selten. Zwischen Demenz und Geschlechtserkrankung bestehen sonst keine Verbindungen.

Eine fortschreitende Vergeßlichkeit ist *niemals* ein normaler Zug des Alterns. Nach breit angelegten Studien leiden 5 % älterer Menschen an einer intellektuellen Behinderung, und eine gleiche Anzahl ist von weniger ausgeprägten intellektuellen Störungen befallen. Die Krankheit wird häufiger bei Menschen, die über 80 und 90 Jahre alt werden. 80 % aller Hochbetagten werden aber niemals fortschreitend vergeßlich oder dement. Eine leichte Vergeßlichkeit ist für das fortgeschrittene Alter normal und hat keine wesentliche Bedeutung für das tägliche Leben. Viele von uns kennen ältere Menschen, die bis in die 70er, 80er und 90er Jahre aktiv sind und einen ungebrochenen Intellekt aufweisen. Margaret Mead, Pablo Picasso, Arturo Toscanini und Duke Ellington waren, als sie starben, noch beruflich aktiv. Alle waren älter als 75, Picasso sogar über 91 Jahre alt.

Da immer mehr Menschen in unserer Gesellschaft länger leben, ist es wichtig, daß wir gut über die Demenz unterrichtet sind. Man hat errechnet, daß in den Vereinigten Staaten drei bis vier Millionen Menschen einen gewissen Grad an intellektueller Behinderung aufweisen. Mehr als die Hälfte der 21,6 Milliarden Dollar, die für Pflegeheime ausgegeben werden, sind wegen des Vorhandenseins eines chronischen zerebralen Syndroms erforderlich.

1.2 Der Demenz-Kranke

Ein an Demenz leidender Kranker hat Schwierigkeiten, sich zu erinnern, selbst wenn er gelernt hat, diese Schwäche zu verbergen. Seine Fähigkeit, Dinge zu verstehen, zu diskutieren und zu beurteilen, ist gestört. Erste Symptome und Verlauf hängen davon ab, welche Erkrankung für die Demenz verantwortlich ist, und von Faktoren, die teilweise noch nicht erforscht sind. Manchmal beginnen die Störungen akut, und rückblickend sagt man vielleicht: »Von einem bestimmten Zeitpunkt an war Vater nicht mehr derselbe.« In anderen Fällen ist der Beginn schleichend, und Familienmitglieder bemerken die ersten Veränderungen noch nicht. Hin und wieder bemerkt der erkrankte Mensch selbst, daß etwas nicht in Ordnung ist. Bei noch nicht ausgeprägter Demenz kann der Betreffende hin und wieder seine Probleme klar erläutern: »Ich kann mir viele Dinge nicht mehr merken, ich versuche, etwas zu erklären, und dann fehlen mir plötzlich die Worte.«

Es gibt verschiedene Wege, derartige Behinderungen zu kompensieren. Manche Betroffene sind sehr geschickt, ihre Schwierigkeiten zu verbergen. Einige beginnen, als Stütze für ihr Gedächtnis Notizen zu machen. Manche leugnen sehr temperamentvoll, daß irgend etwas nicht in Ordnung sei, und machen andere für Fehlleistungen verantwortlich. Verschiedene werden, sobald sie gewahr werden, daß ihr Gedächtnis nachläßt, zunehmend depressiv und reizbar. Wiederum andere lassen sich nichts anmerken. Meistens vermag ein Mensch mit milder bis mittelschwerer Demenz weiter zu arbeiten und übliche Aufgaben zu bewältigen. Er ist auch fähig, aktiv an der Behandlung sowie an familiären Entscheidungen und Planungen teilzunehmen.

Frühzeitig einsetzende Gedächtnisschwierigkeiten werden gelegentlich fälschlicherweise Streßsituationen, Depressionen oder anderen psychischen Erkrankungen zugerechnet. Diese Fehleinschätzung schafft eine zusätzliche Bürde für den Betreffenden und seine Familie.

Eine Ehefrau erinnert sich, wie sich die Demenz ihres Mannes erstmals bemerkbar machte, wobei nicht Vergeßlichkeit sondern Launenhaftigkeit und Verhaltensstörungen im Vordergrund standen.
»Ich wußte damals nicht, daß etwas falsch lief, ich wollte es auch nicht wissen. Karl war ruhiger als sonst; er erschien depressiv und schuldigte hierfür andere Menschen und seine Arbeit an. Dann sagte ihm sein Vorgesetzter, daß er in eine

niedrigere Position in einer kleineren Zweigstelle versetzt würde. Sie haben mir nichts Spezielles mitgeteilt. Sie haben nur geraten, Ferien zu machen. Dies taten wir auch. Wir gingen nach Schottland. Aber Karls Zustand besserte sich dadurch nicht. Er war niedergeschlagen und reizbar. Nachdem er seine neue Stelle angetreten hatte, stellte sich heraus, daß er diese genauso wenig in den Griff bekam wie die vorherige. Er gab die Schuld hierfür den neuen Mitarbeitern. Er war so reizbar, daß ich fragte, was zwischen uns nach so vielen Jahren falsch lief. Wir gingen zu einem Eheberater, was alles nur noch schlimmer machte. Ich wußte, daß er vergeßlich war, aber ich dachte, dies sei durch seinen beruflichen Streß ausgelöst.«

Ihr Mann sagte in dieser Zeit: »Ich wußte, daß etwas nicht in Ordnung war. Ich bemerkte, daß ich mich vermehrt über kleine Dinge aufregte. Die Mitarbeiter setzten voraus, daß ich die wichtigsten Dinge des Betriebes im Kopf hätte. Ich konnte mich aber an vieles nicht erinnern. Einige sagten, es sei Überanstrengung. Ich fühlte aber, daß es etwas anderes war, etwas Schlimmes. Ich fürchtete mich.«

Hin und wieder kommt es zu Persönlichkeitsveränderungen. Hierbei können aber eine Reihe von Charakterzügen erhalten bleiben, wie etwa Ausgeglichenheit und liebenswerter Charakter. Der Betreffende war immer ausgeglichen und liebenswert und blieb so. In anderen Fällen war der Betroffene schon immer ein schwieriger Mensch, und dieser Persönlichkeitszug verstärkte sich. Andere können sich aber auch dramatisch verändern: Vom Freundlichen zum Anspruchsvollen oder vom Energiegeladenen zum Apathischen. Es kann sich Passivität und Lustlosigkeit einstellen. Es kann Unruhe, Erregbarkeit und Reizbarkeit einsetzen. Hin und wieder kommt es zu einem anspruchsvollen, ängstlichen oder depressiven Verhalten.

Eine Tochter sagte: »Mutter war früher immer fröhlich und geradlinig. Ich glaube, daß wir als erstes ihre Vergeßlichkeit registrierten. Das Schlimmste aber ist, daß sie jetzt garnichts mehr selbst machen möchte. Sie pflegt ihre Haare nicht, sie hält das Haus nicht mehr sauber und sie lehnt es ab, nach draußen zu gehen.«

Oft sind es kleine Dinge, die Menschen mit Gedächtnisproblemen besonders aufregen. Aufgaben, die früher einfach erschienen, können nun schwierig werden, und der Betreffende reagiert mit Aufgeregtheit, Ärger und Niedergeschlagenheit.

Eine andere Familie berichtet: »Das Schlimmste bei Vater ist seine Launenhaftigkeit. Früher war er ausgeglichen. Nun schimpft er ständig über kleinste Ungelegenheiten. Gestern abend erzählte er unserer zehn Jahre alten Tochter, daß Alaska kein Staat sei. Er schimpfte und gebärdete sich und stelzte anschließend aus dem Zimmer. Als ich ihn fragte, ob er nicht baden wolle, kam es zu einem richtigen Streit. Er bestand darauf, daß er bereits ein Bad genommen habe.«

Es ist wichtig, sich daran zu erinnern, daß viele abnorme Verhaltensweisen vom Kranken nicht kontrolliert werden können. Z. B. mag er unfähig sein, seinen Ärger zu unterdrücken, oder er muß ständig auf und ab gehen. Derartige Veränderungen sind nicht das Resultat einer schwierigen Persönlichkeit im Alter, sondern einer zerebralen Schädigung, die in der Regel vom Kranken nicht geändert werden kann.

In Fällen mit beschleunigt verlaufender Demenz wird das Gedächtnis eines Menschen nach und nach immer schlechter, und Fehlleistungen können nicht mehr verborgen bleiben. Der richtige Tag oder Ort kann nicht mehr angegeben werden, man ist nicht mehr fähig zu so einfachen Dingen wie An- und Ausziehen. Sätze werden nicht mehr vernünftig zu Ende gebracht. Bei weiterem Fortschreiten der Demenz wird es ersichtlich, daß die Schädigung des Gehirns viele Funktionen umfaßt wie Gedächtnis, Motilität (Koordination, Schreiben, Gehen) und Sprechen. Es bestehen Schwierigkeiten, die Namen für einfache Dinge zu finden, die normale Beweglichkeit geht verloren, das Gehen bekommt einen schlürfenden Charakter. Die Fähigkeiten des Erkrankten können sich von Tag zu Tag ändern, ja von Stunde zu Stunde wechseln. Dieses macht es schwierig, im Rahmen der Familie vorzuplanen.

Einige an Demenz leidende Kranke haben auch Halluzinationen (Stimmen hören, Dinge sehen, Empfinden von Gerüchen, die nicht real sind). Solche Sinneseindrücke erscheinen dem Patienten Wirklichkeit, und er kann hierdurch die Familie ängstigen. Es kann auch ein Verfolgungswahn eintreten. Dinge werden versteckt und andere dann des Diebstahls beschuldigt. Oft werden Sachen verlegt, wobei der Betreffende in seiner Verwirrtheit annimmt, sie seien gestohlen worden.

Ein Sohn berichtet: »Mutter leidet unter Verfolgungswahn; sie versteckt ihr Portemonnaie, ihr Geld, ihren Schmuck; dann klagt sie, daß sie bestohlen worden sei. Sie beschuldigt auch uns, wir hätten ihr Geld entwendet. Das Schlimmste dabei ist, daß sie ganz gesund erscheint. Man kann fast nicht glauben, daß keine Absicht dahinter steckt.«

In den letzten Stadien einer fortschreitenden Demenz ist das Gehirn so geschädigt, daß der betreffende Patient im Bett bleibt, nicht mehr fähig ist, seinen Harnabgang zu kontrollieren und nicht mehr in der Lage ist, sich adäquat zu äußern. In diesen Stadien der Krankheit benötigt der Patient eine sehr intensive Pflege.

Es ist wichtig, sich daran zu erinnern, daß nicht alle der aufgezählten Symptome bei ein und derselben Person vorkommen. Ihr Angehöriger wird vielleicht die erwähnten Symptome nicht zeigen, dafür aber andere, die noch nicht angesprochen wurden. Der Krankheitsverlauf hängt mit der zugrunde liegenden Krankheit und dem Menschen, der von dieser Krankheit betroffen ist, ab.

1.3 Wie geht es weiter?

Sie wissen oder haben den Verdacht, daß ein Ihnen nahestehender Mensch eine Demenz entwickelt. Was ist zu tun? Zunächst ist es notwendig, die Situation klar ins Auge zu fassen. Danach sollten jene Maßnahmen bedacht werden, die dem betreffenden Kranken helfen und Ihnen selbst das Leben erträglicher machen. Es stellen sich viele Fragen - in diesem Buch wird versucht, einige Antworten darauf zu geben.

Zunächst müssen Sie über die Ursache und Prognose der Krankheit Bescheid wissen. Es gibt verschiedenste Krankheiten, die Demenz zur Folge haben. Möglicherweise hat man Ihnen mehrere Diagnosen genannt und unterschiedliche Erklärungen für die Krankheiten gegeben. Vielleicht sind Sie sich aber auch noch nicht im klaren, welche spezifischen Veränderungen bei dem betroffenen Angehörigen vorliegen. Sie sollten jedoch die Diagnose kennen und Informationen über den Verlauf der Krankheit erhalten. Nur so können der Arzt und Sie selber die täglichen Probleme bewältigen und Pläne für die Zukunft ausarbeiten. Es ist immer gut zu wissen, was einen erwartet. Ihr Verständnis für die Krankheit wird auch dazu führen, Ängste und Verzweiflung abzubauen und zu erkennen, wie man einem Kranken mit Demenz am besten gerecht wird.

Sie brauchen einen Arzt, der willens und fähig ist, Zeit und Interesse für den Patienten aufzubringen. In Kapitel 2 wird beschrieben, wie eine diagnostische Beurteilung zustande kommt und wie man einen Arzt findet, der Kenntnisse über diese Art von Krankheiten besitzt.

Selbst bei Fortschreiten der Krankheit kann noch viel getan werden, um die Qualität des Lebens sowohl für den betroffenen Menschen, als auch für die Familie zu verbessern. In Kapitel 3 bis 9 werden zahlreiche Schwierigkeiten behandelt, mit denen sich Familien konfrontiert sehen, die einen Menschen mit Demenz zu versorgen haben. Es werden außerdem Vorschläge gemacht, wie anstehende Probleme bis zu einem gewissen Grade gelöst werden können.

Demenzformen variieren mit der auslösenden Krankheit und dem betroffenen Individuum. Der Leser wird vermutlich nicht mit allen in diesen Kapiteln angeschnittenen Problemen konfrontiert sein. Am besten überfliegen Sie die Kapitel zunächst und wenden sich dann den für Sie wichtigen Abschnitten zu.

Die einfachste Art, mit den genannten Problemen fertig zu werden, sind ein gesunder Menschenverstand und Erfindungsgeist. Manchmal können die Probleme für eine Familie so groß sein, daß sie keine Lösung sieht. Auf der anderen Seite gibt es jedoch keine Gruppe, die so einfallsreich ist im Überwinden von Schwierigkeiten wie eine Familie. Viele der hier angesprochenen Ideen haben Familienangehörige entwickelt. Sie wurden vorgetragen oder aufgeschrieben, um damit andern zu helfen - vielleicht werden auch Ihnen hierdurch Wege gewiesen.

Irgendwann werden Sie erkennen, daß zusätzliche Hilfen zur Pflege des betroffenen Angehörigen erforderlich sind. In Kapitel 10 werden mögliche Hilfen diskutiert bzw. gezeigt, wie Sie derartige Hilfen bekommen können.

Sie und der behinderte Mensch sind Teil einer Familie; sie müssen zusammen wirken, um der Krankheit zu begegnen. In Kapitel 11 werden Familien und ihre Probleme beschrieben; Kapitel 12 handelt von Ihren eigenen Stimmungen und Gedanken sowie von den Wirkungen der Krankheit Ihres Angehörigen auf Sie selbst. Es ist wichtig, auch an sich selbst zu denken, und zwar sowohl im eigenen Interesse als auch im Interesse des verwirrten Menschen, der von Ihnen versorgt wird. Dieser Punkt wird in Kapitel 13 diskutiert.

Kapitel 14 ist für junge Leute, die jemanden mit Demenz kennen. Möglicherweise möchten Sie als Eltern dieses Kapitel auch lesen, um den Inhalt mit Ihrem Sohn oder Ihrer Tochter später zu besprechen. Das ganze Buch ist so geschrieben, daß ein jüngerer Mensch in der Lage ist, alle Abschnitte dieses Buches, an denen er interessiert ist, zu verstehen.

Kapitel 15 diskutiert die rechtlichen und finanziellen Dinge. Obgleich es schmerzhaft sein mag, schon so weit vorauszudenken, sollte dies trotzdem geschehen. Vielleicht ist jetzt der richtige Zeitpunkt, mit Dingen zu beginnen, die man bisher gemieden hat.

Es wird wahrscheinlich eine Zeit kommen, in der der Behinderte nicht mehr alleine leben kann. Kapitel 15 berichtet über Pflegeheime und andere Möglichkeiten der Hilfe.

Kapitel 16 beschäftigt sich mit Krankheiten, die Demenz hervorbringen können, und erklärt, wie sich diese von anderen zerebralen Störungen unterscheiden. Das Kapitel ist leicht und verständlich geschrieben. Es ist nicht als Anleitung gedacht, Diagnosen zu stellen.

Kapitel 17 gibt eine kurze Zusammenfassung über Forschungsergebnisse der Alzheimerschen Krankheit sowie der Multiinfarktdemenz.

Vielleicht möchten Sie dieses Buch benutzen, um andere über Krankheiten, die Demenz verursachen, zu orientieren. Der zur Demenz führende Prozeß betrifft eine große Zahl von Menschen, wobei die Auswirkung auf die Familien und die Möglichkeiten der adäquaten Betreuung von Ärzten und Laien immer noch unzulänglich verstanden werden. Gesundheitsaufklärung muß nicht immer von Ärzten kommen. Auch Sie und Ihre Familie können anderen sinnvolle Informationen geben. Besprechen Sie, was Sie über Demenz wissen, mit Ihrem Arzt, mit Pflegeheimpersonal und anderen. Dieser Informationsaustausch kann helfen, die Demenz einer rationalen Betrachtungsweise unter Beachtung neuerer Forschungsergebnisse zuzuführen; er kann der Krankenversorgung zugute kommen, die allgemeine Anteilnahme anregen und finanziellen Reformen den Weg bahnen. Ferner ist er ein Stimulus für die Entwicklung therapeutischer und präventiver Maßnahmen. Wenden Sie an, was Sie wissen, und benutzen Sie hierbei dieses Buch. Sie werden bemerken, daß Ihr Verständnis für die angesprochenen Probleme wächst und daß Sie sich in die Lage gesetzt sehen, Familien zu helfen, die in der zunehmenden Isolation hilflos geworden sind.

Die Pflege von Personen mit Demenz ist nicht einfach. Wir hoffen, daß die Informationen dieses Buches hilfreich sind. Gleichzeitig wissen wir aber auch, daß einfache Patentlösungen nicht zur Verfügung stehen.

In diesem Buch wird vorwiegend über Schwierigkeiten und Probleme gesprochen. Auf der anderen Seite ist es wichtig, sich daran zu erinnern, daß verwirrte Patienten und ihre Familien auch Freude und Glück zusammen erleben können. Da sich der Demenzprozeß langsam entwickelt, kann die Fähigkeit, Freude zu empfinden und andere Menschen zu erfreuen, lange Zeit erhalten bleiben. Und wenn sehr schwere Zeiten kommen, denken Sie daran, daß, so schlecht das Gedächtnis des Angehörigen auch geworden ist und so befremdlich sein Verhalten erscheint, er immer noch als besondere und einzigartige Persönlichkeit dasteht. Selbst nach drastischer Veränderung und unter eigenem Schmerz über die augenblickliche Situation fahren wir fort, diesen Menschen zu lieben.

2. Kapitel: Medizinische Hilfe für den behinderten Menschen

Dieses Buch wurde für Sie und Ihre Familie geschrieben. Es basiert auf der Annahme, daß Sie und der erkrankte Angehörige professionelle medizinische Betreuung erhalten. Familie und Arzt sind Partner in der Betreuung des behinderten Angehörigen. Keiner sollte für sich alleine wirken. Dieses Buch ist nicht als ein Ersatz für ärztliche Betreuung geschrieben. Trotzdem muß man erwähnen, daß wenigstens zur Zeit manche Familie Schwierigkeiten hat, eine adäquate medizinische Hilfe zu erhalten. Mißverständnisse bezüglich der Demenz ist auch unter Ärzten anzutreffen. Nicht alle Ärzte und Sachkundigen haben Zeit, Interesse und Fähigkeit für die Diagnosestellung oder Betreuung von Demenzkranken. In dem Maße, wie die Öffentlichkeit besser über diese Probleme informiert wird, kann auch eine allgemeine Besserung der Verhältnisse eintreten.

Was sollten Sie von Ihrem Arzt oder Pflegepersonal erwarten? Zunächst ist die genaue Diagnose wichtig. Sobald die Diagnose steht, sollte sich eine fortlaufende und fachgerechte Betreuung durch Arzt und Therapeuten anschließen mit Behandlung interkurrenter Erkrankungen und Bereitstellung erforderlicher Hilfen. Dieses Kapitel ist als Leitfaden geschrieben, um eine bestmögliche Betreuung zu ermöglichen.

Im Verlauf der Demenz werden Sie die speziellen Kenntnisse eines Arztes, eines Sozialarbeiters oder einer Schwester benötigen. Jeder ist ein Spezialist, der sich mit anderen Fachleuten austauscht. Die Genannten arbeiten zusammen, machen eine Bestandsaufnahme und gehen dann zu einer weiterführenden Pflege über. Hierbei können auch andere Spezialisten herangezogen werden.

2.1 Die Beurteilung eines Menschen mit Verdacht auf Demenz

Ist eine Person von Denkstörungen, Erinnerungsstörungen, Lernstörungen sowie Persönlichkeitsveränderungen befallen, so ist es wichtig, daß eine sorgfältige Beurteilung erfolgt. Eine komplette Bestandsaufnahme vermittelt ihnen und den Ärzten verschiedene Fakten:

(1) exakte Natur der Erkrankung
(2) ob die bestehenden Veränderungen rückbildungsfähig oder behandelbar sind
(3) Art und Fortschritt der Behinderung
(4) Gebiete, in welchen der Patient noch erfolgreich tätig sein kann

(5) ob noch weitere Gesundheitsprobleme vorhanden sind, die behandelt werden müssen und sich nachteilig auf die Gehirnfunktion auswirken
(6) soziale und psychologische Bedürfnisse sowie Hilfsmöglichkeiten für den Erkrankten und seine Familie bzw. den Betreuer
(7) Veränderungen, die vorauszusehen sind.

Das weitere Vorgehen hängt vom behandelnden Arzt oder vom Krankenhaus ab. In jedem Fall beinhaltet die Diagnosestellung eine ärztliche (evtl. neurologische) Untersuchung, eine Beurteilung des sozialen Hintergrundes sowie eine Zusammenstellung noch vorhandener Fähigkeiten.

Der erste Schritt ist die sorgfältige Untersuchung durch den Arzt. Er beginnt mit einer *detaillierten Anamnese,* die von dem Patienten selbst und von Angehörigen oder Freunden erfragt werden sollte. Hieraus erfährt der Arzt, inwiefern sich der Patient verändert hat, welche Symptome er zeigt und andere Informationen medizinischer Art. Der Arzt wird den Patienten *untersuchen* und eventuell noch weitere gesundheitliche Störungen feststellen. Eine *neurologische Untersuchung* (z. B. Gleichgewichtsuntersuchung, Reflexerhebung usw.) erbringt Ergebnisse für die Beurteilung des Nervensystems im Bereich von Gehirn und Rückenmark.

Der Arzt führt auch einen *psychometrischen Test* durch, wobei nach Zeit, Datum und Ort gefragt wird. Andere Tests richten sich auf Merkfähigkeit, Konzentrationsfähigkeit, Denkfähigkeit, Vermögen, einfache Rechnungen durchzuführen und einfache grafische Muster zu kopieren. Jeder dieser Tests sagt etwas über bestimmte zerebrale Funktionen aus. Bei der Durchführung wird die Bildung des Kranken sowie eine mögliche Aufgeregtheit mitberücksichtigt.

Der Arzt ordnet verschiedene *Laboruntersuchungen* an. Das Blutbild kann eine Blutarmut (Anämie) erkennen lassen, sowie Hinweise auf Infektionen geben. Diese können eine Demenz zusätzlich ungünstig beeinflussen. *Bluttests* geben Aufschluß über Leber- und Nierenveränderungen, Diabetes sowie andere Veränderungen. Der Vitamin-B_{12}-Spiegel ist wichtig, da Erniedrigungen eine Demenz verursachen können. Wichtig ist auch die *Schilddrüsenüberprüfung.* Schilddrüsenerkrankungen sind eine der häufigsten reversiblen Demenz-Ursachen. Tests für Geschlechtskrankheiten können Hinweise auf eine durchgemachte Syphilis-Infektion geben. Vor Entdeckung des Penicillins war Syphilis eine häufige Demenz-Ursache. Positive Tests sind allerdings nicht immer als Hinweis auf eine durchgemachte Syphilis anzusehen. Labortests erfordern eine Blutentnahme aus der Armvene. Diese Prozedur ist nicht schlimmer als ein versehentlicher Nadelstich beim Nähen. *Lumbalpunktionen* werden hin und wieder ausgeführt, um Infektionen im Bereich des Zentralnervensystems wie Tuberkulose oder andere Zustände zu erfassen. In der Regel wird die Lumbalpunktion nach Lokalanästesie der Haut am Rücken durchgeführt. Komplikationen sind hierbei selten. Die Untersuchung entfällt, wenn es keinen Anhaltspunkt für entsprechende Veränderungen gibt.

Die EEG-Untersuchung (Elektroenzephalographie) leitet elektrische Hirnströme ab. Kleine Drähte werden am Schädel mit einer pastenartigen Masse befestigt. Die Untersuchung ist schmerzlos, kann aber bei vergeßlichen Menschen eine Verwirrtheit auslösen. Die Untersuchung hilft bei der Diagnosestellung eines Delirs und kann abnorme Hirnfunktionen näher charakterisieren. Es kommen allerdings auch normale EEG-Befunde bei dementen Patienten vor.

Das Schädel-CT (Computertomogramm) ist eine komplizierte Röntgenuntersuchung, die das Gehirn abbildet (normale Schädelröntgenaufnahmen zeigen vorwiegend die Knochen und nicht das Gehirn selbst). Im Schädel-CT können Veränderungen, die zur Alzheimerschen Krankheit passen, gesehen werden. Die Diagnose sollte allerdings nicht nur auf Grund eines Schädel-CTs gestellt werden. Das Schädel-CT kann Hinweise auf durchgemachte Schlaganfälle, Multiinfarktdemenz, Tumoren, Veränderungen der Zirkulation des Gehirnwassers, Blutansammlungen und vermehrten Hirndruck geben.

Das Schädel-CT wird am liegenden Patienten durchgeführt. Der Kopf befindet sich in einem Gestell, das wie ein großer Haartrockner aussieht. Die Untersuchung ist schmerzlos, kann aber einen bereits behinderten Kranken vorübergehend verwirren. In diesem Fall sollte zur besseren Entspannung ein mildes Beruhigungsmittel gegeben werden. Nicht alle Patienten müssen unbedingt ein Schädel-CT erhalten. Der Arzt entscheidet, ob dieses erforderlich ist.

Das Schädel-CT hat die *Pneumenzephalographie* (PEG) ersetzt. In dieser Untersuchung wurde Luft in den Gehirnhautspalt injiziert, eine Untersuchung, die sehr unangenehm war und das Befinden des Patienten zeitweilig verschlechterte.

Für Untersuchungen wie Lumbalpunktion und Kontrastmittelinjektion im Rahmen des Schädel-CTs muß eine schriftliche Einverständniserklärung abgegeben werden. Diese listet alle möglichen Nebenreaktionen auf. Die Zusammenstellung läßt die Untersuchung als äußerst gefährlich erscheinen, sie ist tatsächlich aber eine bezüglich Nebenwirkungen eher harmlose Methode. Wenn Sie Bedenken über etwaige Nebenwirkungen haben, wird ein Arzt Ihnen hierzu die nötige Aufklärung geben.

Anamnese, internistische und neurologische Untersuchungen sowie Labortests identifizieren oder widerlegen die einzelnen bekannten Ursachen für eine Demenz. Weitere Untersuchungen sollen herausfinden, was der betreffende Patient noch leisten und wie man ihm am besten für die Zukunft helfen kann.

Die *psychiatrische und psychosoziale Beurteilung* erfolgt auf Grund von Unterhaltungen mit dem betreffenden Kranken sowie seiner Familie. Diese können als Grundlage für spezifische Pläne einer späteren Versorgung dienen. Beteiligt sind Arzt, Schwestern sowie Sozialarbeiter. Die Beurteilung ist erforderlich, um der Familie zu helfen, ihre psychischen, physischen und finanziellen Möglichkeiten abzuschätzen und sich Klarheit über häusliche Verhältnisse, Möglichkeiten der Gemeindehilfe und Kooperation auf Seiten des Patienten zu verschaffen.

Eine Beurteilung über noch mögliche *tägliche Aktivitäten* durch Ergotherapeuten ergibt, inwieweit der Kranke fähig ist, für sich selbst zu sorgen bzw. was getan werden kann, um die vorhandenen Behinderungen auszugleichen. Der Ergotherapeut ist ein wichtiges Mitglied des in der Versorgung tätigen Teams. Seine Fähigkeiten in dieser Richtung werden manchmal übersehen, da er früher nur für die Therapie zugezogen wurde. Heute umfaßt sein Aufgabenspektrum auch die Beurteilung der noch vorhandenen Leistungsfähigkeit des Patienten. Ferner macht er Vorschläge, welche Hilfen ein Kranker zur Erhaltung seiner Selbständigkeit benötigt. Ein Teil dieser ergotherapeutischen Aufgaben ist die Erstellung eines ADL (Activities of daily living). Der betreffende Kranke wird in einer kontrollierten Situation beobachtet, wobei man sich ein Urteil bildet, ob er noch mit Geld umgehen, ein einfaches Mahl zubereiten, sich selber anziehen bzw. noch Routineaufgaben durchführen kann. Über das Resultat wird ein Protokoll angefertigt. Der Therapeut kennt eine Vielzahl von Hilfsmitteln, die dem Kranken zur Verfügung gestellt werden können.

Der *psychologische Test* (zerebraler Funktionstest oder psychometrischer Test) kann durchgeführt werden, um die Bereiche der Gehirnfunktion zu definieren, in welchen der betreffende Kranke behindert ist, bzw. in welchen er noch normal funktioniert. Diese Tests benötigen mehrere Stunden. Die Tests beurteilen solche Dinge wie Gedächtnis, Denkfähigkeit, Koordination, Schreiben und die Fähigkeit, sich auszudrücken bzw. bestimmte Aufforderungen zu verstehen. Der hier tätige Psychologe kennt Wege, Patienten bei den Untersuchungen zu beruhigen und ihnen die Angst davor zu nehmen. Weiterhin weiß er, inwieweit frühere Lebensumstände und unterschiedliche Interessenfelder die Tests beeinflussen.

Der letzte Teil der Beurteilung besteht in einer Diskussion mit dem Arzt und vielleicht auch mit anderen Betreuern des Teams. Der Arzt wird jetzt seine Befunde zusammenfassen und sie Ihnen sowie dem Patienten (sofern dieser fähig ist, wenigstens teilweise zu verstehen, um was es geht) mitteilen.

Nach diesen Voruntersuchungen sollte der Arzt zu einer spezifischen Diagnose gekommen sein (manchmal wird er sich hierfür noch nicht sicher genug fühlen). Er sollte weiterhin die Prognose erörtern (auch hier kann er in einigen Fällen noch keine sicheren Angaben machen). Die verschiedenen Testergebnisse inklusive ADL, psychometrischer Test sowie die Abschätzung der sozialen Situation teilt man Ihnen mit. Sie sollten hierzu Fragen stellen und ein Verständnis hinsichtlich der Befunde und Erklärungen erlangen. Der Arzt kann Empfehlungen geben, z. B. über Medikation und externe Hilfen. Er kann Sie auch zu anderen Spezialisten schicken, die über Hilfen bei der häuslichen Versorgung besser Bescheid wissen. Sie, er und der Kranke werden hierbei die anstehenden Probleme besser durchschauen und einen Plan für deren Überwindung ausarbeiten können.

Eine vollständige Beurteilung kann mehr als einen Tag dauern. Möglicherweise wird man die Untersuchungen über mehrere Tage aufteilen, um den Patienten nicht zu sehr zu ermüden. Meistens werden auch mehrere Tage für Labortests benötigt, deren Ergebnisse an den Arzt gehen und von diesem entsprechend der Gesamtsituation zu beurteilen sind.

Untersuchung und Diagnosestellung können entweder in einem Krankenhaus oder ambulant durchgeführt werden.

Verschiedene Faktoren wie Gesundheitszustand des Patienten und Zugriff zu einzelnen Untersuchungsmethoden werden die Entscheidung über Krankenhauseinweisung oder ambulante Abklärung beeinflussen.

Manchmal sind Familienmitglieder und zeitweise auch Ärzte der Meinung, daß man einen verwirrten Menschen nicht den Belastungen einer differenzierten Abklärung aussetzen darf. Wir meinen aber, daß jeder Mensch mit Störungen der Erinnerung und des Denkvermögens voll abgeklärt werden muß. Eine derartige Abklärung bedeutet keineswegs eine Quälerei. Normalerweise ist das medizinische Personal, das gewohnt ist, sich mit verwirrten Patienten zu beschäftigen, freundlich und hilfsbereit. Es ist wichtig, daß diese die Untersuchungsatmosphäre so ungezwungen wie möglich gestalten und damit ein möglichst wahrheitsgetreues Ergebnis zustande bringen.

Wie schon gesagt, für die Entwicklung einer Demenz gibt es viele Gründe. Manche Kranke sprechen auf eine gezielte Behandlung an. Erfolgt keine Abklärung und damit auch keine Behandlung einer möglicherweise therapierbaren Krankheit, so bedeutet dies eine unnötige Leidenszeit für den Betroffenen und seine Familie. Gewisse Krankheiten können, sofern dies schnell geschieht, erfolgreich behandelt werden. Wird die Therapie aber über lange Zeit verschleppt, so kann eine adäquate Behandlung unmöglich werden und irreparabler Schaden entstehen.

Selbst wenn es sicher ist, daß eine nicht zu heilende Demenz vorhanden ist, gibt die allgemeine Untersuchung Informationen, die eine weitere Planung der Lebensumstände und eine effektive symptomatische Behandlung ermöglichten. Es kann dann auch besser für die Zukunft geplant werden. Schließlich ist es auch für Sie wichtig, alles, was möglich war, getan zu haben.

2.2 Wer führt die Untersuchung durch?

Früher war es schwierig, jemanden zu finden, der sich für die Abklärung einer möglichen Demenz interessierte. Dieses ist in letzter Zeit anders geworden. Möglicherweise kann der Hausarzt eine entsprechende Beurteilung durchführen. Er kann evtl. auch eine Überweisung an einen Spezialisten vornehmen. Vielleicht erfahren Sie, daß Spezialisten in der Nachbarschaft vorhanden sind, die mit Demenzkranken Erfahrung haben. Akademische Lehrkrankenhäuser und Universitätskliniken sind oft in der Lage, entsprechende Spezialisten zu benennen. Alzheimer-Selbsthilfegruppen können ebenfalls erfahrene Ärzte, die in Ihrem Bezirk praktizieren, benennen.

Bevor Sie einer Untersuchung zustimmen, sollten Sie den konsultierenden Arzt fragen, welchen Weg er für die Abklärung einschlagen wird. Haben Sie den Eindruck, daß er sich nicht besonders für Demenzkranke interessiert, sollten Sie einen anderen Arzt aufsuchen.

Wie können Sie wissen, ob bei einem Familienangehörigen eine akurate Diagnose gestellt wurde? Das wichtigste ist ein Vertrauen in den Arzt und das Gefühl, daß dieser alles, was möglich ist, getan hat. In diesem Fall sollten Sie sich seiner Beurteilung anschließen. Dieses wird einfacher, wenn Sie einige medizinische Ausdrücke verstehen und anstehende diagnostische Abläufe bei der Demenzabklärung durchschauen. Sollten sie Diagnosen mitgeteilt bekommen, die nicht miteinander vereinbar sind, so diskutieren Sie dies mit dem Arzt. Es ist wichtig, daß Sie hinsichtlich der Diagnose klare Auskünfte bekommen.

Vielleicht haben Sie über Menschen mit ähnlichen Symptomen gehört, die durch eine »Wunderkur« geheilt wurden oder von Äußerungen, daß Senilität geheilt werden könne. Da einige Demenzen reversibel sind und Demenz und Delir oft nicht richtig voneinander getrennt werden, ist hier beträchtliche Verwirrung entstanden. Es gibt unverantwortliche Menschen, die betrügerische »Kuren« für diese tragische Erkrankung anpreisen. Eine akurate Diagnose und ein Arzt, dem Sie vertrauen, sind Garanten dafür, daß alles, was möglich war, getan wurde. Sie können sich darüberhinaus auch über neue Forschungsergebnisse durch Anfragen bei Alzheimer-Selbsthilfegruppen und wissenschaftlichen Organisationen beraten lassen.

2.3 Medizinische Behandlung und Betreuung von Demenzkranken

Mit Demenz einhergehende Krankheiten erfordern ständige ärztliche Betreuung. Nicht immer stehen entsprechende Fachkräfte zur Verfügung. Sie, der Hauptbetreuer, sollten eine Koordination der Versorgung vornehmen. Daneben wird es aber auch immer wieder erforderlich sein, geeignete Fachkräfte anzusprechen.

2.3.1 Der Arzt

Sie werden einen Arzt benötigen, der Medikamente verschreibt, und deren Wirkung überprüft, Ihre Fragen beantwortet und interkurrente Erkrankungen behandelt. Der Arzt, der eine kontinuierliche Betreuung anbietet, ist nicht notwendigerweise jener Spezialist, der die erste Beurteilung des Patienten durchführt. Möglicherweise ist er Ihr Hausarzt, ein Mitarbeiter eines geriatrischen Teams oder ein Arzt mit speziellem Interesse in geriatrischer Medizin.

Er muß nicht Spezialist sein, sollte aber, sofern erforderlich, mit einem Neurologen und/oder einem Psychiater eng zusammenarbeiten.

Der Arzt, dem Sie für eine ständige Betreuung Vertrauen schenken, muß

(1) willens und fähig sein, Ihnen und dem Kranken die erforderliche Zeit zukommen zu lassen
(2) Kenntnisse über zur Demenz führende Krankheiten, Anfälligkeit dementer Patienten für andere Erkrankungen, einzusetzende Medikamente, und über die Besonderheiten des Delirs besitzen
(3) leicht erreichbar sein
(4) wenn möglich bereit sein, Überweisungen an Krankengymnasten, Sozialarbeiter und andere Fachleute vorzunehmen.

Nicht alle Ärzte erfüllen diese Kriterien. Manche Ärzte haben große Praxen und wenig Zeit, sich mit den für Sie wichtigen Problemen zu befassen. Es ist für einen Einzelnen unmöglich, immer über alle neuesten Entwicklungen der Medizin orientiert zu sein. Es kann durchaus vorkommen, daß ein Arzt weniger mit der speziellen Versorgung dementer Kranker vertraut ist. Schließlich sind auch nicht alle Ärzte gleichermaßen bereit, sich mit Chronischkranken zu befassen. Es sollten möglichst immer Spezialisten zugezogen werden, die für akute und langfristige Hilfen zur Verfügung stehen. Möglicherweise werden Sie mit verschiedenen Ärzten sprechen müssen, bevor Sie denjenigen finden, der für Sie infrage kommt. Diskutieren Sie Ihre Sorgen und Erwartungen ehrlich mit ihm, und besprechen Sie mit ihm, wie die künftige Zusammenarbeit aussehen wird.

2.3.2 Die Krankenschwester

Neben dem Wissen und der Erfahrung eines Arztes benötigen Sie die Erfahrung einer ausgebildeten Krankenschwester, die mit dem Arzt zusammenarbeitet. Die Krankenschwester kann schnell erreicht werden und ist in der Lage, Maßnahmen, die vom Arzt und Ihnen zum Wohle des Kranken ergriffen werden müssen, zu koordinieren. Sie weiß über alle Schwierigkeiten, einen Menschen zu Hause zu versorgen, Bescheid. Sie ist in der Lage, den Kranken zu beobachten, Veränderungen festzustellen und den richtigen Zeitpunkt für die Verständigung eines Arztes herauszufinden. Darüberhinaus steht sie Ihnen mit Rat und Tat zur Verfügung. Sie vermag nach Konsultation mit Ihnen, verschiedenste Probleme zu erkennen und einer Lösung zuzuführen. Sie kann Ihnen zeigen, wie sachgemäße Pflege durchgeführt wird (die Handhabung von Erregungszuständen, Hilfe beim Baden und Essen, Bedienung des Rollstuhls). Sie kann das Austeilen der Medikamente und deren Wirkung erklären. Eine Schwester kann Sie besuchen, den Patienten beurteilen, Vorschläge für eine angemessene Versorgung des Patienten und eine Ökonomisierung Ihrer Anstrengungen machen.

Eine Sprachtherapeutin kann ebenfalls wertvolle Hilfestellungen geben. Ihr Arzt ist in der Lage, eine geeignete Schwester zu benennen. Es ist auch möglich, eine Krankenschwester durch Anruf bei einer Sozialstation zu bekommen.

Gesetzliche Krankenkassen oder Sozialhilfeträger können in manchen Fällen die Pflege mitfinanzieren. Hierzu bedarf es einer Bescheinigung des Arztes.

In manchen Gemeinden stehen ein Beschäftigungstherapeut, ein Ergotherapeut oder eine Krankengymnastin zur Verfügung, die ebenfalls zur Hilfe in der Lage sind.

2.3.3 Der Sozialarbeiter

Sozialarbeiter besitzen eine Vielzahl von Fähigkeiten: Sie überblicken Mittel und Formen möglicher Dienstleistungen in der Gemeinde, und sie sind ausgebildet, Ihre spezielle Situation und die damit verbundenen Bedürfnisse hinreichend zu beurteilen und entsprechende Dienste anzubieten. Manche Familien denken, daß Sozialarbeiter nur für die »Armen« zuständig sind. Dies ist nicht richtig. Es handelt sich um qualifizierte Spezialisten mit der unschätzbaren Fähigkeit, Mittel und Wege für Hilfen aufzuzeigen. Sie können praktische Ratschläge geben und Ihnen bzw. Ihrer Familie helfen, Probleme zu lösen. Sie sind auch in der Lage, Zwistigkeiten innerhalb der Familie bei der Versorgung eines Angehörigen zu schlichten.

Ihr Arzt kann Sie wahrscheinlich an einen bestimmten Sozialarbeiter verweisen. Ist der Kranke hospitalisiert, so hilft der im Krankenhaus tätige Sozialarbeiter.

Die meisten Gemeinden besitzen eine Familienberatungsstelle, die mit Sozialarbeitern besetzt ist. Meist findet sich diese Abteilung in Sozialämtern, die im Telefonbuch unter den städtischen Behörden oder den Gemeindeeinrichtungen zu suchen sind.

Sozialarbeiter besitzen vielfältige Aufgaben, die im Zusammenhang mit Schulen, Pflegeheimen, Seniorenzentren, Altenwohnungen und Gesundheitsämtern stehen. Manchmal sind spezielle Abteilungen für Altersfragen vorhanden. Sozialarbeiter sind hochspezialisierte Kräfte mit einer anspruchsvollen Ausbildung. Es ist wichtig, daß Sie die Qualifikationen und den beruflichen Hintergrund eines Sozialarbeiters, dem Sie Vertrauen schenken, kennen.

Wichtig ist auch, sich davon zu überzeugen, daß der Sozialarbeiter Kenntnisse über zur Demenz führende Erkrankungen besitzt.

3. Kapitel: Charakteristische Probleme bei Vorliegen einer Demenz

In den Kapiteln 3 bis 9 werden wir verschiedene Probleme anschneiden, die für Familien mit einem Demenzkranken wichtig sind. Obgleich es bis jetzt für eine Reihe von Demenzerkrankungen noch keine Heilung gibt, ist es doch wichtig, sich daran zu erinnern, daß vieles getan werden kann, um für Sie und den kranken Angehörigen das Leben einfacher zu machen. Unsere Vorschläge stammen aus eigener klinischer und aus gemeinsamer Erfahrung von Familienmitgliedern und uns.

Jedes Individuum und jede Familie ist verschieden. Es können niemals alle möglichen Probleme auf einmal gemeistert werden. Schwierigkeiten, mit denen man sich konfrontiert sieht, werden von der speziellen Art der Krankheit diktiert; sie hängen mit Ihrer psychischen Struktur zusammen, von der Persönlichkeit des betroffenen Kranken und oft genug von anderen Faktoren, wie z. B. äußeren Lebensumständen. Wir möchten nicht, daß Sie diesen Abschnitt so lesen, als ob es sich um eine Liste von Dingen, die alle für Sie später wichtig würden, handele. Es soll lediglich eine Zusammenstellung möglicher Schwierigkeiten gegeben werden, von denen einige für Sie selbst Bedeutung erlangen werden.

Die besondere Art zerebraler Behinderungen kann erhebliche Schwierigkeiten in sich bergen. Das Gehirn ist ein komplexes und geheimnisvolles Organ. Es ist die Quelle unserer Gedanken, unserer Gefühle und unserer Personalität. Gehirnschäden können Emotionsmuster, Persönlichkeitsstruktur und Denkfähigkeit negativ beeinflussen. Die meisten Formen der Demenz verlaufen protrahiert, so daß die Auswirkungen nicht wie bei einem größeren Schlaganfall oder einer Kopfverletzung plötzlich auftreten. Infolgedessen verhält sich ein Demenzkranker anders, als es sonst von Kranken erwartet wird. Oft ist es nicht sofort klar, daß viele der erkennbaren Symptome, z. B. Persönlichkeitswandel, das Resultat einer Krankheit sind. Da man die Krankheit nicht sofort erkennt, werden die Betreffenden als eigenartig oder sonderbar angesehen. Man wird die Zusammenhänge nicht so klar wie im Falle einer besser bekannten Krankheit erkennen. Eine fortlaufende Aufklärung sollte diese Schwierigkeiten aber beseitigen.

3.1 Einige wichtige Vorschläge

Lassen Sie sich informieren. Je mehr sie über die Natur der zur Demenz führenden Erkrankungen wissen, desto effektiver können Sie Strategien entwerfen, um Verhaltensprobleme in den Griff zu bekommen.

Besprechen Sie Ihre Sorgen mit dem Patienten. Sofern ein Mensch intellektuell nur mild oder in einigen Bereichen behindert ist, kann er noch zur Bewältigung verschiedener Probleme beitragen. Sie können sich mit ihm noch unterhalten und über Trauer und Sorge verständigen. Zusammen können Sie Gedächtnishilfen erfinden, die eine weitgehende Unabhängigkeit gewährleisten. Wenig behinderte Menschen können von derartigen Maßnahmen profitieren. Sie erkennen ihre Grenzen, finden sich aber innerhalb dieser zurecht.

Versuchen Sie, einige der Sie frustrierenden Probleme einzeln zu lösen. Familien berichten, daß es gerade die täglichen Probleme sind, die unüberwindbar erscheinen. Die Mutter in das Bad zu bekommen, eine Mahlzeit herzurichten, zu essen und aufzuwaschen können tägliche Prüfungen sein. *Wenn Sie nicht mehr ein und aus wissen, dann sollten Sie einen einzelnen, das Leben erschwerenden Umstand heraussuchen und versuchen, diesen zu ändern.* Manchmal können sich Situationen durch Ändern kleinerer Dinge bessern.

Schlafen Sie ausreichend. Eine Schwierigkeit, mit denen sich Familien oft konfrontiert sehen, ist, daß der an der Pflege Beteiligte sich nicht genügend ausruhen kann und keine Möglichkeit hat, sich wenigstens zeitweise von seinen Pflichten zu lösen. Dieses macht den Pflegenden ungeduldig und weniger bereit, irritierendes Verhalten des Patienten zu ertragen. Wenn Ihnen die Dinge über den Kopf wachsen, fragen Sie sich, ob dies auch für Sie zutrifft. Falls ja, versuchen Sie, Wege zu finden, mehr Ruhe und häufigere Pausen in der Pflege zu bekommen. Wir wissen, daß dies schwer durchzuführen ist und gehen hierauf in Kapitel 10 ausführlich ein.

Benutzen Sie Ihre besten Werkzeuge: gesunden Menschenverstand und Phantasie. Anpassung an die Situation ist der Schlüssel zum Erfolg. Wenn etwas nicht erledigt werden kann, fragen Sie sich, ob dieses überhaupt notwendig ist. Kann der Kranke z. B. ausreichend mit den Fingern essen, Gabel und Löffel jedoch nicht gebrauchen, so versuchen Sie, diese Situation nicht auf die Spitze zu treiben und servieren möglichst viele Mahlzeiten, die mit den Fingern gegessen werden können. Akzeptieren Sie Veränderungen. Besteht der Kranke darauf, mit Hut zu schlafen, bedenken Sie, daß dies nicht schädlich ist, und tolerieren Sie es.

Bewahren Sie sich Ihren Sinn für Humor. Er wird Ihnen in manchen Krisen helfen. Ein kranker Mensch bleibt immer noch ein Mensch, der sich nach Fröhlichkeit und Lachen sehnt. Versuchen Sie, über Ihre Erfahrungen mit anderen Menschen zu sprechen. Dies ist oft hilfreich. Überraschenderweise entdecken Familien, daß sie ähnliche, zum Teil traurige und lustige Erfahrungen gemacht haben.

Versuchen Sie, ausreichende Freiheiten zu garantieren, ohne den Verwirrten einer Führung zu berauben. Befolgen Sie einen voraussehbaren einfachen Tagesplan für Mahlzeiten, Medikation, Übungen, Schlafengehen und andere Aktivitäten. Tun Sie diese Dinge immer zu gleichen Tageszeiten. Sofern Sie einen unveränderlichen Zeitplan einhalten, weiß der betreffende Kranke schließlich, was er zu welcher Zeit zu erwarten hat. Ändern Sie diese Routine nur dann, wenn sie sich als unzweckmäßig herausgestellt hat. Halten Sie die Umgebung des Kranken übersichtlich und einfach. Lassen Sie die Möbel an der gleichen Stelle wie immer stehen. Packen Sie kleinere Gegenstände weg.

Denken Sie immer daran, direkt mit dem verwirrten Menschen zu sprechen. Sprechen Sie ruhig und freundlich. Versuchen Sie, ihm klar zu machen, was Sie tun, und warum Sie es tun. Versuchen Sie, ihn an Entscheidungen teilhaben zu lassen, soweit dies möglich ist. Vermeiden Sie, in seinem Beisein über ihn zu sprechen, und erinnern Sie andere daran, sich auch so zu verhalten.

Besorgen Sie sich ein Halskettchen oder ein Armkettchen mit eingetragenem Namen und der Adresse des verwirrten Menschen. Vermerken Sie auch die Art seiner Erkrankung (z. B. Gedächtnisverlust) und Ihre Telefonnummer. Dieses sind wichtige Maßnahmen. Viele verwirrte Menschen verirren sich und wandern verloren umher. Ein Identitätskettchen kann Ihnen Stunden aufgeregten Suchens ersparen.

Halten Sie einen behinderten Menschen aktiv, regen Sie ihn dabei aber nicht auf. Familien fragen oft, ob Training, Ergotherapie oder andere aktivierende Maßnahmen den Lauf der Krankheit aufhalten oder verlangsamen. Weiterhin wird gefragt, ob Untätigkeit den Verlauf der Krankheit beschleunigt. Manche Menschen mit zur Demenz führenden Krankheiten werden depressiv, lustlos und apathisch. Familien sind sich oft im unklaren darüber, ob eine Aktivierung notwendig ist und ob diese den Zustand bessert.

Die Beziehung von Aktivität und Demenz ist nicht klar und wird zur Zeit noch erforscht. Aktivität führt aber allgemein zum physischen Wohlsein und kann andere Krankheiten und Infektionen verhindern. Aktiv zu sein, gibt dem erkrankten Menschen das Gefühl, in der Familie eine Funktion innezuhaben und ein sinnvolles Leben zu führen.

Da Gehirngewebe funktionell beeinträchtigt oder zerstört ist, läßt die Lernfähigkeit eines Dementen nach. Es ist unrealistisch zu erwarten, daß komplizierte Fähigkeiten neu erlernt werden können. Trotzdem ist das Erlernen einiger einfacher Aufgaben und Gegebenheiten möglich, sofern diese nur oft genug erklärt werden. Manche Kranke, die sich an einem neuen Ort zunächst verloren vorkommen, »lernen« schließlich doch noch, sich zurechtzufinden.

Auf der anderen Seite kann ein Übermaß an Stimulation, Aktivität und Lernanstößen verwirrte Menschen und Sie selbst aufregen ohne einen Nutzen zu bringen. Das Wichtigste in diesem Zusammenhang ist Ausgewogenheit:

(1) Akzeptieren Sie, daß verlorene Fähigkeiten für immer verloren sind (eine Kranke, die ihre Fähigkeit verloren hat zu kochen, wird niemals mehr lernen, eine Mahlzeit zu bereiten), *aber* Sie sollten wissen, daß ständige und freundliche Information im Rahmen des gegebenen Aufnahmever-

mögens hilft, besser und bequemer zurechtzukommen (die Betreffende, die in eine ihr fremde Tagesklinik aufgenommen wird, sollte ständig erinnert werden, wo sie sich befindet).

(2) Sie sollten wissen, daß auch kleinere Unruhen, wie Besuch, Lachen oder plötzliche Änderungen der Lebensumstände einen verwirrten Menschen aufregen können. Sie sollten statt dessen interessante stimulierende Dinge, die von ihm verarbeitet werden können, planen wie einen Spaziergang oder einen Besuch bei alten Freunden.

(3) Versuchen Sie, Aktivitäten zu vereinfachen, so daß der Kranke weiterhin innerhalb der Grenzen seiner Fähigkeit mit in die Ereignisse einbezogen wird (eine Frau, die nicht länger ihre Mahlzeit kochen kann, könnte immer noch fähig sein, Kartoffeln zu pellen).

(4) Halten Sie nach Dingen Ausschau, die ein Kranker noch bewältigen kann und konzentrieren Sie sich auf diese. Die intellektuellen Fähigkeiten sind nicht mit einemmal verschwunden. Sie und der Kranke werden von einem sorgfältigen Abwägen dessen, was noch möglich ist, den größten Nutzen ziehen.

Frau B. kann sich oft nicht an Worte erinnern, die sie gerne ausdrücken möchte. Sie kann aber das, was sie sagen möchte, mit Gesten verständlich machen. Ihre Tochter hilft ihr, indem sie sagt: »Zeig mir, was du gerne haben möchtest.«

3.2 Gedächtnisprobleme

Demenzkranke vergessen schnell. Für Patienten mit Gedächtnisschwierigkeiten ist das Leben ähnlich wie ein Film, den man mitten in der Vorstellung besucht. Es ist unklar, was gerade eben passiert ist, bzw. sich jetzt abspielt. Menschen mit Demenz möchten einen Freund anrufen, vergessen dies aber sofort wieder. Sie beginnen, eine Mahlzeit zuzubereiten und vergessen, den Herd abzuschalten. Sie wissen nicht, wie spät es ist und wo sie sich befinden. Diese Vergeßlichkeit für kurz zurückliegende Ereignisse wirkt befremdend auf die Umwelt, zumal die Betreffenden offensichtlich fähig sind, länger zurückliegende Ereignisse zu behalten. Einige spezifische Vorschläge für Gedächtnishilfen sind in diesem Buch enthalten. Vielleicht fallen Ihnen zusätzlich noch einige Hilfen ein.

Vergeßliche Menschen können länger zurückliegende Ereignisse besser behalten als Geschehnisse, die sich erst vor kurzem ereignet haben. Manchmal sind die Gedächtnislücken aber auch scheinbar regellos. Hier spielt die Informationsaufnahme und Speicherung im Gehirn eine Rolle. *Es handelt sich stets um Störungen, für die der Patient nicht verantwortlich ist.* Der Erfolg von Gedächtnishilfen beruht auf dem Schweregrad der Demenz. Ein nur mild desorientierter Kranker kann sich eventuell noch bestimmter Erinnerungshilfen bedienen, während ein stärker Behinderter in seiner Unfähigkeit, derartige Hilfen zu benutzen, nur noch frustrierter wird. Personen, die geschriebene Informationen verstehen, können bestimmte Tätigkeiten auf schriftliche Anweisungen durchführen. Oft ist das Aufschreiben von Namen und Telefonnummern eine Hilfe. Wenn Sie das Haus verlassen, schreiben Sie auf, wohin Sie gehen. Sollten Sie während der Mahlzeit nicht anwesend sein, lassen Sie eine kurze Notiz zurück, was der Betreffende essen soll. Uhren und Kalender im Blickfeld helfen Desorientierten ebenfalls, sich zeitlich zu orientieren. Streichen Sie die vorangegangenen Tage einfach durch. Manchmal hilft es, eine einfache Liste der Tagesaktivitäten anzufertigen und an einer Stelle auszulegen, die von der betroffenen Person eingesehen werden kann. Eine reguläre tägliche Routine ist weniger verwirrend als häufiger Wechsel.

Lassen Sie bekannte Objekte (Bilder, Zeitschriften, Fernseher, Radio) an dem üblichen Platz, so daß diese leicht erkannt werden können. Eine ordentliche Wohnung ohne herumliegende Dinge hilft dem Verwirrten, sich besser zurechtzufinden. Manche Familien fanden, daß ein Anbringen von Aufschriften eine Hilfe darstellt. Man kann Schubladen beschriften mit Texten wie »Strümpfe für Marie«, »Nachthemden von Marie« und so für eine bessere Orientierung sorgen.

Bedenken Sie hierbei, daß mit dem Fortschreiten der Demenz Lesen schließlich unmöglich bzw. der Sinn des Geschriebenen nicht mehr erfaßt wird. Vielleicht können die Worte noch gelesen werden, die Fähigkeit, danach zu handeln, ist aber verlorengegangen. Einige Familien benutzen Bilder statt Inschriften. Wenn der Kranke sich in einer ungewohnten Umgebung befindet und Schwierigkeiten hat, sich daran zu erinnern, wo die Toilette ist, kann es helfen, das Bild einer Toilette an der Türe des Badezimmers zu befestigen.

Menschen sind nachts oft mehr desorientiert als am Tage und können sich auf dem Weg zum Badezimmer verlaufen. Leuchtstreifen an der Wand vom Schlafzimmer zum Badezimmer sind hier eine Hilfe. Auch Nachtlampen können die Orientierung erleichtern.

Bilder von Familienmitgliedern und engen Freunden helfen einem verwirrten Kranken, sich an diese zu erinnern. Besuchen Sie jemanden im Pflegeheim, ist es sinnvoll, ein Familienalbum mitzunehmen. Das Anschauen der Bilder erweckt bei dem Verwirrten hin und wieder angenehme Erinnerungen.

3.3 Unangemessene und überschießende Reaktionen

Obgleich Fräulein R. ihre Schwester immer wieder darauf aufmerksam gemacht hatte, daß heute der Tag war, den Arzt zu besuchen, war diese nicht in das Auto zu bekommen, und wurde schließlich schreiend von zwei Nachbarn in den Wagen gezerrt. Den ganzen Weg zur Sprechstunde des Arztes rief sie um Hilfe, und als sie dort angekommen war, versuchte sie fortzurennen.

Als Herr L. versuchte, seine Schuhe zuzubinden, brach er plötzlich in Tränen aus. Er warf die Schuhe in einen Papierkorb und schloß sich schluchzend in das Badezimmer ein.

Frau C. beschrieb verschiedene ähnliche Ereignisse bei ihrem Ehemann. Anlaß war das Verlegen einer Brille. »Du hast meine Brille aus dem Fenster geworfen«, sagte er. »Ich habe deine Brille nicht berührt«, antwortete sie. »Das sagst du immer, wie kannst du erklären, daß sie verschwunden ist?« »Du machst mir diese Vorwürfe jedesmal, wenn du deine Brille verlierst.« »Ich habe sie nicht verloren, du hast sie aus dem Fenster geworfen«.
Wenn sich Frau C. richtig erinnerte, war ihr eine Veränderung des Ehemannes schon früher aufgefallen. In der Vergangenheit hatte er aber nur gefragt, wo seine Brille war, ohne Beschuldigungen zu äußern und Streit anzuzetteln.

Menschen mit Gehirnerkrankungen können sich oft unglaublich aufregen und zeichnen sich durch schnell wechselnde Stimmungslagen aus. Ungewöhnliche Situationen, allgemeines Durcheinander, Ansammlungen von Menschen, Geräusche, Stellen mehrerer Fragen gleichzeitig oder das Verlangen, etwas zu tun, was für den Betreffenden zu schwierig ist, löst derartige Reaktionen aus. Der Kranke weint, wird rot und ist aufgeregt, ärgerlich oder störrisch. Er schlägt auf jene, die ihm helfen wollen, ein. Eventuell will er dies alles nicht wahrhaben, oder er wird andere Menschen anklagen.

Sobald eine Situation von der eingeschränkten Denkfähigkeit nicht mehr verarbeitet werden kann, besteht die Möglichkeit einer überschießenden Reaktion. Gesunde können, wenn übermäßig viele Dinge auf sie einstürmen, manchmal ebenso reagieren. Behinderte Menschen zeigen aber derartige Reaktionen bereits auf einfachere, alltägliche Anforderungen.

Jeden Abend regt sich Frau H. auf und weigert sich, ein Bad zu nehmen. Sobald ihre Tochter energisch wird, beginnt sie Streit und wird laut. Die ganze Familie erstarrt dann. Dieser regelmäßige Ablauf wird von allen gefürchtet.

Ein Bad zu nehmen, heißt für Frau H., an mehrere Dinge auf einmal zu denken: Ausziehen, Aufknöpfen, Badezimmer finden, Hähne aufdrehen und in die Badewanne steigen.

Zur gleichen Zeit fühlt sie sich ohne Kleider unsicher, in ihrer privaten Sphäre gestört und ihrer Unabhängigkeit beraubt. Dies ist besonders dann ein bedrückendes Erlebnis, wenn ein Mensch sich nicht an gleichartige Vorgänge erinnert, wenn er vergessen hat, wie der Ablauf im einzelnen vor sich geht und das Denkvermögen für die Koordination dieser Aktivitäten gestört ist. Ein Weg, um aus dieser Schwierigkeit herauszukommen, ist, das Baden abzulehnen.

Wir benutzen den Ausdruck *überschießende Reaktion* (das Wort »überschießend« wird in einem besonderen Kontext gebraucht, es soll nicht heißen, daß die Situation notwendigerweise sehr dramatisch oder gewalttätig ist) für solches unkontrolliertes Verhalten. *Oft ist eine überschießende Reaktion nicht ohne weiteres als zerebrale Verhaltensstörung erkennbar. Es kann so aussehen, als ob sich die Person lediglich widerspenstig, kritisch oder launenhaft verhält.* Es erscheint dann für den Außenstehenden unverständlich, warum sich der Betreffende über solche Geringfügigkeiten aufregt. Überschießende Reaktionen ängstigen und erschöpfen. Dies gilt für Sie und die verwirrte Person. Besonders schlimm wird es, wenn der Mensch, dem Sie helfen wollen, störrisch und uneinsichtig ist. Der Patient kann so aufgeregt sein, daß er Nahrung verweigert. Die Geschicklichkeit, überschießende Reaktionen zu vermeiden, bzw. solche Reaktionen zu mildern, ist eine wichtige Qualifikation für das problemlose Betreuen verwirrter Kranker.

Manchmal sind unangebrachte Aussprüche und Vergeßlichkeiten die ersten Erscheinungen, an denen die Familie merkt, daß etwas nicht stimmt. Dem leichtbehinderten Patienten kann dadurch geholfen werden, daß man ihm Mut macht und erklärt, daß seine Befürchtungen nichts Ungewöhnliches darstellen, und daß man seine Ängste versteht.

Die Möglichkeit, derartige Reaktionen zu verhindern oder zu mildern, hängt vom Betroffenen, Ihnen und der Schwere des Krankheitsbildes ab. Sie werden langsam lernen, wie man überschießende Reaktionen vermeidet. Als erstes müssen Sie das Verhalten akzeptieren und erkennen, daß nicht Verstocktheit oder Gemeinheit im Spiel ist, sondern daß es sich um die Reaktion eines dementen und hilflosen Menschen handelt. Auch wenn Sie im Zweifel sind, denken Sie an die Möglichkeit, daß das Verhalten des Betroffenen außerhalb seiner Kontrolle liegt.

Verschiedene Maßnahmen, die dem Verwirrten helfen zu begreifen, was um ihn herum vorgeht, wie beispielsweise ein regelmäßiger Tagesablauf, eine stets unveränderte Umgebung sowie Anfertigen von Merkzetteln (für Kranke, die dies verstehen), mildern überschießende Reaktionen. Da unkontrollierte Ausbrüche u.a. durch zu viele Dinge, die der Kranke zur gleichen Zeit verarbeiten muß, ausgelöst werden, versuchen Sie, die anstehenden Denkinhalte zu vereinfachen. Handeln Sie stets in gleicher Reihenfolge, und geben Sie Ihre Anweisungen und Informationen eine nach der anderen. Wenn Sie Ihrem Angehörigen z.B. beim Baden helfen, erklären Sie jeden Schritt für sich. Sagen Sie: »Jetzt knöpfe ich deine Bluse auf« und beruhigen Sie ihn mit: »Es ist alles in Ordnung.« Sagen Sie weiter: »Nun ziehe ich deine Bluse aus. Das geht sehr gut. Du hilfst wirklich gut mit. Nun steige in die Badewanne. Ich werde dich halten«.

Geben Sie dem Verwirrten Zeit zur Antwort. Er reagiert vielleicht langsamer als andere und dekompensiert, wenn man ihn antreibt. Lassen Sie ihm Zeit. Kommt es öfters zu unkontrollierten Ausbrüchen, versuchen Sie, die Umgebung ruhig zu halten. Dies könnte heißen, weniger Menschen im Raum, weniger Lärm, Ausschalten des Fernsehgerätes und bessere Ordnung im Zimmer. Das Wichtigste ist, die Zahl der Signale, die auf den Kranken einwirken und die das behinderte, desorientierte Gehirn ordnen muß, zu vermindern.

Versuchen Sie, Dinge zu erfinden, die der geistig Behinderte tatsächlich bewältigen kann. Regt ihn eine fremde Umgebung auf, ist das Reisen ungünstig. Ist er leicht ermüdbar oder erregbar, sollte man nur Kurzbesuche bei Bekannten machen.

Sie können einige unkontrollierte Ausbrüche verhindern, indem Sie die Aufgaben für den Betreffenden einfacher gestalten. Herrn L's Familie erkannte, daß Schnürsenkelbinden zu schwierig geworden war, daß auf der anderen Seite aber die Selbständigkeit erhalten bleiben sollte. Die Problemlösung bestand im Kauf von Slippern. Herr C. verlor oft Gegenstände, da er vergaß, wo er sie hingelegt hatte. Frau C. fand es hilfreich, Beschuldigungen ihres Mannes zu ignorieren und die Brille selbst zu suchen. Zu wissen, daß ein Äußern von Beschuldigungen ein Weg für ihren Mann war, mit seiner Vergeßlichkeit fertig zu werden, machte es für sie leichter, Anwürfe zu tolerieren.

Wird der Kranke aufgeregt oder renitent, bewahren Sie Ruhe und befreien Sie ihn gelassen aus dieser Situation. Oft klingt die Emotion so schnell ab, wie sie begonnen hat, und der verwirrte Mensch fühlt sich erleichtert. Sein kurzes Gedächtnis kann sich zu Ihrem Vorteil auswirken, da bald alle Schwierigkeiten vergessen sind.

Versuchen Sie nicht, dem Verwirrten Ihre eigenen Frustrationen oder Ihren Ärger mitzuteilen. Da er Ihre Reaktion nicht verstehen kann, regt ihn dies nur noch weiter auf. Sprechen Sie ruhig, tun Sie eine Sache nach der anderen. Bewegen Sie sich langsam und gemessen. Denken Sie immer daran, daß der Kranke *nicht* widerspenstig ist oder etwas absichtlich tut. Versuchen Sie, sich nicht zu rechtfertigen oder mit einem aufgeregten Kranken zu diskutieren. Dies wird die Verwirrtheit bzw. überschießende Reaktionen nur noch verstärken.

Halten Sie die Hand des Kranken. Klopfen Sie ihm freundlich auf die Schulter. Das kann helfen. Manche Kranke lassen sich durch Hin- und Herwiegen beruhigen. Versuchen Sie, Ihre Arme um ihn herumzulegen und ihn leicht zu bewegen. Manche Patienten werden hierdurch ruhiger, andere können sich aber auch beengt fühlen und dadurch in noch größere Aufregung hineinkommen. Physische Beengung kann die Panik oft verstärken. Versuchen Sie eine körperliche Fixierung nur im äußersten Notfall, wenn kein anderes Mittel zur Verfügung steht.

Es mag sein, daß Sie Ihre Beherrschung bei einem Kranken verlieren, der unkontrollierte Reaktionen zeigt oder bei einfachen Dingen, die Sie von ihm verlangen, versagt. Verlieren Sie Ihre Beherrschung, so steigert dies die Verhaltensstörung. Gelegentliche Ärgerreaktion ist kein Unglück. Atmen Sie einmal tief ein und aus, und versuchen Sie, Ihr Gleichgewicht wiederzufinden. Der Kranke wird wahrscheinlich Ihren Ärger viel schneller vergessen haben als Sie selbst.

Das Wichtigste bei diesen und ähnlichen Situationen ist, Frustration und Mutlosigkeit zu vermeiden. Versuchen Sie, in Ruhe herauszufinden, was sich zur Zeit abspielt, was den Verwirrten so aufgeregt hat, und denken Sie darüber nach, wie dies am besten geändert werden kann.

3.4 Probleme mit Sprache und Mitteilungsvermögen

Es kann Schwierigkeiten geben, den behinderten Menschen zu verstehen bzw. sich mit ihm zu verständigen. Hierbei spielen zwei Probleme eine Rolle: sich andern mitzuteilen und das Mitgeteilte zu verstehen.

3.4.1 Schwierigkeiten eines Behinderten, sich verständlich zu machen

Die Art der Schwierigkeit, sich verständlich zu machen, und eventuelle Verschlechterungen hängen von der spezifischen Erkrankung ab. Sie müssen nicht immer annehmen, daß eine Verschlechterung unausweichlich ist.

Mancher Kranke hat nur hin und wieder Wortfindungsstörungen. Er vergißt Bezeichnungen alltäglicher Objekte oder Menschen. Es kann ein Wort benutzt werden, das ähnlich klingt, aber die Sache nicht trifft, wie »messen« für »essen« oder »strafen« für »schlafen«. Weiterhin kann ein Wort mit ähnlicher Bedeutung verwendet werden wie »Hochzeit« für »Ring« oder »Musikstück« für »Klavier«. Andere Möglichkeiten sind Umschreibungen eines Objektes, dessen Namen vergessen wurde, wie »es ist etwas rundes« für »Ring« oder »man faltet es herum« für »Halstuch«. Solche Dinge dürften aber meistens nicht zu Verständigungsschwierigkeiten führen.

Manche Kranke haben Schwierigkeiten, ihre Gedanken verständlich zu machen.

Herr Z. versuchte mitzuteilen, daß er bisher noch keine neurologische Untersuchung erhalten habe. Er sagte: »Ich habe tatsächlich noch nicht, tatsächlich ist es noch nicht vorgekommen, ich habe noch niemals ...«

In einigen Fällen ist der Kranke nicht fähig, einen vollen Gedankeninhalt mitzuteilen, er kann aber einige umschreibende Worte vorbringen.

Herr M. wollte sagen, daß er Angst habe, nicht rechtzeitig nach Hause zu kommen. Er sagte hierfür lediglich: »Bus nach Hause.«

Manchmal können Patienten relativ fließend sprechen, und es sieht so aus, als ob sie keine Mitteilungsschwierigkeiten hätten. Sie reihen oft alltägliche Phrasen zusammen, so daß zunächst keine Ungereimtheit auffällt. Wenn der Zuhörer aber darüber nachdenkt, wird er vielleicht Zweifel bekommen, was gemeint ist.

Frau S. sagte: »Wenn ich etwas zu sagen habe, höre ich plötzlich mitten im Satz auf... ich bin ganz sicher, was ich getan habe... sagte... manchmal höre ich mitten im Satz auf, ich kann dann nicht weiter... von diesem... vor vergangenen Sachen... weiß ich viel besser Bescheid... Wenn ich mich wieder gefangen habe, bin ich wieder sicher, als ob sich nichts ereignet hätte. Wir dachten, es wäre, man sollte sich schnell erinnern. Ich wollte gerne... ich muß... sprechen.«

Sofern wir den Zusammenhang kennen, ist es wie in diesen Beispielen möglich, herauszufinden, was der Kranke sagen wollte. Die Unfähigkeit, sich hinreichend mitzuteilen, kann sowohl den Kranken als auch Sie selbst frustrieren und zu einer Serie von unkontrollierten Ausbrüchen Anlaß geben. Die behinderte Person kann z. B. in Tränen ausbrechen oder unter Protest den Raum verlassen, da ihn niemand versteht.

Manchmal ist ein Mensch fähig, Sprachprobleme zu verbergen. Auf den Versuch des Arztes, herauszubekommen, ob der Kranke das Wort für Armbanduhr (eine übliche Frage, Sprachprobleme zu verdeutlichen) findet, kann ein Patient antworten: »Sicher weiß ich das, warum fragen Sie?« »Ich habe keine Lust über so etwas zu sprechen. Warum belästigen Sie mich?« Auf diese Weise wird versucht, die Unfähigkeit, das richtige Wort zu finden, zu verbergen. Bei schwierigeren Sprachstörungen weiß der Kranke oft nur einige Einzelworte wie »nein«, die er gebraucht, ob sie dem Sinn nach passen oder nicht. Schließlich kann der Kranke überhaupt nicht mehr sprechen. Vielleicht wiederholt er einen Satz, schreit hin und wieder auf oder murmelt unverständliche Sätze. Bei einigen Sprachstörungen scheint den Worten überhaupt keine Bedeutung anzuhaften. Familienmitglieder und Pfleger sind oft untröstlich, da sie nicht mehr sprachlich mit einem geliebten Menschen kommunizieren können. Wir werden gewahr, daß Sprache vor allen anderen Fähigkeiten erst den Menschen ausmacht. In einigen Familien wird ein Kranker weiter Freund und Gefährte - wenn auch ein vergeßlicher - bleiben. Ist er aber unfähig, sich verständlich zu machen, dann meint die Familie, diesen Gefährten verloren zu haben.

Darüber hinaus kann man beunruhigt darüber sein, da der Betroffene vielleicht krank ist oder Schmerzen hat und dieses nicht mitteilen kann.

Hilfen für Sprachgestörte hängen von der Art der Behinderung ab. Lag ein Schlaganfall zugrunde, sollte eine entsprechende logopädische Behandlung durchgeführt werden. Gerade Schlaganfallkranke sind oft gut zu rehabilitieren.

Hat ein Behinderter Schwierigkeiten, das richtige Wort zu finden, ist es für ihn weniger frustrierend, das Wort gesagt zu bekommen, als abzuwarten, ob er es findet. Braucht er ein falsches Wort, und Sie meinen zu wissen, welches er benutzen wollte, ist es am besten, ihm das richtige Wort zu nennen. Führte die Wortfindungsstörung zu größerer Aufregung und Ärger, so ist es das beste, darüber hinwegzugehen. Wissen Sie nicht, was gemeint ist, bitten Sie, dies zu beschreiben oder darauf zu zeigen. Die Krankenschwester weiß z. B. nicht, was Frau K. meint, wenn sie sagt: »Ich mag Ihren Fink.« Hätte die Schwester gesagt: »Wie bitte?« so wäre Frau K. über die Unfähigkeit sich auszudrücken, verzweifelt gewesen. Statt dessen bat die Schwester um eine Beschreibung des »Fink«. Frau K. sagte: »Es ist das Runde.« »Zeigen Sie es mir«, sagte die Schwester. Frau K. tat dies, und jetzt wußte die Schwester Bescheid: »Oh ja, mein Ring.«

Manchmal ist zu vermuten, was ein Mensch mit Sprachschwierigkeiten sagen möchte. *Fragen* Sie ihn, ob Sie ihn richtig verstehen. Sie können etwas falsch verstanden haben, und wenn Sie daraufhin nicht im Sinne des Patienten handeln, werden Sie seine Verwirrtheit und Frustration nur noch vermehren. Sagen Sie: »Hast du Angst, daß du den Bus zurück nach Hause nicht mehr bekommst?« oder »Wollen Sie sagen, daß Sie noch niemals eine Untersuchung wie diese hatten?«.

Ist eine Verständigung unmöglich, so könnten Sie doch vermuten, was ein Kranker Ihnen erzählen möchte. Machen Sie sich klar, daß seine Gefühle meistens akkurat sind, auch wenn sie übertrieben oder der aktuellen Situation nicht angepaßt scheinen, daß die Begründung für diese Gefühle aber nicht immer unbedingt stimmen müssen. Sagt Frau M.: »Bus nach Hause« und Sie antworten: »Wir fahren nicht mit dem Bus«, haben Sie nicht adäquat reagiert. Vermuten Sie jedoch richtig, daß der Betreffende beunruhigt ist, weil er fürchtet, nicht rechtzeitig nach Hause zu kommen, so können Sie ihn beruhigen: »Ihre Tochter holt Sie um drei Uhr ab.«

Kann ein Kranker noch einige Worte sprechen, mit dem Kopf schütteln oder nicken, so sollten Sie ihm einfach Fragen stellen, wie z. B. »Hast du Schmerzen?«, »schmerzt es?« Zeigen Sie auf den Körperteil, anstatt ihn zu benennen.

Ist ein Kranker überhaupt nicht mehr in der Lage, sich mitzuteilen, so muß man die Sicherung seines Wohlbefindens planmäßig festlegen. Überzeugen Sie sich, daß die Kleidung bequem und der Raum warm ist, daß keine Ausschläge oder Wunden an der Haut sind, daß ein regelmäßiger Toilettenbesuch gewährleistet ist und daß der Kranke weder hungrig noch müde ist.

3.4.2 Schwierigkeiten für den Behinderten, andere zu verstehen

Oft haben Patienten mit zerebraler Schädigung Schwierigkeiten zu verstehen oder zu begreifen, was Sie und andere ihnen erzählen. Dieses wird von Familien manchmal als unkooperativ mißinterpretiert. Sagen Sie z. B.: »Mutter, ich gehe zum Lebensmittelgeschäft, ich werde in einer halben Stunde zurück sein, verstehst du das?«, so wird ihre Mutter vielleicht antworten: »Oh ja, ich verstehe es«, obgleich sie es in Wirklichkeit nicht versteht und sich aufregt, sobald Sie außer Sicht sind. Demenzkranke vergessen auch schnell, was sie verstanden haben. Selbst bei sorgfältiger Erklärung können sie am Ende schon den ersten Teil vergessen haben.

Patienten mit zur Demenz führenden Krankheiten verstehen eventuell schriftliche Informationen nicht, selbst wenn sie noch Buchstaben oder Worte lesen können. Um genau zu erfahren, was ein Patient in dieser Hinsicht noch zu leisten vermag, werden wir ihm eine Zeitung geben und ihn bitten, die Überschrift zu lesen. Hierzu wird er vielleicht in der Lage sein. Dann übergeben wir ihm eine geschriebene Aufforderung: »Schließen Sie Ihre Augen«, er wird in diesem Fall seine Augen nicht schließen, obgleich er die Worte korrekt und laut gesprochen hat.

Zu Hause werden Sie vielleicht eine Nachricht am Kühlschrank befestigen mit dem Satz: »Deine Mittagsmahlzeit ist in dem roten Topf.« Sie wissen, daß der Kranke die Nachricht lesen kann, dennoch ißt er sein Mittagessen nicht. Dies kann zur Verärgerung führen, bis Sie erkannt haben, daß Lesen und Verstehen zwei verschiedene Dinge sind, von denen eines verlorengegangen sein kann, während das andere noch funktioniert. Man kann nicht mit Sicherheit voraussetzen, daß ein Mensch, der geschriebene Nachrichten hören oder lesen kann, diese auch versteht und entsprechend handelt. Sie müssen den Kranken beobachten, um herauszufinden, ob er tatsächlich sinnvoll reagiert.

Ein Mensch, der versteht, was ihm sein Gegenüber sagt, kann dennoch unfähig sein, telefonische Informationen richtig zu verarbeiten. Versteht ein Patient mit Demenz nicht, was Sie ihm gesagt haben, liegt das weniger an Unaufmerksamkeit oder Widerspenstigkeit als an der Unfähigkeit des behinderten Gehirns, den Sinn wahrgenommener Worte zu erkennen.

Es gibt verschiedene Wege, diese verbale Kommunikation mit einem dementen Kranken zu verbessern.

(1) Vergewissern Sie sich, daß er Sie hören kann. Die Hörfähigkeit verschlechtert sich im Laufe des Lebens, und viele ältere Menschen haben einen Hördefekt.
(2) Versuchen Sie, mit tieferer Stimme zu sprechen. Eine hohe Tonlage ist ein nichtverbales Zeichen für Aggressivität. Eine tiefe Stimme ist auch leichter für den Hörbehinderten zu verstehen.
(3) Versuchen Sie, ablenkende Geräusche oder Aktivitäten auszuschalten. Dies ist für das Verstehen bei Schwerhörigkeit als auch für das Ordnen mehrerer gleichzeitig einwirkender Dinge günstig. Sind mehrere Geräusche und Ablenkungen vorhanden, so besteht oft eine Unfähigkeit, Ihre Ansprache zu verstehen.
(4) Benutzen Sie kurze Worte und kurze einfache Sätze. Vermeiden Sie verwickelte Sätze. Sagen Sie nicht: »Ich glaube, ich werde den Wagen heute abend in die Reparaturwerkstatt bringen statt morgen, da ich morgens zu sehr im Verkehr aufgehalten werde«, sagen Sie einfach: »Ich werde den Wagen jetzt zur Werkstatt bringen.«

(5) Stellen Sie nur *eine* Frage auf einmal. Beim Wiederholen der Frage wählen Sie genau den gleichen Satz. Vermeiden Sie Fragen wie diese: »Möchtest du einen Apfel oder Kuchen zum Nachtisch oder möchtest du den Nachtisch später?« Verwickelte Wahlmöglichkeiten können die Fähigkeit, Entscheidungen zu treffen, überfordern.

(6) Bitten Sie Ihren Angehörigen nicht, mehrere Dinge auf einmal durchzuführen. Er könnte unfähig sein, mehrere Dinge zu behalten oder Ihre Aufforderung zu verstehen. Die meisten Dinge, die wir einen Menschen zu tun bitten - ein Bad nehmen, sich zum Schlafen fertig machen, einen Mantel anziehen, einkaufen gehen - beinhalten mehrere Aufgaben. Die behinderte Person könnte unfähig sein, diese verschiedenen Aufgaben auseinanderzuhalten. Wir helfen ihr, indem wir jede Unternehmung in möglichst viele Einzelschritte aufteilen und dann den Betreffenden bitten, einen nach dem anderen zu tun.

(7) Sprechen Sie langsam, und warten Sie auf eine Reaktion. Sie kann wesentlich langsamer als normal ausfallen. Warten Sie unbedingt.

Sie können auch ohne die übliche Form der Unterhaltung herausfinden, was der Kranke möchte. Menschen verständigen sich nicht nur durch das, was sie sagen, sondern auch durch ihre Gestik, durch Bewegungen ihres Gesichtes, ihrer Augen, ihrer Hände und ihres Körpers. Jeder benutzt ein nichtverbales System der Kommunikation, ohne viel darüber nachzudenken. Wir sagen z. B.: »Er sieht verrückt aus«, »du kannst an der Art, wie sie sich verhalten, erkennen, daß sie ein Liebespaar sind«, »du kannst an der Art des Gehens erkennen, wer der Chef ist«, »ich merke, daß du mir nicht zuhörst« usw. Dieses sind alles Bereiche, in denen wir uns ohne Worte verständigen. Zerebral behinderte Menschen können sich noch für lange Zeit nichtverbal verständigen, wenn das Verständnis für die Sprache verloren gegangen ist, und teilen sich ohne Worte mit.

Wenn Sie müde sind, können Sie nichtverbale Nachrichten aussenden, die eine behinderte Person verwirren. Sie kann dann aufgeregt reagieren; ein Verhalten, das wiederum Sie aufregt. Ihre Hände, Ihr Gesicht und Ihre Augen werden Ihren Mißmut verraten und den verwirrten Menschen noch zusätzlich aufbringen. Nur wenn Sie die Körpersprache unterschätzen, werden Sie sich fragen, was die Aufregung herbeigeführt hat. Tatsächlich verhalten wir uns sehr oft in dieser Weise. Z. B.: »Nein, ich bin nicht aufgeregt«, sagen Sie zu Ihrem Ehemann. »Aber ich weiß es, daß du aufgeregt bist«, antwortet dieser. Er hat an der Stellung Ihrer Schultern gemerkt, daß Sie aufgeregt sind.

Sollten Sie mit einem Menschen leben, der an einer zur Demenz führenden Krankheit leidet, so haben Sie schon viele der nichtverbalen Zeichen verstanden, die seine Bedürfnisse signalisieren. Hier sind einige weitere Wege, sich ohne Worte zu verständigen:

(1) Bleiben Sie freundlich, ruhig und schutzbereit (selbst wenn Sie sich aufgeregt fühlen, wird Ihre Körpersprache helfen, den verwirrten Kranken zu beruhigen).
(2) Lächeln Sie, nehmen Sie die Hand des Kranken, legen Sie einen Arm um ihn, oder zeigen Sie ihm auf irgendeine andere physische Weise Ihre Zuneigung.
(3) Sehen Sie ihn direkt an, überzeugen Sie sich, ob der Kranke Ihnen Beachtung schenkt. Sollte er die Körpersprache benutzen, um anzudeuten, daß er nicht gestört werden möchte, versuchen Sie es in 5 Minuten wieder.
(4) Benutzen Sie andere Signale als Worte: hinzeigen, berühren, dem Menschen etwas aushändigen. Demonstrieren Sie eine Handlung oder beschreiben Sie diese mit Ihren Händen, z. B. Zähneputzen. Sobald Sie ihn zum Tun einer Sache veranlaßt haben, kann er diese Aufgabe auch zu Ende führen.
(5) Vermeiden Sie es, komplizierte Hypothesen zur Erklärung der Verhaltensstörung aufzustellen. Da das Gehirn des Kranken nicht in der Lage ist, Informationen richtig zu verarbeiten, empfindet er die Welt um sich herum und in ihm selbst anders als Sie. Da eine nichtsprachliche Verständigung andere Formen der Verarbeitung benötigt, werden Sie seine Mitteilungen *gefühlsmäßig* bewerten und nicht so sehr auf den *Wortsinn* achten. Dieses gilt für Handlungen ebenso wie für Worte.

Selbst wenn ein Mensch stark verwirrt ist und sich nicht mitteilen kann, wird er oder sie immer noch Zuneigung benötigen und sich daran erfreuen. Handhalten, Umarmen oder einfach Zusammensitzen sind wichtige Formen des Austausches. Die physische Pflege, die Sie einem Schwerbehinderten geben, läßt ihn wissen, daß Sie sich Sorge um ihn machen und er bei Ihnen geschützt ist.

3.5 Koordinationsverlust

Da die zur Demenz führende Erkrankung viele Teile des Gehirns beeinflußt, kann der Kranke auch die Fähigkeit seiner Hände und Finger für bestimmte Verrichtungen und Bewegungen verlieren. Er weiß zwar, was er tun will, aber der vom Gehirn kommende Befehl erreicht Hände und Finger nicht, obgleich diese weder steif noch schwach sind. Ärzte gebrauchen das Wort Apraxie, mit der sie diese Störung beschreiben. Ein Frühzeichen der Apraxie ist die Veränderung der Handschrift. Die Behinderung des Gehvorgangs ist eine weitere Störung, die sich später einstellen kann. Je nach Krankheitsverlauf können sich Apraxien langsam oder schnell fortschreitend entwickeln. So geht ein Mensch z. B. am Anfang etwas unsicher und entwickelt nach und nach einen langsamen schlürfenden Gang.

Für Angehörige, die sich in den zur Demenz führenden Krankheiten nicht auskennen, ist es oft schwierig, Gedächtnisstörungen (kann ein Mensch sich daran erinnern, was er tun wollte?) von einer Apraxie (kann ein Mensch seinen Muskeln befehlen, was sie tun sollen?) zu trennen. Sofern das Gehirn durch die entsprechende Krankheit geschädigt ist, treten beide Behinderungen zusammen auf. Für eine effektive Pflege ist es nicht immer notwendig, diese beiden Störungen zu trennen.

Beginnt eine Apraxie den Gehablauf zu stören, wird der Gang unstetig. Man muß hierauf achten und entweder für ein Treppengeländer sorgen oder gewährleisten, daß eine Hilfsperson den Kranken hält, wenn dieser Treppen steigt oder Schwellen überquert.

Der Koordinationsverlust und das Nachlassen der Handgeschicklichkeit bringt Schwierigkeiten im täglichen Leben mit sich. Betroffen sind Baden, Knöpfen, Reißverschluß betätigen, sich anziehen, ein Glas Wasser einschütten und Essen. Das Anwählen von Telefonnummern erfordert eine besonders gute Koordination, und ein Kranker, dem man nicht ohne weiteres seine motorische Störung ansieht, kann dennoch unfähig sein, über das Telefon Hilfe herbeizuholen. Manchmal ist ein Tastentelefon besser zu bedienen. Es kann aber auch schwierig für einen verwirrten Menschen sein, diese neue Geschicklichkeit zu erlernen.

Einige Dinge, die Schwierigkeiten bereiten, müssen eventuell aufgegeben, andere so modifiziert werden, daß eine wenigstens teilweise Unabhängigkeit erhalten bleibt. Beim Modifizieren der Aufgaben sollte man immer vereinfachen. Dies ist besser als ein Aufgabenwechsel. Aufgrund der intellektuellen Behinderung kann der Kranke unfähig werden, neue Aufgaben, selbst wenn diese einfach sind, zu erlernen. Denken Sie an den Schweregrad jeder Aufgabe. Fragen Sie sich, ob man es nicht noch einfacher machen könnte, Schuhe, in die man hineinschlüpfen kann, sind z. B. einfacher zu bedienen als Schuhe mit Schnürbändern. Suppe ist einfacher aus einer Tasse zu trinken als mit dem Löffel zum Mund zu führen. Nahrungsmittel, die mit Fingern gegessen werden, sind einfacher zu bewältigen als Speisen, die Messer und Gabel benötigen. Fragen Sie sich, ob der Kranke nicht einen gewissen Aufgabenteil übernehmen kann, wenn Sie den schwierigsten Part ausführen. Sicher haben Sie schon beobachtet, daß sich ein behinderter Mensch selbst anziehen kann, wenn man ihm nur beim Knöpfen und Bedienen anderer Verschlüsse hilft.

Der Kranke kann gereizt, verlegen oder traurig über seine Ungeschicklichkeit sein. Er kann versuchen, die zunehmende Behinderung zu verbergen, indem er ablehnt, bestimmte Dinge auszuführen. Zum Beispiel:

Frau F. hat immer gerne gestrickt. Als sie ganz plötzlich dieses Hobby aufgab, konnte ihre Tochter dies nicht verstehen. Frau F. sagte nur, daß sie einfach keine Lust mehr zum Stricken habe. Tatsächlich war es aber so, daß ihre zunehmende Apraxie das Stricken unmöglich gemacht hatte und sie sich über ihre Ungeschicklichkeit schämte.

Eine lockere Atmosphäre hilft oft, Ungeschicklichkeiten zu überspielen. Meistens hat man im angespannten Zustand größere Schwierigkeiten mit einer Aufgabe als in entspannter Stimmung.

Manchmal kann der Kranke etwas ausführen und zu einer anderen Zeit nicht. Dies ist ein Charakteristikum der intellektuellen Behinderung und keine Trägheit. Das Angetriebensein, das Beobachtetwerden, Aufregung und Müdigkeit können die Fähigkeit, bestimmte Dinge auszuführen, beeinflussen. Dies trifft auch ganz ähnlich für den Gesunden zu. Bei zerebraler Schädigung werden diese Schwankungen jedoch wesentlich deutlicher. Manchmal kann eine Aufgabe gelöst werden, wie den Reißverschluß der Hose hochzuziehen, zur gleichen Zeit aber kann eine ähnliche Aufgabe, wie das Verschließen eines Jackets mit Reißverschluß nicht durchgeführt werden. Der Kranke erscheint »schwierig«. In Wirklichkeit liegt der Grund aber darin, daß sich die genannten Aufgaben in einer besonderen Weise unterscheiden.

Manchmal ist es für einen Kranken möglich, bestimmte Dinge auszuführen, wenn diese in eine Serie einfacher Schritte zerlegt werden. Hierbei sollte jeder Schritt erklärt werden. Zum Beispiel beinhaltet der Vorgang des Zähnebürstens das Aufnehmen der Zahnbürste, Plazieren der Zahncreme auf diese, Hineinschieben der Zahnbürste in den Mund, Bürsten, Spülen usw. Erinnern Sie einen Kranken freundlich an jeden einzelnen Schritt. Manchmal hilft es, etwas vorzuführen. Eventuell muß dies mehrmals wiederholt werden. Manchmal hilft es, bekannte Gegenstände wie Löffel oder Kamm in die Hand des Kranken hineinzulegen und seinen Arm vorsichtig in die richtige Position zu schieben. Das Anzeigen der Richtung bringt manchmal die Erinnerung an den Ablauf zurück.

Ein Beschäftigungstherapeut ist ausgebildet, die Motorik abzuschätzen, die ein Mensch noch beherrscht, und diese optimal einzusetzen. Kann eine ergotherapeutische Beurteilung der noch vorhandenen Funktionen durchgeführt werden, so helfen die hier gegebenen Informationen dazu, dem verwirrten Menschen eine adäquate Hilfe zu vermitteln, ohne seine Unabhängigkeit vollständig zu vernichten.

In späteren Stadien mancher zur Demenz führender Krankheiten kann es zu einem erheblichen Verlust der motorischen Kontrolle kommen. Ein Kranker kann hierbei an herumstehende Gegenstände stoßen und selbst fallen. Darüber wird in Kapitel 5 gesprochen.

Demenzkranke können auch andere Behinderungen aufweisen, die gleichermaßen zu Funktiosverlusten führen. Ein Teil der Störungen betreffen Muskeln und Gelenke, ein anderer die zerebrale Funktion. Solche komplizierten Interaktionen betreffen Tremor (Zittern), Muskelschwäche, Gelenk- und Knochenerkrankungen im Rahmen von Arthrosen sowie durch Medikamente erzeugte Beweglichkeitseinschränkungen.

Es gibt viele Techniken und Vorrichtungen, die geeignet sind, Menschen mit physischen Behinderungen Unabhängigkeit zu verschaffen. Sofern Sie daran denken, derartige Techniken oder Vorrichtungen zu benutzen, ist es notwendig, sich daran zu erinnern, daß die Fähigkeit, neue Aufgaben zu lernen bzw. neue Instrumente zu bedienen, vorhanden sein muß. Menschen mit Demenz sind vielleicht nicht in der Lage, neue Handhabungen zu bewältigen.

Einige Kranke zeigen einen Tremor. Dieses entspricht einem Zittern der Hände oder des Körpers und behindert verschiedenste Körperaktivitäten. Ein Beschäftigungstherapeut oder ein Krankengymnast kann jedoch Wege aufzeigen, wie man die nachteilige Wirkung eines Tremors möglichst gering hält.

Einige Menschen mit neurologischen Veränderungen, speziell mit Parkinsonscher Erkrankung, haben Schwierigkeiten, eine Bewegung zu beginnen. Sie halten dann mitten in einer Bewegung inne. Dies kann äußerst frustrierend für alle Beteiligten sein. Liegt diese Störung vor, so gibt es einige Hilfen:

(1) Scheint ein Kranker an den Boden »geklebt«, so raten Sie ihm, einen bestimmten Gegenstand anzusteuern. Dieses kann ihm helfen, wieder in Gang zu kommen.
(2) Es ist oft einfacher, aus einem Stuhl mit Armlehnen herauszukommen. Erhöhen Sie den Schwerpunkt des Kranken, indem Sie den Stuhlsitz um drei bis fünf cm anheben. Wichtig ist ein fester Sitz. Benutzen Sie ein festes Kissen oder einfach einen höheren Stuhl, wie einen Eßzimmerstuhl oder einen Schreibtischstuhl. Vermeiden Sie niedrige Stühle mit weichen Kissen. Instruieren Sie den Kranken, daß er beim Aufstehen nach vorne auf die Kante des Stuhles rückt und seine Füße etwas auseinander setzt, hierdurch erhält er eine breitere Basis beim Stehen. Lassen Sie den Patienten für einen besseren Bewegungsablauf beim Aufstehen die Hände auf die Armlehnen setzen und dann nach vorne und hinten schaukeln. Zählen Sie bis drei und lassen Sie ihn sich dann schnell erheben. Geben Sie ihm Zeit, vor den ersten Schritten eine ausreichende Balance herzustellen.
(3) Das Hinsetzen wird durch Abstützen mit den Armen leichter. Die Hände müssen hierbei auf die Armlehnen gesetzt werden. Der Kranke sollte sich so weit wie möglich nach vorne beugen und sich dann langsam hinsetzen.

Läuft ein Mensch nicht viel, so können Muskelschwäche oder -steifheit auftreten. Übungen sind besonders für einen Patienten mit Störungen der Gedächtnisfunktionen wichtig.

Manchmal werden Kranke, die mit Tranquilizern oder neuroleptischen Medikamenten eingestellt wurden, steif und unbeweglich, z. T. aber auch unruhig. Dies können Nebenwirkungen der genannten Medikamente sein, die sich störend auswirken. Verständigen Sie den Arzt. Er kann die Dosierung ändern oder eine andere Medikation ohne derartige Nebenwirkungen verschreiben.

3.6 Verlust des Zeitgefühls

Die erstaunliche Fähigkeit eines gesunden Individuums, Zeiträume exakt abzuschätzen, geht bei Patienten mit beginnender Demenz als erstes verloren. Die Kranken werden oft fragen, wie spät es sei. Sie glauben, daß man sie für Stunden verlassen habe, auch wenn dies nur wenige Minuten war. Vielleicht möchten sie auch schon wieder nach Hause gehen, bevor sie richtig angekommen sind. Dieses Verhalten ist relativ einfach zu verstehen, wenn man bedenkt, daß, um Zeiträume zu beurteilen, es erforderlich ist, sich zu erinnern, was man in der unmittelbaren Vergangenheit getan hat. Ein Mensch, der schnell vergißt, hat keine Möglichkeit, den Ablauf der Zeit zu kontrollieren.

Zusätzlich zu diesem Gedächtnisverlust erscheint es, daß beim Dementen die innere Uhr gestört ist, die uns anderen anzeigt, wann wir schlafen und essen. Es ist hilfreich, sich immer wieder vor Augen zu halten, daß keine Absicht im Spiel ist (obgleich wir hiervon sehr irritiert werden können). Es handelt sich stets um das Resultat einer zerebralen Störung.

Die Fähigkeit, Zeiten auf der Uhr zu erkennen, kann schon sehr frühzeitig verloren gehen. Selbst wenn der Betreffende auf die Uhr blickt und sagt »Viertel nach drei Uhr«, so kann er dennoch unfähig sein, diese Information zu verarbeiten.

Der Verlust des Zeitgefühls kann für einen vergeßlichen Menschen quälend sein. Viele von uns benötigen eine klare Zeiteinteilung. Die Unkenntnis der Tageszeit flößt dem Kranken Angst ein. Er glaubt, daß er sich verspätet habe, daß er etwas vergessen habe, daß er zu lange zu Besuch bleibe, oder daß er das Mittagessen bzw. den letzten Bus verpaßt habe. Es kann auch sein, daß ein Verwirrter gar nicht weiß, über was er sich Sorgen macht. Er fragt nur aus einer allgemeinen Angst heraus nach der Zeit. Selbstverständlich vergißt er Ihre Antwort gleich wieder und fragt anschließend das gleiche wieder.

Manchmal fühlt ein Kranker, daß man ihn verlassen habe, selbst wenn die Abwesenheit nur kurze Zeit dauert. Dies hängt mit seiner Erinnerungsstörung zusammen. Es kann dann helfen, den Wecker zu stellen oder ein altmodisches Stundenglas aufzustellen, um einen Kranken zu veranlassen, geduldiger auf Ihre Rückkehr zu warten. Vielleicht fallen Ihnen noch andere Möglichkeiten ein, diese Unsicherheit günstig zu beeinflussen. Zum Beispiel:

Als Herr und Frau J. ihren Sohn zum Abendbrot besuchten, setzte Herr J. sofort wieder seinen Hut auf, zog den Mantel an und bestand darauf, nach Hause zu gehen. Nachdem man ihn dann mit Mühe dazu gebracht hatte, doch zum Abendbrot zu bleiben, bestand er danach darauf, sofort wieder nach Hause zurückzukehren. Sein Sohn meinte, sein Vater lege ein schlechtes Benehmen an den Tag.

Die Verstimmung verschwand, als die Familie zu verstehen begann, daß das unbekannte Haus, das ungewohnte Durcheinander und der verlorengegangene Zeitsinn ihn so unfreundlich hatten erscheinen lassen. Die Familie sprach über Herrn J.'s vergangenes Leben und über seine alte Angewohnheit, an die anzuknüpfen hilfreich erschien. In früheren Jahren hatte er immer gerne nach dem Sonntags-Abendessen Fußball im Fernsehen gesehen. Nun schaltete sein Sohn den Fernsehapparat an, sobald das Abendbrot vorbei war. Da es sich um eine alte Angewohnheit handelte, blieb Herr J. noch für eine Stunde und gab auch seiner Frau zum Bleiben Gelegenheit. Erst dann drängte er ruhelos zur Heimkehr.

4. Kapitel: Verlust der Unabhängigkeit

Zu Beginn einer zur Demenz führenden Krankheit stehen oft Schwierigkeiten, ein unabhängiges Leben zu führen, im Vordergrund. Es kommt der Verdacht auf, daß Geld nicht richtig verwaltet wird, man macht sich Sorgen über das Autofahren oder fragt sich, ob ein Leben ohne Hilfe von außen noch möglich ist. Demenzkranke scheinen oft gut zurechtzukommen, bestehen darauf, daß es ihnen gut geht und wollen nicht, daß man sich unnötig einmischt. Es ist dann schwierig zu entscheiden, wann und wie man helfend in Erscheinung treten soll. Es kann eine besondere Härte bedeuten, Symbole der Unabhängigkeit anzutasten. Der Verwirrte wird vielleicht auch einen Umzug verweigern sowie Aufforderungen, nicht mehr Auto zu fahren oder finanzielle Geschäfte abzugeben, unbeachtet lassen.

Eine Teilerklärung für die Schwierigkeiten, derartige Umstellungen zu vollziehen, liegt darin, daß hier Symbole der Unabhängigkeit und Verantwortungsfähigkeit berührt werden. Dies ist auch der Grund dafür, daß sich Familienangehörige oft scheuen, derartige Themen anzuschneiden. (Wir werden derartige Rollenwechsel in Kapitel 11 behandeln.) Das Durchsetzen notwendiger Veränderungen wird leichter, wenn man sich die Gefühle, die hierdurch ausgelöst werden, vergegenwärtigt.

Der erste Schritt bei der Entscheidung, ob Einschränkungen der Unabhängigkeit eines Menschen erforderlich sind, besteht in einer klaren Bestandsaufnahme. Diese ergibt, in welcher Weise es dem Betreffenden noch möglich ist, bestimmte Dinge auszuführen oder nicht mehr zu bewältigen. Eine derartige Bestandsaufnahme gibt Ihnen die Autorität, notwendige Änderungen durchzusetzen. Ist eine fachgerechte Beurteilung nicht möglich, müssen Sie bzw. Ihre Familie jede Verrichtung sorgfältig und so objektiv wie möglich beurteilen und entscheiden, ob der Betreffende noch in der Lage ist, diese *vollständig sicher* und ohne *stärkere seelische Belastung* durchzuführen.

Eine Demenz geht mit verschiedensten Verlusten einher. Diese beinhalten Verlust über die Kontrolle täglicher Aktivitäten, Verlust der Unabhängigkeit, Verlust bestimmter allgemeiner Fähigkeiten und Verlust, Dinge zu vollbringen, die einen Menschen nützlich oder wichtig erscheinen lassen. Eine Demenz schränkt die vor uns liegenden Möglichkeiten ein. Während andere sich auf Verbesserungen freuen, muß der Kranke nach und nach erkennen, daß seine Aussichten immer schlechter werden. Vielleicht ist die schlimmste Behinderung das Nachlassen des Gedächtnisses. Gedächtnisverlust heißt Verlust der Überschaubarkeit täglicher Verrichtungen, der Kranke kann nicht mehr an die Vergangenheit anknüpfen. Die Vergangenheit wird mit der Jetztzeit verwechselt. Ohne die Erinnerung an den heutigen Tag oder das Verständnis, daß Vergangenes vergangen ist, hat die Zukunft keine Bedeutung mehr.

Unter dem Erlebnis dieser ständigen Verluste ist es nur zu natürlich, sich um so fester an Dinge zu heften, die noch verblieben sind. Es ist verständlich, daß ein verwirrter Mensch gegenüber jedem Wechsel Widerstand, Ablehnung oder Ärger entwickelt. Das Bedürfnis, an der gewohnten Umgebung festzuhalten, und der Wunsch, keine Last für die Umwelt zu sein, machen es verständlich, daß ein intellektuell behinderter Mensch seine Selbständigkeit um keinen Preis aufgeben will. Um die Verluste zu akzeptieren, müßte der Betreffende das Ausmaß und die Ausweglosigkeit seiner Erkrankung erkennen. Dies ist aber eine Einsicht, die meist auch verlorengegangen ist.

Zusätzlich kann der Erkrankte unfähig sein, das, was um ihn herum geschieht, zu durchschauen. Da er nicht imstande ist, seine eigenen Grenzen zu beurteilen, scheinen ihm Dinge unfairerweise weggenommen worden zu sein, und er fühlt schmerzlich die Bevormundung durch seine Familie. Indem man sich in diese Situation einfühlt, kann man vielleicht Wege finden, einerseits notwendige Veränderungen durchzusetzen, andererseits aber auch dem Betreffenden das Gefühl zu geben, daß er noch in der Lage ist, sein eigenes Leben selbst zu bestimmen.

4.1 Ein Mensch muß seinen Beruf aufgeben

Ob ein Mensch seinen Beruf aufgeben muß, beruht auf der Art des Berufes und insbesondere auch darauf, ob er im Rahmen seiner Tätigkeit selbst autofahren muß. Manchmal wird der Arbeitgeber den Erkrankten auffordern, sich pensionieren zu lassen. Sofern die Tätigkeitsmerkmale nicht zu anspruchsvoll sind, werden einige Arbeitgeber vielleicht einwilligen, den intellektuell Behinderten im Betrieb weiter zu beschäftigen. In manchen Fällen muß die Familie eine Entscheidung treffen, insbesondere dann, wenn die Tatsache, daß der Betreffende seinen Beruf nicht mehr ausüben kann, eindeutig feststeht.

Muß ein Mensch seinen Beruf aufgeben, so sind zwei Dinge zu beachten: Die mit einem so bedeutsamen Wechsel verbundenen emotionellen und psychologischen Anpassungsschwierigkeiten und die nachfolgenden finanziellen Änderungen. Der Beruf eines Menschen ist entscheidend für dessen Selbstwertgefühl. Ein Beruf hilft ihm dabei, sich als wichtiges Glied der Gesellschaft zu empfinden. Ein Behinderter wird sich oft dagegen wehren, seinen Beruf aufzugeben und entschieden leugnen, daß irgend etwas nicht in Ordnung ist. Die Anpassung an den Ruhestand kann schmerzvoll und belastend sein. Ein Sozialarbeiter oder ein anderer Berater können durch entsprechende Beratung unschätzbare Dienste erweisen.

Es ist wichtig, daß Sie die geldlichen Angelegenheiten eines geistig Behinderten wahrnehmen. Der Ruhestand kann spezielle Probleme aufwerfen. Menschen, die wegen einer zur Demenz führenden Erkrankung vorzeitig erwerbs- oder berufsunfähig werden, sollten die gleiche Beachtung wie andere Kranke erhalten. Bei Berufsunfähigkeit wird oft versucht, durch innerbetriebliche Umstellungen eine vollkommene Erwerbsunfähigkeit zu vermeiden. Ein Demenzkranker kann aber trotz verschiedener erhaltener Fähigkeiten immer noch erhebliche Schwierigkeiten bei der Erlernung neuer Tätigkeiten bekommen. In bestimmten Fällen ist die Kontaktaufnahme mit dem Personalrat sinnvoll.

4.2 Unfähigkeit, mit Geld umzugehen

Der Behinderte kann unfähig werden, Bankgeschäfte ordnungsgemäß zu vollziehen. Insbesondere wird Geldwechseln schwierig, und es treten Probleme beim Abwickeln der Vermögensangelegenheiten auf. Hat der Betreffende die Übersicht über seine Geldangelegenheiten verloren, kann er aggressiv werden und andere des Diebstahls beschuldigen.

Herr F. sagt: »Meine Frau hat die Bücher unseres Familienunternehmens seit Jahren geführt. Nachdem mich mein Steuerberater besuchte und berichtete, daß die Bücher nicht mehr stimmen, merkte ich, daß etwas nicht in Ordnung war.«

Herr R. sagt: »Meine Frau gab den Nachbarn Geld, versteckte anderes im Papierkorb und verlor ihr Portemonnaie. So nahm ich ihr Portemonnaie mit dem Geld weg. Daraufhin sagte sie, ich hätte ihr Geld gestohlen.«

Da Geld oft gleichbedeutend mit Unabhängigkeit ist, zögern viele Menschen, die Kontrolle über ihre finanziellen Angelegenheiten abzugeben.

Manchmal ist es möglich, das Haushaltsgeld durch kleinere Korrekturen wieder in den Griff zu bekommen. Wenn Sie dem Kranken das Scheckheft wegnehmen müssen, hilft es, einen Erinnerungszettel mit folgender Aufschrift zu verfassen: »Mein Sohn John kümmert sich jetzt um meine Schecks.« Diese Notiz könnte dort hinterlegt werden, wo der Verwirrte sie gut sieht und sich an die Gegebenheit erinnern kann.

Bezichtigt ein Mensch andere des Diebstahls, so können sich hieraus dramatische Situationen entwickeln. Wir verstehen dieses Verhalten aber besser, wenn wir bedenken, wie oft wir ermahnt wurden, mit Geld vorsichtig umzugehen. Verschwindet Geld, so denken wir immer zuerst an Diebstahl. Im Falle eines zerebral behinderten Menschen ist das Erinnerungsvermögen gestört. Es ist deshalb nicht überraschend, daß der Betreffende ängstlich und mißtrauisch wird und glaubt, daß man sein Geld gestohlen habe. Versuchen Sie, sich nicht in Streitgespräche verwickeln zu lassen. Dies führt nur zu weiteren Aufregungen.

Einige Familien meinen, es sei wichtig und hilfreich, einem vergeßlichen Menschen kleinere Geldsummen zu geben (vielleicht einige Münzen oder einen Zehn-Mark-Schein). Geht das Geld verloren oder wird es verschenkt, so handelt es sich um überblickbare Beträge. Manchmal ist es für einen Menschen von größter Bedeutung, kleinere Summen Geldes zu besitzen. Hierdurch können weitere Konflikte vermieden werden. Eine Besonderheit der Demenz besteht darin, daß relativ frühzeitig Geldwechseln unmöglich wird.

Frau H. war bezüglich ihrer Geldausgaben immer besonders unabhängig gewesen. Deshalb gab ihr Herr H. eine Geldbörse mit etwas Wechselgeld. Er steckte auch einen Zettel mit Namen und Adresse hinein. Obgleich Frau H. unfähig zum Ausschreiben eines Schecks war, bestand sie darauf, ihren Friseur bargeldlos zu bezahlen. Herr H. gab ihr deshalb ein Scheckheft, das von der Bank ungültig gestempelt war. Jede Woche gab sie einen dieser Schecks an den Friseur. Herr H. hatte sich vorher mit dem Friseur verständigt, daß dieser die ungültigen Schecks annehmen und später vom Ehemann richtig bezahlt würde.

Dieses Verhalten mag seltsam klingen und vielleicht ist es auch unfair, einen verwirrten Menschen so hinters Licht zu führen. Tatsächlich hat es aber beiden geholfen: der erkrankten Frau, sich unabhängig zu fühlen, und ihrem erschöpften und stark belasteten Ehemann, die Finanzen in Ordnung zu halten.

Geldbelange können ernste Probleme schaffen, insbesondere, wenn ein Mensch mißtrauisch wird oder andere Familienmitglieder hinsichtlich bestimmter Ausgaben verschiedene Meinungen haben (weitere Anregungen sind aus Kapitel 8 und 11 zu entnehmen). Ihre Erfindungsgabe kann zur Behebung finanzieller Probleme größte Wichtigkeit bekommen.

4.3 Autofahren wird unmöglich

Irgendwann wird Ihnen klar, daß ein Elternteil oder Ihr Mann nicht mehr sicher autofahren kann. Während einige Menschen dies selbst rechtzeitig erkennen, sind andere hierzu nicht in der Lage und wollen nicht aufgeben, selbst am Steuer zu sitzen.

Langjährige Fahrer bedienen ihren Kraftwagen sicher und teilweise »automatisch«. Ein Mensch kann jeden Tag zur Arbeit fahren und dabei gleichzeitig an andere Dinge denken, Musik hören oder sogar diktieren. Man braucht keine allzu große Konzentration, um Auto zu fahren. Ändert sich die Verkehrssituation, so wird sich der Gesunde den neuen Verhältnissen anpassen und möglichen Gefahren schnell ausweichen. Da das Autofahren eine eingeschliffene Tätigkeit ist, kann ein verwirrter Mensch scheinbar gut fahren, obgleich dies in Wirklichkeit nicht mehr der Fall ist. Autofahren benötigt eine komplizierte Interaktion von Augen, Gehirn und Muskeln und die Fähigkeit, komplizierte Probleme schnell zu lösen. Ein Mensch, der noch scheinbar sicher fährt, kann trotzdem die Fähigkeit verloren haben, sich gegenüber einer plötzlichen neuen Anforderung auf der Straße situationsgemäß zu verhalten.

Oft treffen Menschen, sobald sie fühlen, daß sie nicht mehr so »alert« sind wie früher, selbst die Entscheidung, mit dem Autofahren aufzuhören. Tut der Betreffende dies aber nicht, so tragen Sie die Verantwortung, sowohl dem Betreffenden als auch anderen gegenüber. Sie müssen sorgfältig abwägen, ob das Fahrverhalten eine Gefahr darstellt bzw. ob Sie sich nunmehr einschalten müssen. Vielleicht ist dies die erste Situation, in der Sie Entscheidungen ohne Einwilligung der behinderten Person treffen. Wahrscheinlich ist es Ihnen unangenehm, dies zu tun. Später werden Sie aber erleichtert sein, daß Sie einen vergeßlichen Menschen vom Fahren abgehalten haben. Um herauszufinden, ob die Zeit hierfür gekommen ist, überprüfen Sie die Fähigkeiten, die benötigt werden, sicher autozufahren, und versuchen Sie herauszufinden, ob der Betreffende die Fähigkeiten noch hinreichend besitzt:

(1) Gute Sehfähigkeit: Ein Mensch muß eine gute Sehfähigkeit bzw. eine mit Brille korrigierte normale Sehschärfe besitzen. Er muß fähig sein, nicht nur alles klar zu sehen, sondern auch seitliche Vorgänge wahrzunehmen (peripheres Sehen).

(2) Gutes Hörvermögen: Ein gutes Hörvermögen ist wichtig. Eine Hörminderung sollte wenn möglich durch ein entsprechendes Gerät korrigiert werden. Auf verschiedene Geräusche wie herankommende Autos, Hupe usw. muß schnell reagiert werden können.

(3) Kurze Reaktionszeit: Ein Fahrer sollte schnell reagieren können, um situationsgemäß zu wenden, zu bremsen und Unfällen auszuweichen. Die Reaktion älterer Menschen ist bei entsprechenden Tests etwas langsamer als bei jüngeren. Diese Unterschiede sind aber zu gering, als daß sie das Fahrvermögen beeinflussen könnten. Reagiert jedoch ein Mensch nur zögernd oder unzweckmäßig auf plötzliche Veränderungen, sollten Sie sich damit vertraut machen, daß ähnliche Probleme auch beim Autofahren auftreten werden.

(4) Fähigkeit, Entscheidungen zu treffen: Ein Autofahrer muß fähig sein, sinnvolle Entscheidungen *schnell* und *ruhig* zu treffen. Eine richtige Entscheidung zu treffen, wenn ein Kind plötzlich vor den Wagen läuft, eine Hupe ertönt oder ein Lastwagen vorbeifährt, ist davon abhängig, ob komplizierte und ungewöhnliche Probleme schnell und ohne Panik gelöst werden können. Demenzkranke bewegen sich oft in gewohnten Bahnen und verhalten sich in ungewohnten Fahrsituationen unangepaßt. Stürmen mehrere Dinge auf einmal auf den Betreffenden ein, kommt es zu Verwirrtheitserscheinungen und Aufregung. Sie sollten diese Verhaltensformen, sei es zu Hause oder beim Fahren, registrieren und entsprechend handeln.

(5) Gute Koordination: Augen, Hände und Füße müssen zusammen arbeiten, um ein Auto sicher in Bewegung zu halten. Wird ein Mensch ungeschickt oder verändert sich sein Gang, so sollten Sie aufmerksam werden und daran denken, daß sich auch Schwierigkeiten bei der Betätigung der Bremse einstellen können.

(6) Aufmerksamkeit gegenüber Veränderungen der Umgebung: Ein Fahrer muß ohne aufgeregt oder verwirrt zu werden, wach gegenüber allen Wechselfällen reagieren können. Entgehen ihm in der näheren Umgebung wichtige Dinge, kann er nicht länger als sicherer Fahrer betrachtet werden.

Manchmal weist das Verhalten des Fahrers bereits auf bestimmte Defizite hin. Vergeßliche Menschen können sich in einer Weise verfahren, wie das bei gesunden Menschen nicht üblich ist. Das Verfahren selbst kann den Autofahrer ablenken und schnelles Reagieren unmöglich machen. Manchmal ist ein extrem langsames Tempo Hinweis dafür, daß der Fahrer sich nicht sicher fühlt. Dies soll allerdings nicht heißen, daß vorsichtiges Fahren mit geistiger Behinderung gleichgesetzt wird.

Verwirrte Menschen können beim Fahren ärgerlich oder aggressiv werden bzw. meinen, daß ihnen andere Fahrer feindlich gesinnt sind. Diese Einstellung ist gefährlich. Hin und wieder trinkt auch ein Demenzkranker. Selbst kleinste Alkoholmengen bewirken beim zerebral Vorgeschädigten erhebliche Ausfälle. Es handelt sich um eine gefährliche Kombination, die Ihr Einschreiten verlangt.

Zweifeln Sie die Fähigkeit eines Menschen an, ein Kraftfahrzeug zu steuern, so wäre der erste Schritt, hierüber ein offenes Gespräch mit dem Betreffenden zu führen. Selbst ein bezüglich verschiedener Wahrnehmungen behinderter Mensch kann dennoch aktiv an Entscheidungen, die ihn selbst angehen, mitwirken. Von der Art, wie Sie ein solches Gespräch beginnen, hängt oft die Reaktion des Kranken ab. Menschen mit zerebraler Behinderung sind oft weniger bereit, Kritik zu tolerieren, als Gesunde. Deshalb ist besonders viel Einfühlungsvermögen bei derartigen Diskussionen von Nöten. Sollten Sie sagen: »Dein Fahrstil ist fürchterlich, du verfährst dich ständig und du setzt dich erheblichen Gefahren aus«, so wird sich der Betreffende verteidigen und einen Streit beginnen. Sagen Sie aber freundlich: »Du achtest in der letzten Zeit weniger auf die Verkehrssignale«, so wird dies den Kranken nicht so in die »Enge treiben«. Aufhören Auto zu fahren kann für einen Menschen eine schwere Beeinträchtigung bedeuten. Suchen Sie Wege zu finden, daß der Betreffende sein Gesicht wahren kann und gleichzeitig sein Selbstbewußtsein behält. Versuchen Sie, Alternativen anzubieten: »Ich werde heute fahren, damit du mehr von der Landschaft hast.« Als letzte Möglichkeit haben manche Familien einfach die Batterie oder den Starter entfernt und dem Behinderten gesagt, daß das Auto nicht mehr reparaturfähig sei.

Manchmal wird der betreffende Kranke es eindeutig ablehnen, das Fahren aufzugeben, obgleich Sie außerordentlich behutsam vorgegangen sind. Hier hilft es, die Unterstützung des Arztes oder eines Juristen einzuholen. Oft wird ein Mensch zugänglicher, wenn Anweisungen von Autoritäten kommen, insbesondere wenn der Betreffende meint, daß Sie nur an ihm herumkritisieren wollen. Als letzte Möglichkeit nehmen Sie einfach die Autoschlüssel weg. Können Sie dies nicht tun, so kann man durch Wegnahme der Verteilerkappe oder der elektrischen Verbindung zum Verteiler ein Auto am Starten hindern. Wollen Sie selbst fahren, so sind diese Dinge schnell wieder anzubringen. Ein Tankstellenwärter kann Ihnen zeigen, wie man es macht.

4.4 Das Alleinleben ist nicht länger möglich

Hat hat ein Mensch immer alleine gelebt und ist jetzt nicht mehr fähig, dies weiter zu tun, so ist der Umzug in einen Bereich, wo mehr Menschen miteinander zusammenleben, für jeden Beteiligten schwierig. Manche Menschen sind froh über die Sicherheit, die ihnen die Nähe anderer gibt. Andere lehnen die Aufgabe ihrer Unabhängigkeit leidenschaftlich ab.

Oft laufen Menschen durch eine Reihe von Stadien, angefangen von vollständiger Unabhängigkeit bis zum Zusammenleben mit anderen. Ein gradueller Übergang macht die Anpassung für den Betreffenden oft leichter. Die Zeit wird hierdurch etwas hinausgeschoben, bis dann ein Zusammenleben mit anderen unvermeidlich wird. Zum Beispiel kann zunächst die Hilfe durch Nachbarn oder durch den Mahlzeitendienst ausreichend sein. Später müßte ein Familienmitglied oder eine externe Hilfe teilweise für den verwirrten Menschen zur Verfügung stehen. Ein Mensch, der noch leidlich unabhängig ist, braucht vielleicht nur einen kurzen Besuch für die Tablettenausgabe oder die Hilfe beim Essen, ohne daß eine ständige Beobachtung nötig ist.

Schließlich wird aber die Zeit kommen, in der die Familie das Alleineleben des Angehörigen nicht länger verantworten kann. Auf diese Möglichkeit müssen Sie vorbereitet sein. Vielleicht war es ein kleinerer Streß oder eine leichte Grippe, die zur Verschlechterung Anstoß gegeben hat. Ein anderer Verlauf kann in einem graduellen schleichenden Verfall bestehen mit einer plötzlichen unerwarteten Katastrophe. Hier sind einige Fragen, die zu stellen, Ihnen helfen werden, den richtigen Zeitpunkt für das Beenden des Alleinlebens zu erkennen.

Ißt der Betreffende seine Mahlzeiten, und nimmt er seine Medikamente? Ein vergeßlicher Mensch ißt vielleicht nicht mehr ausreichend, oder er ißt nur Süßigkeiten, auch wenn Sie ihm eine warme Mahlzeit bereitgestellt haben. Ein Mensch kann zuviele Medikamente nehmen oder die Medikamente vollständig vergessen. Dies verschlechtert die Gehirnfunktion und ist der allgemeinen Gesundheit abträglich. Ist ein Mensch in einigen Fähigkeiten noch nicht auffällig, so kann er, sofern täglich eine Hilfe für Mahlzeiten und Medikamentenausgabe zur Verfügung steht, vielleicht noch für eine gewisse Zeit alleine bleiben. Unsere Erfahrung ist aber, daß Menschen, die vergessen, sich richtig zu ernähren, so gefährdet sind, daß ein Alleinleben nicht mehr in Frage kommt.

Kann der betreffende Mensch seine persönliche Pflege und Sauberkeit aufrechterhalten? Einige vergeßliche Menschen tragen beschmutzte Kleidung, vergessen (oder lehnen es ab) zu baden und ihre Zähne zu bürsten bzw. sie vernachlässigen sich in anderer Form.

Wandert der Betreffende ständig aus dem Hause? Er wird möglicherweise nicht wieder zurückfinden, überfallen oder beraubt. Läuft der Betreffende nachts draußen herum? Solches Verhalten kommt vor und ist gefährlich.

Vergißt der Betreffende, seinen Herd abzuschalten oder brennen die Speisen an? Verwirrte Menschen, die sonst gut zurechtkommen, vergessen manchmal, den Herd abzustellen. Benutzt der Betreffende Kerzen oder Streichhölzer? Man mag kaum glauben, daß Personen, die sonst unauffällig erscheinen, in dieser Weise gefährlich werden können. Feuer ist eine reale und ernste Gefahr. Fälle schwerer oder sogar tödlicher Brandunfälle sind nicht ungewöhnlich. Wenn Sie glauben, daß der Betreffende vergißt, seinen Herd abzuschalten, müssen Sie einschreiten.

Wird das Haus ordentlich gehalten, ist es sauber und sicher? Vergeßliche Menschen verteilen oft kleine Wasserlachen in Küche oder im Badezimmer und vergessen, diese aufzuwischen. Hierauf kann man ausrutschen und auf den nassen Boden fallen. Manchmal wird vergessen, das Geschirr abzuwaschen; die Toilette bleibt ungespült oder es reißen andere Formen unhygienischer Zustände ein. Sobald das Haus mit vielen Sachen vollgestellt ist, kann man stolpern und fallen. Eine verwirrte Person kann auch Zeitungen und alte Kleidungsstücke speichern, die eine Feuergefahr bilden.

Hält sich der Betreffende warm? Ein vergeßlicher Mensch kann das Haus zu kalt halten oder sich nicht entsprechend warm anziehen. Sobald nicht ausreichend auf äußere Wärme geachtet wird, fällt die Körpertemperatur gefährlich tief ab. Bei heißem Wetter kann sich ein Verwirrter zu warm anziehen oder er lüftet die Wohnung nicht. Das Resultat ist dann vielleicht ein Hitzeschlag.

Verhält sich der Betreffende »paranoid« oder unrealistisch mißtrauisch? Solches Verhalten hat Konflikte mit der Umwelt zur Folge. Manchmal rufen Menschen die Polizei, weil sie sich fürchten, und verärgern hierdurch ihre Nachbarn. Zu anderen Zeiten werden verwirrte ältere Menschen das Ziel bösartiger Jugendlicher. Solche Probleme sind sowohl in Vororten wie in einer Innenstadt möglich.

Besitzt der Betreffende ein ausreichend gutes Urteilsvermögen? Manche verwirrte Menschen weisen gegenüber Personen, die sie ins Haus lassen, ein beeinträchtigtes Urteilsvermögen auf. Sie können hierdurch leicht von den Eingelassenen bestohlen werden. Sie können auch Geld weggeben oder sich anderweitig inadäquat verhalten.

4.4.1 Umzug in eine neue Wohnung

Kommt es zu den oben beschriebenen Veränderungen, so wissen Sie, daß der Betreffende nicht länger alleine leben kann, und daß man andere Regelungen für ihn treffen muß. Sie können entweder eine Pflegerin anstellen, dafür sorgen, daß der Betreffende zu jemand anderem zieht, in ein Pflegeheim kommt oder in eine Altenwohnung einzieht. (Diese Möglichkeiten werden detailliert in Kapitel 15 beschrieben.)

Herr S. berichtet: »Mutter konnte einfach nicht mehr alleine wohnen. Wir stellten eine Helferin ein, aber Mutter warf sie hinaus; auf Nachfrage bei der Arbeitsvermittlung wurde uns gesagt, daß niemand anderes zur Verfügung stünde. So sprachen wir mit Mutter und fragten, ob sie bei uns leben wolle. Dies lehnte sie aber resolut ab. Sie sagte, es sei alles mit ihr in Ordnung, und daß ich nur versuchen wollte, ihr Geld an mich zu bringen. Sie gab nicht zu, daß sie nicht mehr aß. Sie sagte, sie hätte ihre Kleider gewechselt, obwohl wir wußten, daß sie es nicht getan hatte. Ich weiß einfach nicht mehr ein noch aus.«

Gibt ein verwirrter Mensch seine Unabhängigkeit auf und siedelt in eine für ihn sicherere Umgebung über, so gestaltet sich dies leichter, wenn man weiß, was der Betreffende denkt und fühlt. Der Übergang von einem unabhängigen Leben zu einem Leben mit anderen Menschen beinhaltet die Aufgabe der Eigenständigkeit und das Eingestehen der eigenen Behinderung. Ein Umzug führt zu weiteren Verlusten. Er bedeutet die Aufgabe eines Platzes, den man kannte und manchen gewohnten Besitzes. Die alte Umgebung und das vertraute Eigentum sind besonders für einen Menschen mit Gedächtniseinschränkungen Symbole des vergangenen Lebens und wichtige Erinnerungshilfen.

Der Verwirrte benötigt eine bekannte Umgebung, um ständig seine Erinnerungen zu beleben. Dies dient ihm zur Erhaltung seiner Unabhängigkeit. Das Kennenlernen der neuen Umgebung ist schwierig oder gar unmöglich. Der Kranke braucht die gewohnte Umgebung. Ein Demenzkranker kann Pläne, die gerade diskutiert worden sind, im gleichen Augenblick vergessen oder den Sinn nicht richtig verstanden haben. Sie sollten ihren Angehörigen darin bestärken, daß er nun mit Ihnen zusammen in Ihrem Haus leben wird, das er schon kennt. Trotzdem kann er von dem Eindruck der vielen verlorenen Dinge überwältigt werden.

Da Sie Pläne für ein Zusammenleben mit dem betreffenden Menschen machen, sind verschiedene Dinge zu berücksichtigen:

(1) Bedenken Sie alle Veränderungen, die dieser Schritt für Sie persönlich bedeutet. Planen Sie vor dem Umzug alle finanziellen Einzelheiten und berücksichtigen Sie die damit verbundenen seelischen Erschütterungen sowie Hilfen, die Sie eventuell selbst nötig haben.

Lebt der betreffende Mensch mit Ihnen, wie nimmt die Familie dies auf? Im Falle, daß Kinder oder Teenager in der Familie sind, wie werden deren Aktivitäten auf den kranken Menschen wirken? Wie verhält sich Ihr Ehemann? Gerät Ihre Ehe in Gefahr? Ein Demenzkranker kann Last und Aufregung in Ihre Wohnung bringen, Schlimmeres kann folgen. Zieht sowohl der Demenzkranke wie auch dessen Ehepartner zu Ihnen, muß auch die Rolle des letzteren im Haushalt berücksichtigt werden. Jeder Betroffene muß bei den anstehenden Entscheidungen gehört werden und die Möglichkeit erhalten, seine Bedenken zu äußern.

Wird ein vergeßlicher Mensch in Ihrem Hause gepflegt, so können sich viele Dinge ändern: Freizeit (Sie können vielleicht nicht ausgehen, da Sie bei Ihrer Mutter bleiben müssen), Ruhe (vielleicht können Sie nicht mehr Zeitung lesen oder mit Ihrer Frau sprechen, da die Mutter ständig im Zimmer hin und her läuft), Geld (es werden in vermehrtem Maße Arztrechnungen und Rechnungen für die Umstellung des Schlafzimmers kommen), Nachtruhe (der verwirrte Kranke kann nachts wach sein), Besucher (bei absonderlichem Verhalten des Kranken werden die Besucher ausbleiben). Hier einige Dinge, die das Leben lebenswerter machen und helfen, den Streß zu vermindern: Es ist wichtig, Möglichkeiten vorzuplanen, wie Sie und Ihre Familie sich ausruhen können und hin und wieder frei von Problemen werden, die mit der Umsorgung der kranken Person zusammenhängen. Verschiedenen Schwierigkeiten wird man aber nicht ausweichen können. Sie werden sich zeitweise Sorgen um Ihre Kinder machen, Sie werden nicht selten erschöpft von Ihrem Beruf nach Hause kommen, das Auto kann reparaturanfällig werden usw.

Können Sie mit dem Menschen, den Sie bei sich aufnehmen, zusammenleben? Wenn Sie noch niemals mit Ihrer Mutter auskommen konnten und deren Krankheit sie noch untragbarer gemacht hat, dann kann die Entscheidung, mit ihr zusammenzuleben, katastrophale Folgen haben. Wenn auch früher immer wieder Spannungen mit einem Menschen, der jetzt krank ist, aufgetreten sind, muß diese schwierige Situation akzeptiert und bedacht werden, und Sie müssen wissen, daß Sie besonders schwierigen Zeiten entgegengehen.

(2) Versuchen Sie, den Menschen, der zu Ihnen zieht, möglichst frühzeitig an den Umzugsvorgängen zu beteiligen, auch dann, wenn der Betreffende sich weigert, zu Ihnen zu kommen. Der Patient ist immer noch eine Persönlichkeit, deren Teilnahme an Plänen und Entscheidungen, die ihn selbst betreffen, wichtig ist. Eine Ausnahme hiervon ergibt sich, wenn die Behinderung schon zu weit fortgeschritten ist und kein Verständnis dafür besteht, was sich ereignet. Verwirrte Menschen, die mit Tricks zu einem Umzug bewegt wurden, können besonders ärgerlich und mißtrauisch werden, und die Eingewöhnung in ihre neue Umgebung kann sich extrem schwierig gestalten.

Bedenken Sie, daß ein großer Unterschied zwischen der Entscheidung, die Sie selbst fällen, und der aktiven Planung besteht, an der die behinderte Person selbst mitwirkt. Vielleicht wird der Bericht von Herrn S. wie folgt weitergehen:

»Nachdem wir die Sache mit Mutter besprochen hatten, weigerte sie sich vehement, auch nur einen Umzug ins Auge zu fassen. So fuhr ich mit meinen Vorbereitungen einfach fort. Ich sagte Mutter freundlich, daß sie umziehen müsse, da sie zu vergeßlich geworden sei.
Ich wußte, daß zuviele Entscheidungen auf einmal unnötige Aufregungen nach sich ziehen. Deshalb fragten wir sie nur jeweils wenige Dinge auf einmal: ›Mutter, willst du alle deine Bilder mitnehmen?‹ ›Mutter, laß uns doch dein eigenes Bett mitnehmen und deine schöne Decke für dein neues Schlafzimmer.‹
Natürlich fällten wir auch viele Entscheidungen ohne ihre Mitwirkung, z. B. über den Ofen, die Waschmaschine und die abgelegten Sachen auf dem Dachboden. Wie erwartet, bestand sie weiterhin darauf, nicht umzuziehen, und daß ich sie bestehlen würde. Ich meine aber, daß sie doch verschiedene Dinge verstanden hat und sie uns in Wirklichkeit ›half‹, den Umzug durchzuführen. Manchmal nahm sie eine Vase in die Hand und sagte: ›Ich möchte, daß Charlotte diese bekommt.‹ Wir versuchten, solche Wünsche zu erfüllen. Nach dem Umzug konnten wir ihr dann versichern, daß die Vase nicht gestohlen, sondern als Geschenk an Charlotte weitergegeben wurde.«

Sofern ein Mensch allzu behindert ist, um zu verstehen, was um ihn herum geschieht, ist es besser, den Umzug ohne den zusätzlichen Streß einer aufgezwungenen Mitwirkung zu machen.

(3) Richten Sie sich auf eine Zeit der Gewöhnung ein. Alle Änderungen regen Demenzkranke übermäßig auf. Unabhängig davon, wie sorgsam und liebevoll Sie den Umzug geplant haben, handelt es sich um eine große Veränderung, und der Betreffende kann lange aufgebracht sein. Man muß verstehen, daß es einige Zeit benötigt, über Verluste, die ein Umzug bedeutet, hinwegzukommen. Ein vergeßlicher Mensch benötigt besonders viel Zeit, die Gegebenheiten der neuen Wohnverhältnisse kennenzulernen.

Machen Sie sich immer wieder klar, daß der Kranke nach einer gewissen Anpassungszeit meist in der Lage ist, sich an die neue Umgebung zu gewöhnen. Markierungen an den Türen können dazu helfen, die Wege in der neuen Wohnung zu finden. Manchmal benötigt der Kranke ein Schlafmittel für die ersten Nächte. Versuchen Sie, andere Aktivitäten und Veränderungen aufzuschieben, bis sich alle an die neuen Verhältnisse nach dem Umzug gewöhnt haben.

Hin und wieder wird sich der Behinderte an die neue Umgebung nicht gewöhnen. Machen Sie sich keine Vorwürfe. Sie haben das Beste getan, was für das Wohlergehen des Kranken nötig war. In diesem Fall müssen Sie die Unfähigkeit, sich anzupassen, als Krankheitsfolge hinnehmen.

5. Kapitel: Probleme bei der täglichen Versorgung

5.1 Potentielle Gefährdungen

Ein Demenzkranker kann nicht mehr für seine eigene Sicherheit garantieren. Er kann die Konsequenzen seiner Handlungen im Gegensatz zu uns nicht erkennen, und da er besonders schnell vergißt, treten leicht Unfälle auf. Der Betreffende versucht, ihm langbekannte Tätigkeiten auszuüben und wird nicht gewahr, daß er hierzu nicht mehr in der Lage ist. Die Krankheit hat vielleicht Teile des Gehirns geschädigt, in denen das Gedächtnisvermögen lokalisiert ist. Tätigkeiten wie Knöpfe zu schließen oder Fleisch aufzuschneiden werden dann unmöglich. Diese Unfähigkeit, praktische Verrichtungen auszuführen, bleibt oft verborgen und kann Unfälle verursachen.

Wenn der Kranke dies nicht mehr zu korrigieren in der Lage ist, sind Sie aufgerufen, besondere Vorsichtsmaßregeln zu treffen, um Unfälle zu verhindern. Da der Behinderte hin und wieder scheinbar gut zurechtkommt, entgeht es den Mitmenschen, daß ein gesundes Urteilsvermögen hinsichtlich des Vermeidens von Unfällen verlorengegangen ist. Familien müssen sich dann um die Sicherheit auch eines noch nicht so stark behinderten Mitgliedes kümmern.

Unfälle kommen besonders häufig dann vor, wenn Sie verdrossen oder ermüdet sind, wenn allgemeine Eile geboten ist, nach einem Streit oder im Falle eines Krankheitsereignisses. In diesen Fällen vermindert sich Ihre Fähigkeit, Unfallmöglichkeiten richtig einzuschätzen, und der behinderte Mensch kann schon geringe Aufregungen falsch interpretieren und mit unkrontrollierten Reaktionen antworten.

Versuchen Sie, so gut Sie es können, Unsicherheiten und Spannungen auszugleichen. Dies ist gerade dann schwierig, wenn Sie sich durch pflegerische Belange des Demenzkranken überfordert fühlen. Wenn Sie sich beeilen müssen, eine Verabredung einzuhalten oder eine angefangene Arbeit zu beenden, *warten Sie einen Augenblick,* selbst wenn dies bedeutet, zu spät zu kommen oder eine Arbeit ungetan zu lassen. Versuchen Sie, sich zu beruhigen. Ruhen Sie sich eine Minute aus, und geben Sie der behinderten Person Zeit, sich auch zu beruhigen.

Seien Sie sich bewußt, daß kleinere Störungen des Tagesablaufs warnende Zeichen für einen drohenden Unfall darstellen: Sie haben sich Ihr Schienbein an der Kante des Bettes gestoßen, oder Sie haben versehentlich eine Tasse hingeworfen und zerbrochen. Dies allein genügt, daß sich ein behinderter Patient in größte Unruhe hineinsteigert. Jetzt sollte man am besten den Raum wechseln, um einen ernsten Unfall zu vermeiden.

Machen Sie andern im Haushalt klar, daß eine Beziehung zwischen erhöhter Spannung und Unfallhäufigkeit besteht. Ein Wechsel im Ablauf der Dinge ist unter diesen Umständen erforderlich und wird Unfälle vermeiden.

Erkennen Sie die Grenzen eines behinderten Menschen. Glauben Sie ihm nicht aufs Wort, wenn er sagt, daß er sein Essen selbst aufwärmen und alleine in die Badewanne gehen kann. Ein Beschäftigungstherapeut kann Ihnen genauestens darüber Auskunft geben, was der Betreffende noch sicher verrichten kann. Sollten Sie diese Ratschläge nicht einholen können, beobachten Sie den Ihnen Anvertrauten kritisch bei Ausübung verschiedener Verrichtungen.

Arbeiten Sie schon jetzt einen Notfallplan aus für den Fall, daß sich irgend etwas ereignet. Wen werden Sie bei Verletzungen anrufen? Was machen Sie mit einem aufgeregten Menschen, um diesen bei Ausbruch eines Feuers aus der Wohnung zu bekommen? Denken Sie daran, daß er die Lage nicht richtig einschätzt und alle Hilfen energisch zurückweist.

Überprüfen Sie die Umgebung des Kranken und machen diese sicher. Dies ist ein besonders effektvoller Weg, Unfälle zu vermeiden. Krankenhäuser und andere Institutionen haben Sicherheitsexperten, die regelmäßig Inspektionen durchführen. Sie können und sollten das gleiche tun. Gehen Sie aufmerksam durch Ihre Wohnung, den Hof, die Nachbarschaft sowie in Ihren Wagen, und versuchen Sie vorauszusehen, was ein Demenzkranker möglicherweise in falscher Weise benutzt oder so falsch einschätzt, daß ein Unfall entsteht.

5.1.1 Im Haus

Ein aufgeräumtes Haus ist sicherer als ein unordentliches. Es gibt weniger Dinge, über die man stolpern oder umwerfen kann. Gefährliche Situationen sind einfacher zu übersehen. Herumliegende Gegenstände können einen behinderten Menschen ablenken und verwirren.

Entfernen Sie Dinge, die in diesem Zusammenhang Schwierigkeiten bereiten. Benutzt ein Mensch das Bügeleisen und läßt es angesteckt, so bedeutet dies Brandgefahr. Sie sollten das Bügeleisen entfernen und dorthin legen, wo der Betreffende es nicht finden kann. Wenn möglich, sollte immer der einfachste Weg gesucht werden, der zu Sicherheit und gleichzeitig zur Vermeidung eines Konfliktes führt. Hat ein Behinderter Zugang zu Motorwerkzeugen wie Rasenmäher, Brotschneidemaschine, Haartrockner oder Nähmaschine und ist nicht mehr in der Lage, diese Apparate zu bedienen? Dann versuchen Sie, diese einzuschließen. Lassen Sie Ihren Autoschlüssel nicht offen herumliegen.

Hat man alle Medikamente des betroffenen Menschen, der vielleicht vergessen hat, daß er sie soeben eingenommen hat, sicher untergebracht? Kaufen Sie sich eine preiswerte metallene Dokumentenkassette, versehen diese mit einem einfachen Schloß, und halten die Medikamente damit vor einem vergeßlichen Angehörigen und zu Besuch kommenden Enkeln in Sicherheit.

Sind Gegenstände auf der Treppe abgestellt? Abstellsachen sind immer gefährlich, besonders für einen ungeschickten Verwirrten, der das, was er sieht, mißinterpretiert. Liegen Verlängerungskabel auf dem Boden, über die eine Person stolpern könnte?

Stellen Sie die Wassertemperatur in Ihrem Boiler niedrig, so daß eine Verbrühung ausgeschlossen ist. Demenzkranke können die Fähigkeit, die Wassertemperatur vorauszusehen, verlieren und sich schwere Verbrennungen zufügen. Markieren Sie die heißen Wasserhähne mit roter Farbe als Erinnerung. Heiße Wasserleitungen sollten isoliert werden.

Neigt der Betreffende dazu, den Heizofen und den Wasserboiler ohne Überlegung anzustellen, so sollte die zuführende Kellertür verschlossen werden.

Haben Sie Treppen, so bauen Sie Gittertüren am oberen Zugang ein. Der Verwirrte kann leicht schwindelig werden und besonders nachts die Treppe herunterfallen. Überprüfen Sie die Geländer. Überzeugen Sie sich, daß sie gut befestigt sind. Geländer sollten fest in der Wand verankert sein und nicht im Putz. Sind noch keine Geländer vorhanden, installieren Sie diese. Ein Mensch, der unsicher auf den Füßen wird, benötigt Geländer zum Festhalten. Entfernen Sie Teppiche, die rutschen. Sind Treppen mit Läufern bedeckt, überzeugen Sie sich, daß diese eine gute Befestigung haben. Entfernen Sie möglichst Gegenstände mit scharfen Ecken und Spitzen. Entfernen Sie großflächige Glasplatten bzw. sichern Sie diese. Ein Mensch kann gegen einen Glasgeschirrschrank fallen und sich Schnittwunden zufügen. Entfernen Sie Schaukelstühle, die zum Umkippen neigen. Entfernen Sie Kaffeetischchen und zerbrechliche Antiquitäten.

Benutzen Sie stabile Stühle, aus denen man leicht herauskommt (s. S. 53). Überprüfen Sie, ob sich Finger oder Zehen in einer rückklappbaren Lehne verklemmen können. Möbelüberzüge sollten leicht zu reinigen sein. Es könnte sein, daß Sie verschüttete Flüssigkeit abwischen müssen. Bezüge, Gardinen und Kissen sollten unbrennbar sein.

Behinderte Menschen können manchmal nicht richtig sehen und Schwierigkeiten haben, ähnliche Farben voneinander zu unterscheiden. Manchmal hilft es, reflektierende Bänder auf Geländer, an Durchgängen und an den Ecken des Kaminsims zu befestigen. Dies ist besonders bei wiederholtem Anprall des Betreffenden gegen solche Strukturen wichtig (s. auch Kapitel 6.9 »Sehstörungen«).

Ein verwirrter Mensch kann aus dem Fenster fallen. Verschließen Sie die Fenster sicher. Es gibt preiswerte Einrichtungen, um Fenster in einer halb geöffneten Position zu fixieren, so daß frische Luft hereinkommt, aber ein Hinauslehnen unmöglich ist.

Sichern Sie heiße Heizkörper, indem Sie einen schweren Stuhl davor stellen. Um eine Fußbodenheizung sollte eventuell ein Gitter gezogen werden.

Wäre es möglich, daß ein Kranker sich einschließt und Sie nicht in den betreffenden Raum gelangen können? Entfernen Sie das Schloß und setzen die Türklinke wieder ein. Eine andere Möglichkeit ist, das Einschnappen einer Tür durch Überkleben mit Tesafilm zu verhindern.

Bewahren Sie niemals Insektizide, Benzin, Farbstoff, Lösungsmittel, Reinigungsmittel usw. in anderen Behältern als den Originalgefäßen auf, und achten Sie auf gute Beschriftung. Heben Sie diese sicher und außer Reichweite eines verwirrten Menschen auf. Spezielle kindersichere (und patientensichere) Schrankverschlüsse sind in Haushaltsgeschäften zu kaufen. Auch leicht verwirrte Patienten könnten versuchen, diese unsachgemäß zu bedienen.

Behinderte Menschen vergessen, was sie essen und nicht essen dürfen. Sie können z. B. versehentlich Lösungsmittel trinken. Sie können auch andere ungenießbare Dinge zu essen versuchen. Verstauen Sie Nadeln und Knöpfe an sicheren Orten. Verschenken Sie giftige Hauspflanzen. Manche Kranke essen abgeblätterte Farbe von Wänden und Möbelstücken. Achten Sie sorgfältig auf besondere Verhaltensweisen, wie z. B. Dinge in den Mund stecken.

Die meisten Unfälle ereignen sich in der Küche und im Badezimmer. Verwirrte Menschen versuchen oft, den Herd anzustellen und vergessen ihn dann später. Oder sie versuchen zu kochen, setzen jedoch eine leere Pfanne auf die Flamme. *Dies bedeutet Brandgefahr.* Sie müssen auf solche Verhaltensweisen achten und sofort einschreiten. Patienten, die alleine zu Hause gelassen werden oder nachts im Hause herumirren, sind besonders gefährdet.

Vielleicht ist es möglich, die Herdknöpfe abzuschrauben, so daß der Behinderte diese nicht mehr betätigen kann. Haben Sie einen elektrischen Heizofen oder einen elektrischen Herd, so könnten Sie sich einen Hauptschalter hinter dem Herd einbauen lassen. Nachdem dieser abgeschaltet ist, kann der Herd nicht mehr in Betrieb gesetzt werden. Sie können für die Zeit, in der Sie den Herd nicht benutzen, die Sicherungen herausschrauben.

Besitzen Sie einen Gasherd, so bitten Sie die Gasgesellschaft, den Herd sicher zu gestalten. Es hängt von der Art des Herdes und Ihres Hauses ab, welche Verbesserungen eingeführt werden können. Vielleicht müssen Sie sehr entschieden auftreten und mit verschiedenen Menschen sprechen, bevor Sie einen leitenden Angestellten finden, der Ihr Anliegen versteht und Ihnen hilft.

Verwirrte Menschen verschütten oft Wasser in der Küche oder im Badezimmer und vergessen, dieses aufzuwischen. Es ist dann leicht, auszurutschen und zu fallen. Achten Sie hierauf und halten Sie den Fußboden trocken. Möglicherweise werden Sie darauf verzichten, den Boden zu bohnern. Das Bohnern macht Ihnen Arbeit und den Boden glatt und schlüpfrig.

Im Badezimmer sollten Geländer und Haltegriffe angebracht werden (s. S. 89). Diese können in Geschäften für Haushaltwaren gekauft werden. Legen Sie eine rutschfeste Matte oder ein Klebemuster auf den Boden der Bade- oder Duschwanne. Manchmal ist es besser, eine Badematte durch einen Badezimmerteppichboden zu ersetzen. Der letztere ist leicht zu reinigen, rutschfest und kann verspritztes Wasser aufsaugen.

5.1.2 Im Freien

Erwachsene wie Kinder können irrtümlicherweise mit der Hand durch die gläserne Vortür schlagen. Derartige Vortüren sollten immer durch unzerbrechliches Glas gesichert und Schiebetüren durch Farbmarkierungen gekennzeichnet sein.

Prüfen Sie, ob ein Verwirrter von der Plattform vor der Haustür oder einem anderen Vorbau herunterfallen kann. Sind Treppenstufen vorhanden, kennzeichnen Sie diese in heller, kontrastierender Farbe, befestigen Sie wetterfestes Markierungsmaterial an die Kanten, und sorgen Sie für ein Geländer.

Überzeugen Sie sich, ob ein unebener Boden, aufgerissene Gehwege, Löcher im Rasen, herabgefallene Zweige, dornige Büsche oder Maulwurfshügel vorhanden sind, über die ein Mensch stolpern könnte.

Nehmen Sie die Wäscheleine ab, so daß der Betreffende nicht hineinlaufen kann. Schließen Sie Gartenwerkzeuge ein.

Überzeugen Sie sich, daß die Kohlen für den Grillapparat im Garten gelöscht sind. Besitzen Sie einen Grillapparat, so seien Sie sicher, daß der Verwirrte diesen nicht bedienen kann.

Überzeugen Sie sich, daß die Gartenmöbel fest plaziert sind, daß sie weder umstürzen noch zusammenklappen können und keine Splitter bzw. abpellende Farbe besitzen. Umzäunen Sie giftige Blumen oder werfen Sie diese weg. *Swimmingpools im Garten sind sehr gefährlich.* Überzeugen Sie sich, daß Ihr Swimmingpool oder der Ihres Nachbarn ausreichend eingezäunt und abgeschlossen ist, damit ein Kranker hiervon abgehalten wird. Möglicherweise ist es erforderlich, den Eigentümer über die Art der Krankheit Ihres Angehörigen erst aufzuklären. Er sollte nicht annehmen, daß der Verwirrte in der Lage ist, die Gefahren abzuschätzen. Selbst wenn der Letztere ein guter Schwimmer war, kann er im Verlauf der zunehmenden Verwirrtheit sein Urteilsvermögen und die Fähigkeit, sich im Wasser zu bewegen, eingebüßt haben.

5.1.3 Im Auto

Probleme, die mit dem Fahren eines Autos zusammenhängen, sind in Kapitel 4 diskutiert. Lassen Sie niemals einen verwirrten Menschen im Auto alleine. Er kann weglaufen, mit der Zündung spielen, die Handbremse lösen, von

Fremden belästigt werden oder durch Anstellen des Lichtes die Batterie aufbrauchen. Automatische Fenster sind für Verwirrte und Kinder gefährlich, da das Fenster schließt, während sich Kopf und Arme noch außerhalb des Fensters befinden.

Hin und wieder wird ein Verwirrter die Autotür öffnen und versuchen, während der Fahrt herauszuspringen. Das Verriegeln der Tür kann hier helfen. Ergeben sich in dieser Richtung weitere Probleme, werden Sie besser ein Auge auf den Behinderten halten, während Sie einen Dritten bitten zu fahren. Hin und wieder ist es möglich, den Türgriff abzuschrauben, so daß der Betreffende während des Fahrens die Türen nicht öffnen kann.

5.1.4 Rauchen

Handelt es sich um einen Raucher, so wird die Zeit kommen, in der er angezündete Zigaretten ablegt und vergißt. *Dies stellt eine erhebliche Gefährdung dar.* Sollte es sich ereignen, müssen Sie einschreiten. Zunächst versuchen Sie, den Betreffenden vom Rauchen abzubringen. Viele Familien haben alle Zigaretten des Patienten eingezogen. Dies kann für einige Tage oder Wochen ein Problem darstellen, ist aber auf längere Sicht durchführbar.

Andere Familien erlauben dem Behinderten, weiter zu rauchen, allerdings nur unter Aufsicht. Das gesamte Rauchmaterial und die Streichhölzer müssen außerhalb der Reichweite eines vergeßlichen Menschen bleiben (Kranke, die Zigaretten aber keine Streichhölzer besitzen, können versuchen, die Zigaretten am Herd anzuzünden und vergessen dann evtl., ihn wieder auszustellen).

5.2 Ernährung und Mahlzeiten

Gute Ernährung ist für Sie und den Chronischkranken wichtig. Essen Sie selbst nicht ausreichend, werden Sie reizbar und aufgeregt. Es ist nicht bekannt, daß eine bestimmte Diät das Fortschreiten der Demenz beeinflußt. Wir wissen aber, daß vergeßliche Menschen oft nicht daran denken, ausreichend zu essen und dann nahrungsbedingte Mangelerscheinungen zeigen. Dies kann die Symptomatik verschlimmern.

Eine ausgeglichene Diät könnte wie folgt aussehen:
Zwei oder mehr Gläser Milch (bzw. Käse, Speiseeis oder Quark); zwei oder mehr Portionen Fleisch, Fisch, Geflügel, Eier, Käse bzw. Bohnen, Erbsen oder Nüsse; vier oder mehr Portionen Gemüse oder Früchte (inklusive Zitrusfrüchte und Tomaten); vier oder mehr Portionen Vollkornbrot oder Haferflocken. Sowohl Sie als auch der Demenzkranke benötigen eine ausgeglichene Diät. Sie hilft, Krankheiten zu vermeiden und mit dem Streß einer chronischen Erkrankung fertig zu werden. Hat Ihr Arzt eine besondere Diät

für Diabetes oder eine Herzerkrankung empfohlen, so ist es wichtig, daß Sie von ihm erfahren, welche Nahrungsanteile für die Aufrechterhaltung dieser Diät wichtig sind. Er kann Sie zu einer Diätassistentin schicken oder zu einer Schwester, die Ihnen bei der Planung hilft.

Es gibt keinen bekannten Zusammenhang zwischen Ernährung und Alzheimerscher Krankheit, und es existieren keine speziellen Diäten, die erwiesenermaßen das Nachlassen der Gedächtnisleistung aufhalten.

5.2.1 Zubereitung von Mahlzeiten

Müssen Sie neben allen anderen Aufgaben auch Mahlzeiten zubereiten, so kann eine gelegentliche Kaffee- und Toastmahlzeit eine gute Abwechslung für Sie und den verwirrten Kranken bedeuten. Ist das Kochen eine Aufgabe, die Sie, nachdem Ihr Ehepartner krank wurde, zum ersten Male übernehmen müssen, fehlen Ihnen wahrscheinlich Informationen über die Zubereitung guter, nahrhafter, schneller und einfacher Mahlzeiten. Vielleicht möchten Sie die Kochkunst aber auch nicht mehr erlernen. Sie sollten alle Möglichkeiten, eine gute Mahlzeit mit einem Minimum an Aufwand herzustellen, ausschöpfen.

Eine spezielle Möglichkeit ist die Teilnahme am »Essen auf Rädern«, das in den meisten Wohngegenden zur Verfügung steht und eine warme, nahrhafte Mahlzeit pro Tag anbietet. Sie können über das Sozialamt oder einen Sozialarbeiter nähere Einzelheiten in Erfahrung bringen.

Eine Reihe von Restaurants geben auch Mahlzeiten zum Mitnehmen aus. Dieses hilft Behinderten, die nicht länger auswärts essen können.

Es gibt zahlreiche preiswerte Kochbücher, die über die wichtigsten Schritte bei der Herstellung einer Mahlzeit Auskunft geben. Manche sind für den Mann geschrieben, der alleinsteht. Manche sind auch in großer Schrift gedruckt. Eine erfahrene Hausfrau ist in der Lage, bei der Zubereitung einfacher und schneller Mahlzeiten Anleitungen zu geben. Oft geben die Schwestern der Sozialstationen Rat. Die letzteren können auch bezüglich Einteilung von Haushaltsgeld, Einkauf, Speisezettelplanung und Ernährungsfragen beraten und Ihnen helfen, besondere Diäten zuzubereiten bzw. deren Bedeutung zu verstehen.

5.2.2 Eßgewohnheiten

Vergeßliche Menschen, die alleine essen müssen, können schließlich alle regulären Mahlzeiten vergessen, selbst wenn man ihnen die entsprechenden Nahrungsmittel hinstellt. Sie verstecken sogar Nahrung, werfen diese weg oder essen Lebensmittel, die verdorben sind. Dieses sind Hinweise, daß die Betreffenden nicht länger in der Lage sind, alleine zu leben, und daß neue Lösungen gefunden werden müssen. Vielleicht genügt es zunächst, einmal mittags anzurufen und daran zu erinnern, daß nun die Essenszeit gekommen sei. Dieses bedeutet aber nur eine Kurzzeitlösung. Verwirrte Menschen, die alleine leben, sind häufig unterernährt. Selbst wenn sie übergewichtig erscheinen, können sie dennoch Mangel an essentiellen Nahrungsbestandteilen aufweisen.

Schwierigkeiten, die mit den Mahlzeiten zusammenhängen, können unkontrollierte Reaktionen auslösen. Versuchen Sie, Mahlzeiten so pünktlich und routinemäßig wie möglich anzusetzen und hierbei so wenig Umstände wie möglich zu machen. Dieses wird überschießende Reaktionen verhindern. Unaufmerksame oder sich unsauber verhaltende Patienten essen oft in ruhiger Umgebung besser.

Benutzt ein Kranker seine Zahnprothese zum Essen, überprüfen Sie diese auf guten Sitz. Wenn sie zu lose ist, empfiehlt es sich, sie wegzulassen, bis vom Zahnarzt eine Reparatur ausgeführt wurde.

Überprüfen Sie die Temperatur der Nahrung, besonders von Mahlzeiten, die im Mikrowellenherd zubereitet wurden. Verwirrte Menschen verlieren oft das Urteilsvermögen hinsichtlich zu heißer Speisen.

Demenzkranke können besondere Vorlieben und Abneigungen entwickeln und verschiedene Speisen ablehnen. Sie sind oft eher geneigt, Altbekanntes zu essen, insbesondere wenn es in üblicher Weise hergestellt wurde. Hatte ein Mensch schon immer gegenüber einer bestimmte Speise eine Abneigung, so wird er sie jetzt erst recht empfinden. Neue Gerichte verwirren. Besteht der Betreffende darauf, nur eine oder zwei Mahlzeiten zu sich zu nehmen, und schlagen alle Bemühungen fehl, ihn umzustimmen, so muß der Arzt hinzugezogen werden, der über Vitamine und andere Diätbeigaben berät.

Besteht eine Zweiterkrankung wie Diabetes, die eine besondere Diät benötigt, kann es notwendig werden, verbotene Nahrungsmittel zu verstecken und nur solche Speisen zu erlauben, die im Rahmen der Diät zugelassen sind. Denken Sie daran, daß der Kranke nicht mehr zwischen Gelüsten und gesundheitlichem Wohlergehen unterscheiden kann. Da eine ausreichende Diät für die allgemeine Gesundheit wichtig ist, werden Sie sich verantwortlich fühlen, dem Kranken bestimmte Nahrungsmittel zu entziehen, selbst wenn er sich temperamentvoll gegen eine solche Entscheidung wehrt. Sofern erforderlich, kann ein Schlosser den Kühlschrank mit einem Schloß versehen. Kindersichere Schlösser machen Schränke gegen das Öffnen sicher. Bevor Sie aber in Schlösser investieren, fragen Sie sich, ob wirklich so viele Süßigkeiten offen herumliegen müssen.

Demenzkranke können nicht verstehen, daß einige Dinge nicht direkt genießbar sind. Es ist zweckmäßig, Nahrungsbestandteile wie Essig, Öl oder scharfe Soßen einzuschließen. Sie sind, in größeren Mengen genossen, schädlich.

5.2.2.1 Drang zum Naschen

Ein Kranker kann vergessen, Nahrung zu sich genommen zu haben, und immer über Appetit, selbst nach den Hauptmahlzeiten, klagen. Oft möchte er die ganze Zeit nur essen. Versuchen Sie, ein Tablett mit nahrhaften Kleinigkeiten wie Kräcker oder Käsestückchen hinzustellen. Meist werden derartige Kleinigkeiten gerne genommen. Wird ein übermäßiges Körpergewicht problematisch, so kann man auch Karotten oder Selleriestückchen servieren.

5.2.2.2 Beschmutzung

Weist ein Kranker Koordinationsstörungen auf, so verliert er die Fähigkeit, bestimmte Verrichtungen, die ihm früher geläufig waren, weiterhin durchzuführen. Der Betreffende läßt Bestandteile seiner Mahlzeit fallen, und er beginnt, seine Finger statt des Bestecks zu benutzen. Verschüttetes Essen umgibt ihn. In solchem Fall ist es oft einfacher, sich mit den Gegebenheiten abzufinden, als Verbesserungen zu erzwingen.

Benutzen Sie eine Plastiktischdecke oder Plastikuntersätze. Legen Sie einen durchsichtigen Plastiküberzug über Stofftischtücher. Kaufen Sie dem Betreffenden einen attraktiven Kittel. Vermeiden Sie Lätzchen. Falten Sie den Unterteil des Kittels einfach nach oben. Hierdurch entsteht eine Tasche, die Krümel auffängt. Man kann große Plastikumhänge bekommen, wie sie von den Friseurgeschäften benutzt werden. Diese dienen hervorragend als Schürze.

Versorgen Sie den Kranken nur mit den Eßgeräten (Gabel oder Löffel), die im Augenblick erforderlich sind. Bestecke mit großen, sich vorwölbenden Handgriffen sind für Menschen mit gestörter Koordination leichter zu handhaben. Sie können diese kaufen oder den Handgriff durch Schaumgummi griffiger machen. Eine schwere Gabel und ein schwerer Löffel helfen dem Betreffenden, daran zu denken, daß er etwas in der Hand hält. Vergeßliche Menschen erinnern sich oft nicht mehr daran, daß sie Plastikbesteck in der Hand halten, oder sie versuchen sogar von dem Plastikmaterial abzubeißen.

Im großen und ganzen ist es für einen behinderten Menschen einfacher, aus einer Schüssel als von einem Teller zu essen. Versuchen Sie, dauerhaftes Plastikgeschirr zu bekommen und vermeiden Sie Glas oder Porzellanteller. Besorgen Sie Teller, die eine vom Untersatz abweichende Farbe besitzen. Glas kann man schlecht sehen. Es gibt Unterlagen, die das Rutschen von Tellern verhindern. Diese kann man in Läden für medizinischen Bedarf kaufen. Es ist auch möglich, kleine Saugglocken aus Gummi unter dem Teller zu benutzen. Teller mit Saugglocken sind ebenfalls in Geschäften für Medizinalbedarf erhältlich und eigentlich für Kinder bestimmt. Wenn nichts dergleichen vorrätig ist, so kann ein feuchter Wischlappen unter den Teller gelegt werden, der diesen am Rutschen hindert. Damit keine Speiseteile über den Tellerrand fallen, kann vorübergehend ein entsprechender Tellerschutz befestigt werden oder man kann einen extra tiefen Teller benutzen. Beide Hilfsmittel sind in Fachgeschäften für Medizinalbedarf erhältlich.

Einige Menschen verlieren das Gefühl für das richtige Füllen von Gläsern. Dies hat ein Überlaufen zur Folge und benötigt Ihre Hilfe. Beim Überlaufen einer Tasse beim Trinken sollte man auf Schnabeltassen übergehen. Ähnliche überlaufsichere Tassen werden für kleinere Kinder verkauft. Füllen Sie niemals Gläser oder Tassen ganz voll.

Wird das Essen schwieriger, verringern Sie die Zahl gleichzeitig servierter Speisen. Servieren Sie z. B. zunächst nur den Salat und dann nur das Fleisch. Die Notwendigkeit, eine Auswahl zu treffen, führt oft dazu, daß mit den verschiedenen Nahrungsbestandteilen gespielt wird. Stellen Sie nicht Salz, Ketchup und andere Dinge an einen Platz, der leicht zu erreichen ist und von dem übermäßig große Mengen der Speise beigemischt werden. Würzen Sie das Essen für den Betreffenden. Servieren Sie nur kleine Stückchen, die ausreichend weich gekocht sind. Demenzkranke können das Kauen vergessen oder schneiden das Fleisch nicht ausreichend. In diesen Fällen arbeiten Hände und Gehirn nicht in richtiger Weise zusammen.

Muß ein Mensch gefüttert werden, füllen Sie den Löffel nicht zu voll und warten Sie das Herunterschlucken ab. Erinnern Sie sie öfters an das Herunterschlucken.

5.2.2.3 Flüssigkeit

Seien Sie sicher, daß der Kranke genügend Flüssigkeit zu sich nimmt. Auch wenig behinderte Kranke können zu trinken vergessen, und die mangelnde Flüssigkeitszufuhr kann zu neuen Gesundheitsproblemen führen (s. S. 101). Geben Sie dem Betreffenden nicht zu heißen Tee oder zu heißen Kaffee. Es ist möglich, daß die richtige Beurteilung der Temperatur verlorengegangen ist und Verbrennungen entstehen.

5.2.2.4 Passierte Diät

Ist eine passierte Kost erforderlich, so kann diese mit Hilfe eines Drehwolfes hergestellt werden. Normal zubereitete Gerichte werden hiermit zerkleinert; das spart Zeit und Geld. Hausgekochte Nahrung wird oft eher akzeptiert als vorgefertigte Babynahrung.

5.2.2.5 Speichelfluß und Schwierigkeiten beim Atmen

Besteht Speichelfluß oder Schwierigkeit mit der Atmung, so bedenken Sie, daß Milch und Säfte von Zitrusfrüchten die Schleimbildung und damit die anstehende Symptomatik steigern. Sprechen Sie mit Ihrem Arzt, um die Ursache der Störungen zu ermitteln. Geben Sie statt Orangensaft oder Milch eher Pfirsich- oder Beerensaft.

5.2.3 Gewichtsabnahme

Manchmal ißt ein Mensch mit fortgeschrittener Demenz nicht mehr. Dies ist eine schwierige und frustrierende Situation. Ißt der Betreffende nicht genügend und verliert er an Gewicht, so muß der Arzt benachrichtigt werden. Es kann sich hierbei um einen Hinweis auf eine zusätzliche Erkrankung handeln. Es ist wichtig, sorgfältig nach zusätzlichen Krankheitserscheinungen zu fahnden. Ist der Betreffende depressiv geworden? Hat er eine weitere akute Erkrankung entwickelt (s. S. 98)? Ist ein Schlaganfall abgelaufen? Überprüfen Sie sorgfältig Zähne und Gaumen. Sitzen vielleicht die Zahnprothesen schlecht?

Manchmal kann eine dem Kranken gut bekannte Person diesen zum Essen überreden. Kredenzen Sie ihm seine Lieblingsmahlzeiten. Wenn eine passierte Kost erforderlich ist, richten Sie sie wohlschmeckend an. Legen Sie nur ein Nahrungsbestandteil zur Zeit auf den Teller. Oft ißt ein zerebral behinderter Mensch langsam. Treiben Sie ihn nicht an. Sorgen Sie für eine freundliche, ruhige und nicht ablenkende Umgebung. Einmal hatten wir einen Patienten, der immer dann ausreichend aß, wenn ihm freundlich der Rücken geklopft wurde. Ein anderer Patient aß, wenn er ein Neuroleptikum in geringer Dosierung eine Stunde vor der Mahlzeit erhielt.

Es ist sinnvoll, einem Kranken, der nicht gut ißt, die Kalorienzahl durch einen zusätzlichen Aufbautrank zu erhöhen (z. B. Meritene®). Diese Präparate sind beim Apotheker erhältlich und enthalten zusätzliche Vitamine, Mineralien und Proteine. Man erhält sie in verschiedenen Geschmacksrichtungen, wobei der Kranke meist eine davon vorzieht. Servieren Sie diese Aufbaunahrung zusammen mit der Mahlzeit oder als Milch-Shake zwischen den Mahlzeiten. Sprechen Sie hierüber mit Ihrem Arzt.

Sind alle Bemühungen nutzlos und fährt der Kranke fort, Nahrung zu verweigern, stehen Sie und Ihr Arzt vor einem ethischen Dilemma. Soll der Kranke durch einen über die Nase in den Magen geführten Katheter ernährt werden? Soll eine Magenfistel angelegt werden? Oder sollten Sie dem Patienten erlauben zu sterben? Nur Sie können diese Entscheidung treffen.

5.2.4 Verschlucken

Einige Kranke mit Koordinationsstörungen haben Schluckbeschwerden. Menschen mit Störung der Mimik können auch Schwierigkeiten mit dem Kauen und dem Herunterschlucken haben. Treten Schluckbeschwerden auf, so ist es wichtig, Vorkehrungen gegen einen Erstickungsanfall zu ergreifen. Geben Sie dem Kranken auf keinen Fall Nahrung, die aus Vergessenheit unzerkaut bleibt, wie harte Bonbons, Nüsse, Kaugummi oder Popcorn. Weiche, konsistente Speisen verursachen weniger leicht einen Erstickungsanfall. Einfach zu schluckende Nahrung umfaßt kleingeschnittenes Fleisch, weichgekochte Eier, eingemachte Früchte und Joghurt. Die verschiedenen Bestandteile können in einem Mixer zerkleinert werden. Die Schmackhaftigkeit kann durch Würzen gesteigert werden.

Sind Schluckprobleme vorhanden, so sorgen Sie dafür, daß der Betreffende aufrecht, mit dem Kopf etwas nach vorne geneigt sitzt und sich beim Essen niemals nach hinten neigt. Er sollte in der gleichen Position am Eßtisch sitzen wie ein Gesunder. Diese Stellung muß noch etwa 15 Minuten nach Beendigung der Mahlzeit einbehalten bleiben.

Füttern Sie niemals einen Menschen, der aufgeregt oder schläfrig ist.

Kostformen mit mehreren Bestandteilen wie Milch und Getreideflocken können Erstickungsanfälle auslösen. Die beiden Bestandteile (flüssig und fest) machen für den Kranken die Entscheidung schwierig, ob gekaut oder heruntergeschluckt werden muß.

Manche Flüssigkeiten sind einfacher aufzunehmen als andere. Bekommt ein Mensch beim Trinken von Wasser Erstickungsanfälle, versuchen Sie, eine dickflüssigere Trinkform. Eine Gemeindeschwester wird in der Lage sein, Ihnen hierbei zu helfen.

5.2.4.1 Erste Hilfe bei Erstickungsanfällen

Schwestern und Pfleger verschiedener Organisationen können Sie in die einfache Technik einführen, das Leben eines Menschen im Erstickungsfall zu retten. Das Erlernen dieser einfachen Maßnahmen bedarf nur weniger Minuten. Jeder sollte wissen, wie er sich zu verhalten hat.

Kann der Betreffende noch sprechen, husten oder atmen, sollte nicht eingeschritten werden. Kann der Betreffende aber nicht mehr sprechen, husten oder atmen (er wird vielleicht auf seinen Hals zeigen und blau anlaufen), so *müssen Sie ihm helfen.* Sitzt er auf dem Stuhl oder steht er, so stellen Sie sich hinter ihm auf und umfassen mit beiden Händen den mittleren Teil seines Leibes unterhalb der Rippen. Nachdem Sie Ihre Hände verschränkt haben, ziehen Sie diese schnell und stark zu sich hin und gleichzeitig nach oben. Liegt der Betreffende, so drehen Sie ihn so, daß sein Gesicht nach vorne gewendet ist. Legen Sie beide Hände auf den mittleren Teil des Bauches und drücken stark. Dieses wird Luft durch den Kehlkopf drücken und die verschluckten Teile wie einen Korken aus einer Flasche herausschnellen lassen. (Sie können Vorübungen machen, sollten aber bei einer normal atmenden Person nicht zu hart drücken.)

5.3 Übungsbehandlung

Physisch fit zu bleiben, ist ein wichtiger Teil der allgemeinen Gesundheitsvorsorge. Wir kennen nicht die genaue Rolle, die ein Fitneßtraining für die allgemeine Gesundheit spielt. Wir wissen aber, daß körperliche Betätigung sowohl für Sie als auch für den verwirrten Kranken wichtig ist. Vielleicht werden körperliche Übungen nach den täglichen Lasten der Umsorgung eines kranken Angehörigen für Sie eine Erholung bedeuten. Wir kennen auch nicht genau die Beziehung zwischen seelischer Anspannung und körperlicher Betätigung. Viele Menschen, die ein intensives und anstrengendes Leben führen, sind aber davon überzeugt, daß körperliches Training geeignet ist, mit den Streßsituationen besser fertig zu werden.

Demenz hat nichts mit einer Durchblutungsstörung zu tun. Aus diesem Grund kann die Verbesserung der Zirkulation durch körperliches Training weder das Erinnerungsvermögen wieder herstellen noch verbessern. Ein Training hat aber andere nützliche Effekte.

Einige Ärzte haben beobachtet, daß Demenzkranke, die regelmäßig ein körperliches Training absolvieren, ruhiger werden und ein weniger agitiertes Verhaltensmuster zeigen. Andere haben beobachtet, daß die motorische Koordination länger erhalten bleibt. Übungen sind eine gute Möglichkeit, geistig behinderte Menschen aktiv zu erhalten, da es für sie einfacher ist, Körperfunktionen zu beherrschen, als logisch zu denken und Dinge zu erinnern. Die größte Bedeutung liegt wahrscheinlich in der Tatsache, daß ausreichende körperliche Übungen einem verwirrten Menschen helfen, nachts besser zu schlafen und seine Verdauung zu regulieren.

Vielleicht führen Sie selber mit dem Behinderten Übungen durch. Die Art des körperlichen Trainings sollte sich nach den Wünschen des behinderten Menschen richten. Es ist absurd, Ihr Leben mit einem langweiligen und ermüdenden Übungsprogramm zu beschweren. Bedenken Sie, was der Betreffende, bevor er krank wurde, getan hat und finden Sie Wege, diese Aktivitäten so umzuwandeln, daß er weiter aktiv bleibt. Manchmal kann ein Übungsprogramm auch dazu dienen, daß der behinderte Mensch und Sie, ohne daß dabei längere Unterhaltungen geführt werden müßten, enger zusammenrücken.

Wie stark darf ein älterer Mensch belastet werden? Liegt bei Ihnen oder dem Behinderten ein zu hoher Blutdruck vor oder besteht eine Herzkrankheit, so sprechen Sie, bevor Sie irgend etwas unternehmen, mit Ihrem Arzt. Können Sie beide noch normal im Haus herumgehen, treppensteigen oder einkaufen, ist gegen ein nicht zu anstrengendes Übungsprogramm nichts einzuwenden. Beginnen Sie jede neue Übung langsam und steigern Sie die Anforderungen stufenweise. Sollten die Übungen Steifigkeiten, Schmerzen oder Schwellungen verursachen, gehen Sie mit den Anforderungen zurück oder weichen Sie auf ein anderes Trainingsprogramm aus. Kontrollieren Sie die Füße des Kranken auf Blasen oder andere Verletzungen, bevor Sie mit Gehübungen anfangen.

5.3.1 Einfache Übungen

Gehen ist eine hervorragende Übung. Versuchen Sie, den Kranken für einen kurzen Spaziergang zu gewinnen. Dies kann bei jedem Wetter außer regelrechtem Unwetter geschehen. Bewegungen und frische Luft wird für besseren Schlaf sorgen. Bei zuviel Regen oder Kälte ist der Besuch in einem Kaufhaus angebracht. Machen Sie einen Schaufensterbummel. Hierbei sollten Sie auf bequeme, niedrighackige Schuhe und weiche, absorbierende Wollsocken achten. Sie können die Gehstrecke nach und nach verlängern. Vermeiden Sie aber steile Anhöhen. Oft ist es für einen vergeßlichen Menschen einfacher, immer den gleichen Gang zu machen. Erläutern Sie die Umgebung, Menschen, Gerüche usw., während Sie gehen.

Tanzen ist eine gute Übung. Hat der Betreffende bereits vor Einsetzen der Krankheit getanzt, so sollten rhythmische Bewegungen zur Musik angeregt werden.

Hat der Betreffende früher Golf oder Tennis gespielt, so wird er sich vielleicht darauf freuen, einen Ball mit dem Tennisschläger zu schlagen, auch wenn ein richtiges Tennisspielen schon lange nicht mehr möglich ist.

Verwirrte nehmen oft gerne an gymnastischen Übungen im Rahmen eines Gruppenunterrichts teil. Dies kann z. B. in einem Seniorenzentrum angeboten werden. Werden Übungen in einer Gruppe oder alleine zu Hause durchgeführt, bitten Sie den Betreffenden, das was Sie tun, nachzumachen. Bestehen Schwierigkeiten für besondere Bewegungen, so helfen Sie vorsichtig bei der korrekten Ausübung.

Ist die Balance noch erhalten, so sind Übungen im Stehen besser als im Sitzen. Ist allerdings das Gleichgewichthalten schwierig geworden, können Übungen auch auf dem Stuhl durchgeführt werden.

Selbst Menschen, die an das Bett gebunden sind, sind in der Lage, körperliche Übungen durchzuführen. Für sehr schwer chronisch kranke Patienten müssen allerdings die Übungen mit einem Krankengymnasten besprochen werden, damit bei schlechter Koordination und Balancemöglichkeit keine Schäden entstehen.

Übungen sollten täglich immer zur gleichen Zeit in ruhiger geordneter Folge durchgeführt werden. In dieser Form wird sich die Verwirrtheit nicht verstärken und keine Agitiertheit auftreten. Versuchen Sie immer, die gleiche Abfolge der Übungen einzuhalten, wobei Sie mit dem Kopf beginnen und schließlich Beine und Füße miteinbeziehen. Gestalten Sie die Übungen fröhlich, ermutigen Sie den Betreffenden, sich an die geübte Abfolge zu erinnern. Sofern ein Mensch aufgeregt reagiert, hören Sie auf und beginnen später von neuem.

Besondere körperliche Behinderungen können bestimmte Übungen erschweren. Berichten Sie Ihrem Arzt über neue Beschwerden sowie über Verschlimmerungen schon vorher bestehender Störungen.

Kranke und inaktive Menschen werden schwach und ermüden schnell. Gelenke werden steif. Ständig immer wiederholte vorsichtige Übungen können Gelenke geschmeidig erhalten und die Muskulatur kräftig erhalten. Sind Steifigkeit und Kraftlosigkeit durch andere Erkrankungen wie Athritis oder Unfall verursacht, so müssen Krankengymnasten oder Ergotherapeuten ein spezielles Übungsprogramm erstellen mit dem Ziel, die Zunahme der Steifigkeit und eine weitere Muskelschwäche zu verhindern.

5.4 Feiern

Gelegentliches Feiern und eine lebensbejahende Einstellung sind für jeden wichtig. Die Tatsache, daß eine zur Demenz führende Krankheit vorliegt, heißt nicht, daß man sich nicht mehr freuen kann. Es heißt aber, daß spezielle Überlegungen erforderlich sind, um herauszufinden, was dem behinderten Menschen Freude macht. Bereits früher als angenehm empfundene Aktivitäten sind wichtig und erfreuen auch noch den sehr kranken Menschen. Auf der anderen Seite werden früher hochgeschätzte Freizeitbetätigungen wie Hobbys, Gäste bewirten, Konzertbesuch und auswärts essen so kompliziert, daß Verwirrte hieran keine Freude mehr haben. Diese Aktivitäten müssen dann durch einfachere Dinge ersetzt werden. Für Angehörige ist es oft schwer zu verstehen, daß viel einfachere Dinge jetzt eine ebenso große Freude erzeugen können.

Musik ist für viele verwirrte Menschen ein hochbeglückender Genuß. Manchmal ist trotz starker Behinderung die Fähigkeit, alte Lieder selbst zu singen, noch erhalten. Vielleicht kann auch ein einfacher Kassettenrekorder oder ein Radio mit großen Knöpfen bedient werden. Auch sehr beeinträchtigte Kranke sind noch lange fähig, Klavier zu spielen oder zu singen, sofern sie diese Fertigkeiten früher in der Jugend gelernt hatten.

Einige vergeßliche Menschen sehen gerne fern. Andere geraten aber auch in Aufregung, wenn sie ein Fernsehstück nicht mehr richtig verstehen können. Der schnelle Wechsel von einer Szene zur anderen kann unkontrollierte Reaktionen auslösen.

Die meisten verwirrten Menschen freuen sich, alte Freunde zu sehen, obgleich es auch manchmal vorkommt, daß Besucher den Kranken ärgerlich machen. Wenn dies so ist, versuchen Sie es immer so einzurichten, daß statt einer Gruppe nur ein oder zwei Besucher gleichzeitig kommen. Oft ist es die irritierend große Zahl von Menschen, die den Kranken aufregen. Bitten Sie die Besucher, nur kurz zu bleiben, und erklären Sie ihnen die Gründe für Vergeßlichkeit und andere Besonderheiten.

Einige Familien gehen gerne auswärts essen und manche Demenzkranke sind sehr wohl in der Lage, nach außen hin einen ordentlichen Eindruck zu machen. Andere bringen ihre Familie durch nachlässige Tischmanieren in größte Verlegenheit. Es ist wichtig, daß man die Bestellungen für den Verwirrten selbst vornimmt und einfache Mahlzeiten auswählt, die problemlos zu bewältigen sind. Nehmen Sie unnötige Gläser und Bestecke weg. Einige Familien weisen die Kellnerin oder den Kellner diskret auf die Verwirrtheit des Angehörigen hin und erklären, daß er nicht in der Lage ist, selbst zu bestellen.

Denken Sie an die Hobbys und Interessen, die ein Mensch hatte, bevor er krank wurde, und versuchen Sie, Wege zu finden, daß diese durch ihn noch weiterhin gepflegt werden. Menschen, die früher viel gelesen haben, genießen es z. B., selbst wenn sie den geschriebenen Text nicht mehr verstehen, jetzt Illustrierte einfach durchzublättern. Es gibt auch Fälle, daß sich ein Mensch nicht mehr um ein früheres Hobby oder andere Interessen kümmert und es entschieden ablehnt, diese wieder aufzunehmen. Oft sind es Dinge, die früher gut durchgeführt werden konnten, jetzt aber nicht mehr beherrscht werden. Die Zumutung, eine vereinfachte Version ehemals komplizierter Verrichtungen durchzuführen, kann für einen Kranken degradierend sein, es sei denn, ihm macht gerade dieses Spaß. Oft ist es besser, neue Beschäftigungsformen zu finden.

Jedermann genießt neue Sinneseindrücke. Sie sehen sich wahrscheinlich gerne einen schönen Sonnenuntergang an, riechen an einer Blüte oder schmecken Ihre Lieblingsspeise. Menschen mit Demenz sind oft wesentlich isolierter und oft nicht mehr in der Lage, sich entsprechende Sinneserlebnisse zu verschaffen. Versuchen Sie, auf ein schönes Bild aufmerksam zu machen. Zeigen Sie auf einen singenden Vogel, weisen Sie auf einen bekannten Geruch oder Geschmack hin. Erinnern Sie an das Erlebnis einer Berührung. Mancher Kranke freut sich, ein Pelztier zu streicheln, ein glattes Stück Holz zu berühren oder seine Hand unter fließendes Wasser zu halten. Genau wie Sie wird der Kranke gewisse Sinneserlebnisse mehr und andere weniger stark genießen.

Viele Familien haben herausgefunden, daß verwirrte Menschen gerne im Auto ausgefahren werden.

Sofern der Betreffende jemals Tiere gerne gemocht hat, wird er seine Freude an Haustieren haben. Einige Katzen und Hunde besitzen eine instinktive Zuneigung zu geistig behinderten Menschen.

Schreitet die Demenz fort und entwickeln sich Schwierigkeiten der Koordination und des Sprechens, so vergißt man nur allzu schnell, daß bestimmte Dinge immer noch als angenehm empfunden werden, und daß schöne Dinge Freude auslösen können.

Vergegenwärtigen Sie sich immer die Bedeutung des Handhaltens, der Berührung, der Umarmung und der liebevollen Zuneigung. Oft, wenn kein anderer Weg mehr zur Kommunikation vorhanden ist, reagiert der Kranke immer noch auf Berührung. Die Berührung ist ein wichtiger Teil menschlicher Kommunikation. Es genügt oft, nur zusammenzusitzen und die Hände zu halten. Dies ist eine gute Art des Austausches, wenn Sprechen schwierig oder unmöglich geworden ist.

5.4.1 Sinnvolle Beschäftigung

Vieles von dem, was ein Mensch während des Tages tut, hat Zweck und gibt dem Leben Bedeutung und Wichtigkeit. Wir arbeiten, um Geld zu verdienen, anderen zu dienen und uns wichtig zu fühlen. Wir stricken einen Pullover für den Enkel oder backen einen Kuchen für einen Freund. Wir waschen unsere Haare und Kleidung, damit wir nett und sauber aussehen. Solche zweckvollen Aktivitäten sind für uns wichtig. Sie bewirken, daß wir uns frei und nützlich fühlen. Ist ein Demenzkranker unfähig, übliche Aktivitäten weiter fortzuführen, so müssen Sie ihm helfen, Dinge zu finden, die ihn nicht überfordern, für ihn aber dennoch eine Bedeutung besitzen. Solche Tätigkeiten können ihn, unabhängig davon, ob das in Ihren Augen so ist oder nicht, interessieren und befriedigen. Ein Mann kann immer noch in der Lage sein, einen Garten für Sie oder einen Nachbarn umzugraben. Eine Frau kann, selbst wenn sie nicht mehr eine vollständige Mahlzeit zu kochen in der Lage ist, immer noch fähig sein, Gemüse zu putzen und einen Tisch zu decken. Ein verwirrter Mensch kann, während Sie die übrigen Hausarbeiten machen, ein Wollknäuel aufwickeln, Staub wischen und Illustrierte ordnen. Ermutigen Sie den Betreffenden, so viel zu tun, wie er sich zumuten kann. Dies schließt selbstverständlich nicht aus, daß Sie einige seiner Tätigkeiten einfacher gestalten.

5.5 Persönliche Hygiene

Die persönliche Pflege, die ein Demenzkranker benötigt, hängt vom Ausmaß der zerebralen Behinderung ab. Ein Mensch mit Alzheimerscher Krankheit kann in frühen Stadien noch ohne weiteres für sich selbst sorgen. Später beginnt er sich aber zu vernachlässigen und benötigt dann umfassende Hilfe.

Probleme entstehen oft beim Kleiderwechsel oder Baden. Der Betreffende wird vielleicht sagen: »Ich habe mich schon umgezogen« oder er wird den Spieß umdrehen und einen solchen Vorschlag als Zumutung darstellen.

Eine Tochter berichtet: »Ich kann es nicht erreichen, daß sie andere Kleider anzieht. Sie hat schon seit einer Woche die gleichen Kleider an. Sie schläft in ihnen. Wenn ich darum bitte, sich umzuziehen, behauptet sie, daß dies schon geschehen sei oder sie schreit mich an: ›Wer meinst du, bin ich eigentlich, daß du mir ständig mit Kleiderwechsel auf die Nerven fällst‹ «

Ein Ehemann klagt: »Sie schreit die ganze Zeit beim Baden um Hilfe. Sie öffnet das Fenster und ruft: ›Hilfe, ich werde beraubt‹ «

Ein Demenzkranker kann depressiv und apathisch werden und den Sauberkeitssinn verlieren. Er kann darüber hinaus die Fähigkeit, einen vergangenen Zeitraum richtig einzuschätzen, verlieren: es *scheint* dem Betreffenden nicht so zu sein, daß schon eine Woche seit dem Kleiderwechsel vergangen ist. Es kann ihn unangenehm berühren, wenn er gesagt bekommt, daß er seine Wäsche wechseln sollte. Wenn jemand zu Ihnen käme und Ihnen sagen würde, daß sie neue Wäsche benötigen, würden Sie ebenfalls ärgerlich werden.

Anziehen und Baden sind ganz persönliche Handlungen. Wir haben unsere eigenen individuellen Formen, dies zu tun. Manche von uns nehmen ein Brausebad, manche baden in der Badewanne, manche baden morgens, manche abends. Einige von uns wechseln die Kleidung zweimal täglich, andere einmal täglich, und jeder von uns hat sich ganz individuell auf diese Verrichtungen eingestellt. Manchmal, wenn ein Familienangehöriger einem dementen Menschen zu helfen beginnt, übersieht er unabsichtlich diese eingefahrenen Verhaltensweisen. Der Wechsel in einer eingefahrenen Routine kann den Verwirrten zornig machen. Eine Generation vor uns wusch man sich seltener und wechselte seine Wäsche nicht so oft, wie es heute der Fall ist. Einmal pro Woche könnte es vielleicht damals gewesen sein.

Das selbständige Baden und Anziehen beginnt bereits im Kindesalter. Es ist ein wichtiges Zeichen unserer Unabhängigkeit. Darüber hinaus sind Baden und Anziehen ganz persönliche Aktivitäten. Manche Menschen haben noch niemals vor irgendjemand anderem gebadet und sich umgezogen. Die Hände und Augen anderer Menschen auf unserem unbekleideten, gealterten und nicht sehr schönen Körper kann ein schmerzlich-unangenehmes Erlebnis sein. Das Anerbieten, bei Dingen zu helfen, die sonst immer selbständig verrichtet wurden – etwas, was jeder alleine und ohne Anwesenheit anderer verrichtet – ist ein deutlicher Hinweis darauf, daß der Betroffene nicht mehr fähig ist, für sich selbst zu sorgen, und daß er wirklich wieder zum Kind geworden ist, dem man sagen muß, wann es sich anzuziehen hat und wann es Hilfe entgegennehmen muß.

Kleider zu wechseln und zu baden beinhaltet eine ganze Reihe von Entscheidungen. Ein Mensch muß von verschiedenen Socken, Hemden und Krawatten diejenigen Teile aussuchen, die zueinander passen. Merkt er, daß dies unmöglich wird, und bringt ihn das Hineinblicken in eine Schublade voller blauer, grüner und schwarzer Socken vollkommen durcheinander, dann ist es einfacher, die Kleidung überhaupt nicht mehr zu wechseln.

Erlebnisse dieser Art lösen oft unkontrollierte Reaktionen aus, die auch das Baden und Anziehen betreffen. Alles dies entbindet Sie jedoch nicht davon, den betreffenden Menschen sauber zu halten. Beginnen Sie damit, seine Gefühle und das Bedürfnis, seine Intimsphäre und Unabhängigkeit zu erhalten, besser verstehen zu lernen. Denken Sie daran, daß sein Verhalten das Ergebnis einer Hirnschädigung darstellt und keine absichtliche Aggressivität vorhanden ist. Versuchen Sie, die Zahl der mit dem Baden und Anziehen verbundenen Entscheidungen so niedrig wie möglich zu halten und seine Unabhängigkeit nicht vollständig zu beseitigen.

5.5.1 Baden

Lehnt ein Mensch ab, ein Bad zu nehmen, kann ein Teil des Problems darin bestehen, daß der Badevorgang selbst zu verwirrend und kompliziert geworden ist. Versuchen Sie, während Sie ihn zum Baden anregen, soviel wie möglich alte Angewohnheiten zu berücksichtigen. Gestalten Sie gleichzeitig den Akt des Badens so einfach wie möglich. Hat sich ein Mann früher zunächst rasiert, dann sein Brausebad genommen und erst danach gefrühstückt, so wird er am ehesten kooperieren, wenn Sie die beiden ersten Handlungen vor dem Frühstück ansetzen. Legen Sie ihm zu dieser Zeit seine Kleider und Handtücher zurecht und drehen das Wasser auf.

Seien Sie ruhig und vorsichtig, wenn Sie jemandem beim Baden helfen. Versuchen Sie, sich nicht in die Diskussion verstricken zu lassen, ob ein Bad überhaupt notwendig ist. Sagen Sie dem Betreffenden statt dessen *Schritt für Schritt,* was für die Vorbereitung des Bades notwendig ist.

Vermeiden Sie:

»Vater, ich möchte, daß du direkt nach dem Frühstück ein Bad nimmst«. (»Direkt nach dem Frühstück« heißt, daß er sich etwas merken muß.)

Vermeiden Sie:

»Ich brauche kein Bad«, »Oh ja, das brauchst du wohl, du hast seit einer Woche kein Bad genommen«. (Sie würden es auch nicht gerne haben, wenn er etwas derartiges zu Ihnen gesagt hätte und besonders nicht dann, wenn Sie sich nicht mehr erinnern könnten, wann Sie das letzte Bad genommen hatten.)

Versuchen Sie:

»Vater, dein Bad ist fertig.« »Ich brauche kein Bad.« »Hier dein Handtuch, nun knöpfe dein Hemd auf.« (Seine Aufmerksamkeit wird sich auf die Knöpfe konzentrieren und der Streit ist vergessen; Sie können ihm vorsichtig helfen, wenn er Schwierigkeiten hat.) »Nun stehe auf, ziehe deine Hose aus, Vater.« »Ich brauche kein Bad.« »Jetzt setze dich in die Badewanne.«

Das Bad sollte eine regelmäßige Routine sein, immer in der gleichen Art. Der Kranke wird es mit der Zeit erwarten und immer weniger Widerstand zeigen. Sollte das Baden weiterhin schwierig sein, muß es nicht unbedingt täglich durchgeführt werden. Kontrollieren Sie immer die Wassertemperatur in der Wanne und unter der Dusche, selbst wenn der Betreffende dies schon oft selbst getan hat. Die Fähigkeit, eine Temperatur richtig zu beurteilen, kann plötzlich verloren gehen. Vermeiden Sie Schaumbäder und Ölzusätze, welche die Badewanne schlüpfrig machen und vaginale Infektionen bei Frauen begünstigen.

Duschen kann gefährlicher als ein Wannenbad sein, da ein Mensch, der unsicher mit den Füßen ist, leicht fallen kann. Muß geduscht werden, so sollten Haltegriffe angebracht oder ein Duschsitz installiert werden. Es gibt verschiedene, nur wenig Kosten verursachende Hilfsmittel, die man mieten oder kaufen kann, und die das Baden wesentlich sicherer und einfacher machen.

Lassen Sie den Betreffenden niemals alleine in der Badewanne. Füllen Sie das Wasser nur 5 bis 7 cm hoch ein. Dies gibt dem Betreffenden Sicherheit insbesondere im Fall, daß er ausrutscht. Legen Sie eine Gummimatte oder befestigen Sie eine abziehbare rutschfeste Unterlage auf den Boden der Wanne. Das Waschen wird erleichtert, indem man vorsichtig die Körperteile erwähnt, die gewaschen werden müssen.

Manchmal ist es für ein Familienmitglied peinlich, die Genitalien eines Verwandten zu kontrolliern. Es können sich aber Ekzeme bilden, und man sollte auch diese Regionen beachten. Seien Sie sicher, daß der verwirrte Angehörige Hautfalten und die Partien unter der Brust mitgewaschen hat.

Benutzen Sie eine Matte vor der Wanne, damit ein Ausrutschen vermieden wird und sehen sie darauf, daß keine Wasserlachen auf dem Boden vorhanden sind. Manchmal ist anstelle von Badematten ein Teppichboden besser, der nicht verrutschen kann, Pfützen aufsaugt und waschbar ist. Trocknet sich der Angehörige selbst ab, so kontrollieren Sie, daß kein Körperteil vergessen wird. Trocknen Sie ihn selber ab, so tun Sie dies gründlich. Benutzen Sie Körperpuder, Babypuder oder Stärkepuder unter den Brüsten bei Frauen sowie für Hautfalten. Stärkepuder ist billig, geruchlos und ein schonender Ersatz für Talkumpuder.

Ist der Angehörige entkleidet, so suchen Sie nach roten Hautflecken, Ausschlägen oder Durchliegestellen. Sind gerötete Bezirke oder Wunden erkennbar, bitten Sie Ihren Arzt um Hilfe und Behandlung. Druckulcera und Dekubitalläsionen entwickeln sich schnell bei langem Sitzen oder Liegen. Benutzen Sie ein Körperöl für trockene Haut. Für Männer stehen unparfümierte Öle zur Verfügung.

5.5.2 Anziehen

Passen sämtliche Socken und Hosen farblich zusammen, so ist der Kranke aller Entscheidungen bezüglich der Auswahl ledig.

Hängen Sie Krawatten, Schals und andere Kleidungsstücke zusammen mit passendem Hemd und Anzug auf einen Bügel. Lassen Sie Gürtel, Halstücher, Sweaters, Krawatten und dergleichen, die schwierig zu handhaben sind, weg. Bereiten Sie eine Kollektion von sauberen Kleidungsstücken vor. Legen Sie die Kleidungsstücke in der Ordnung hin, wie sie angezogen werden sollen. Auch derartige Kleinigkeiten sind eine Hilfe. Entfernen Sie Kleidungsstücke, die nicht zur Jahreszeit passen oder die selten getragen werden. Dies hilft dem Kranken in seiner Entscheidung, was er anziehen muß. Sollte er einen Kleiderwechsel ablehnen, gehen Sie jedem Streit aus dem Weg. Sprechen Sie das Thema später erneut an.

Mit Zunahme der Krankheit wird es immer schwieriger, Kleidungsstücke mit der richtigen Seite nach außen und in der richtigen Reihenfolge anzuziehen. Knöpfe, Reißverschlüsse, Schuhbänder und Gürtelschnallen werden nicht mehr richtig bedient. Kann der Betreffende nicht mehr mit Knöpfen umgehen, ersetzen Sie diese durch einen Klettenverschluß, den man in einer Kurzwarenabteilung kaufen kann. Oft kommen Menschen, die mit Knöpfen Schwierigkeiten haben, hiermit noch am besten zurecht. Eine Ehefrau, welche die Anziehschwierigkeiten ihres Mannes kannte, kaufte ihm Kleidungsstücke, die auf beiden Seiten getragen werden konnten. Sie besorgte attraktive T-Shirts, bei denen es gleichgültig war, ob die Rückseite vorne getragen wird oder nicht und kein Knöpfen erforderten. Sie kaufte ihm auch Hosen mit elastischem Bund sowie Röhrensocken (Röhrensocken haben keine Fersenteile, so daß ein Anziehen sich sehr leicht gestaltet). Schuhe als Slipper sind einfacher zu handhaben als Schuhe mit Schnallen oder Schnürsenkeln.

Frauen können wendbare Überziehblusen und wendbare Wickelröcke bzw. Röcke und Hosen mit elastischem Bund tragen. Mit lockerer Kleidung kann man besser fertig werden als mit eng anliegender.

Versuchen Sie, Kleidung zu bekommen, die waschbar ist und die man nicht bügeln muß; es ist nicht nötig, daß Sie sich damit auch noch belasten.

Manchmal fördert helle Kleidung mit grellen Mustern eine Verwirrtheit und lenkt geistig behinderte Patienten zu sehr ab. Versuchen Sie es dann mit einfacheren Mustern und Pastellfarben. Verwenden Sie Farben, die sich klar unterscheiden und für ältere Menschen besser auseinanderzuhalten sind.

Für eine verwirrte Frau ist Unterzeug etwas Schwieriges und für viele Ehemänner Undurchschaubares. Kaufen Sie weiche, nicht zu eng anliegende Schlüpfer. Hierbei ist es unerheblich, ob diese von der richtigen oder falschen Seite angezogen werden. Verwenden Sie keine Slips. Auf sie kann verzichtet werden. Ist ein Büstenhalter erforderlich, so fordern Sie die Betreffende auf, sich nach vorne zu beugen und plazieren die Brüste in die entsprechenden Körbchen. Strumpfhosen sind schwierig anzuziehen, knielange Strümpfe oder Strumpfbänder für durchblutungsgestörte Patienten unangebracht. Am besten sind kurze Baumwollsocken, die man zu Hause tragen kann.

5.5.3 Weitere persönliche Pflege

Lassen Sie das Haar Ihrer Angehörigen in attraktiver, kurz gehaltener Form schneiden, so daß Waschen und Pflege einfach werden. Vermeiden Sie Frisuren, die täglich aufgebunden werden müssen. Frauen, die immer gerne in einen Kosmetiksalon gegangen sind oder ein Friseurgeschäft besucht haben, werden dies auch jetzt noch gerne tun. Sollte dies aber zu anstrengend sein, so sollte man eine Kosmetikerin oder eine Friseuse nach Hause bestellen.

Eine Haarwäsche am Küchenbecken kann sicherer (und für den Rücken einfacher) sein als eine Haarwäsche über der Badewanne, es sei denn, es steht für die Badewanne eine Brause zur Verfügung. Schaffen Sie sich für das Becken einen Schlauchansatz am Wasserhahn an. Machen Sie es sich zur Gewohnheit, das Haar vollständig abzuspülen. Beim Darüberstreichen sollte es am Ende der Wäsche ein quitschendes Geräusch geben.

Weiterhin müssen Fingernägel und Zehennägel geschnitten werden, und Sie müssen sich davon überzeugen, ob der Betreffende dies noch selbst durchführen kann.

Spornen Sie Ihre Angehörige an, sich gut zu kleiden und zurechtzumachen. Schlecht gelaunt im Bademantel herumzuschleichen, verhilft zu keiner guten Stimmung. Hat eine Frau stets ein Make-up angelegt, so ist es sicher richtig, daß man ihr auch weiterhin zu einem einfachen Make-up verhilft. Für einen Ehemann ist es nicht schwierig, seiner Frau beim Pudern und bei der Handhabung des Lippenstiftes zu helfen. Benutzen Sie Pastellfarben und tragen Sie bei einer älteren Frau nur wenig Farbe auf. Augen-Make-up sollte vermieden werden.

Nach dem Baden und Anziehen veranlassen Sie Ihre Angehörige, sich im Spiegel zu betrachten und ihr Aussehen zu überprüfen. (Tun sie dies auch, wenn sie erschöpft oder ermüdet sind.) Erinnern Sie Ihre Familie daran, Komplimente zu machen. Lob und Ermutigung sind für das Selbstbewußtsein wichtig, auch wenn früher selbständig durchgeführte Maßnahmen, wie z. B. das Sich-Anziehen, jetzt zuviel geworden sind.

5.5.4 Mundhygiene

Bei aller Sorge für einen chronisch kranken Menschen und den dabei anfallenden Belastungen wird das Unsichtbare oft vergessen. Die Mundhygiene ist aber für das Wohlbefinden und die Gesundheit sehr wichtig. Ein Mensch, der scheinbar noch ausreichend für sich selbst sorgt, kann dennoch die Zahn- und Prothesenpflege vergessen.

Zahnprothesen können besonders schwierige Probleme bieten. Paßt die Prothese nicht richtig oder wird die Haftcreme nicht sachgemäß angelegt, so ist die Kaufähigkeit beeinträchtigt. Die natürliche Folge ist, daß man die Dinge, die unkaubar geworden sind, nicht mehr ißt. Dies kann zu unzureichender Ernährung und Verstopfung führen. Für das Essen sollte die Prothese immer angelegt werden. Wenn sie nicht richtig paßt oder unbequem ist, muß darauf gedrungen werden, daß der Zahnarzt die Paßfähigkeit wieder herstellt. Vergißt ein Mensch seine Zahnprothese herauszunehmen und zu reinigen oder erlaubt er nicht, daß andere es tun, so können sich schmerzhafte Geschwüre am Gaumen entwickeln, die ebenfalls eine regelrechte Nahrungszufuhr erschweren.

Da Sie darauf Wert legen, daß Ihr Angehöriger so unabhängig wie nur möglich bleibt, sollten Sie zwar die Aufgabe des Erinnerns übernehmen, im übrigen aber den Betreffenden so viel als möglich alles alleine tun lassen. Ein Grund, daß sich Menschen nicht mehr um die eigenen Zähne oder um die Zahnpothese kümmern ist, daß es sich hierbei um eine bereits recht komplizierte Aufgabe mit verschiedenen Einzelschritten handelt und daß der Betreffende oft die Reihenfolge durcheinander bringt. Sie können dadurch helfen, daß Sie die Aufgabe in einfache Teilschritte zerlegen und daran erinnern, eine Handlung nach der anderen durchzuführen. Übernehmen Sie die Pflege der Prothese, so sorgen Sie dafür, daß diese täglich entfernt und gesäubert wird. Weiterhin ist der Gaumen auf wunde Stellen zu untersuchen. Der Zahnarzt kann Ihnen zeigen, wie dieses zu geschehen hat. Besitzt der Kranke noch seine eigenen Zähne, müssen Sie diese eventuell für ihn bürsten und die Mundhöhle auf wunde Stellen untersuchen. Machen Sie die Mundpflege zum Teil der regulär festgelegten Routine, die stets in aller Ruhe durchgeführt wird. Unter Beachtung dieser Regel werden Sie auf keinen Widerstand in Ihren Bemühungen stoßen.

Suchen Sie sich eine Tageszeit aus, bei der Ihr Angehöriger besonders kooperativ ist. Bemerken Sie wachsende Aufgeregtheit, so warten sie und beginnen das Ganze etwas später.

Gesunde Zähne und eine gut passende Prothese sind von größter Bedeutung. Demenzkranke kauen meist nicht gut und würgen leicht. Schlechte Zähne verstärken diese Erscheinungen. Selbst geringe, durch schmerzende Zähne verursachte Ernährungsprobleme können eine latente Verwirrtheit auslösen oder Stuhlverstopfung erzeugen. Mundgeschwüre führen zu anderen Problemen und tragen zur weiteren Verschlechterung der Gesundheit bei.

5.5.5 Badezimmerausrüstung

Sanitätsgeschäfte bieten eine große Vielfalt von Badezimmerhilfen an, die einem behinderten Menschen mehr Sicherheit geben und ihm das Leben einfacher machen. Ein erhöhter Toilettensitz begünstigt das Sichsetzen und Aufstehen. Weiterhin wird hierdurch der Transfer vom Rollstuhl auf die Toilette erleichtert. Der Sitz sollte rutschfest an der Toilette befestigt sein. Toilettensitze mit weichem Belag sind angenehmer für diejenigen, die länger auf ihnen sitzen müssen. Ein derartiger Belag ist auch für Kranke günstig, die leicht Druckgeschwüre entwickeln. Es wird sicher den einen oder anderen Hersteller geben, der mit Belag versehene erhöhte Toilettensitze anbietet.

Weiterhin ist es möglich, an das Bett des Kranken geschobene Nachtstühle zu benutzen. Hierdurch wird eventuelles Treppensteigen zu einer weiter oben gelegenen Toilette vermieden. Bettpfannen oder andere Urinauffanggefäße sind erhältlich und werden in verschiedener Weise eingesetzt. Besprechen Sie

Ihr spezifisches Problem mit einem Sanitätsgeschäft, so daß dieses Ihnen bei der Auswahl der am besten geeigneten Hilfsmittel zur Seite steht.

Sehr wichtig sind auch Haltegriffe. Dies sind Griffe, die einer behinderten Person erleichtern, sich auf die Toilette zu setzen und wieder aufzustehen bzw. in oder aus der Badewanne zu steigen. Man kann Haltegriffe kaufen, die in der Wand befestigt werden oder solche, die frei stehen bzw. an die Badewanne angeschraubt sind. Die Letzteren eignen sich für Mietwohnungen, in denen es schwierig ist, Gegenstände dauerhaft an den Wänden zu verankern.

Handtuchhalter und Seifenhalter sind häufig an der Wand oder einem Bord befestigt. Greift ein Mensch nach ihnen, um seine Balance zu halten oder sich hochzuhiehen, können sie sich lockern. Fragen Sie einen sachverständigen Handwerker und lassen sich bestätigen, daß die Verankerung in der Wand fest genug ist und derartige Belastungen auffängt. Eine Sitzgelegenheit unter der Brause oder in der Badewanne kann gekauft oder gemietet werden. Ein derartiger Sitz gibt mehr Sicherheit und hält den Kranken auf einer Höhe, die Sie von unnötigem Bücken und Strecken bei den einzelnen Hilfestellungen befreit. Wasserschläuche sind zum Abspülen praktisch und erleichtern das Haarwaschen.

Haltegriffe, Badesitze und Wasserschläuche werden durch Sanitätsgeschäfte, Apotheken und Warenhäuser verkauft oder vermietet. Sie werden für unterschiedliche Badezimmer in verschiedenen Ausführungen angeboten und dienen dann den spezifischen Anforderungen des Betroffenen. Krankenkassen, Sozialhilfeträger und vielleicht auch private Versicherungen können Teile oder die Gesamtkosten für ärztlich verordnete Hilfsmittel übernehmen.

5.6 Inkontinenz (Einnässen und Einkoten)

Demente Patienten können einnässen und/oder einkoten. Dies nennt man Urininkontinenz und Stuhlinkontinenz. Oft kommen beide zusammen vor. Es gibt viele Gründe für Inkontinenz. Aus diesem Grund ist es wichtig, sich einen Überblick über die Ursachen zu verschaffen.

Wasserlassen und Stuhlgang sind normale menschliche Funktionen. Seit unserer frühen Kindheit haben wir gelernt, daß es sich hierbei um unsere Privatsphäre handelt. Manchen von uns wurde sogar gelehrt, daß es sich um schlechte, dreckige oder asoziale Verrichtungen handle. Die Aufrechterhaltung dieser körperlichen Funktionen hat mit der Privatsphäre, Unabhängigkeit und persönlichen Würde zu tun. Helfen andere bei diesen Verrichtungen, so ist dies für Helfer und Behinderte unangenehm. Oft finden Menschen Wasserlassen und Stuhlgang abscheulich. Beim Saubermachen kann es zu Würg- und Brechreflexen kommen. Für Familienangehörige, Krankenschwestern und Altenpfleger ist es wichtig, sich über ihre eigenen Reaktionen in diesem Bereich klar zu werden.

5.6.1 Urininkontinenz

Urininkontinenz hat viele Gründe, von denen eine Reihe auf bestimmte Therapien ansprechen. Stellen Sie sich selbst folgende Fragen.

Handelt es sich um eine Frau? Kommt es lediglich zu einem »Tröpfeln« oder wird die Blase mit einem Mal entleert, besonders beim Lachen, Husten, Heben oder sonstigen Anstrengungen? Kommt solches Mißgeschick nur zu bestimmten Tageszeiten vor, z. B. in der Nacht? Am besten wird ein Tagebuch angelegt und die diesbezüglichen Ereignisse, die Zeiten, wann die Toilette benutzt wird und die Zeiten der Essens- und Flüssigkeitszufuhr notiert. Wie oft entleert der Betreffende seine Blase? Ist dies schmerzhaft? Begann die Inkontinenz plötzlich? Hat die Verwirrtheit zu diesem Zeitpunkt zugenommen? Kommt es nur gelegentlich oder in regelmäßigen Abständen zur Inkontinenz? Lebt der Betreffende in einer neuen Umgebung? Läßt er an ungeeigneten Orten Wasser, wie in einen Schrank oder einen Blumentopf? (Dies muß unterschieden werden von einem Menschen, der sich und seine Kleidung ständig einnäßt). Kommt es zu den Mißgeschicken immer dann, wenn die Toilette nicht aufgesucht werden kann? Geschehen sie auf dem Weg auf die Toilette?

Wann immer die Inkontinenz anfängt, ist es wichtig, den Arzt hinzuzuziehen. Sie können ihm bei der Diagnose helfen, indem Sie ihm Antworten auf die obengenannten Fragen geben. Liegt ein fieberhafter Zustand vor, muß der Arzt sofort benachrichtigt werden.

Inkontinenz kann durch chronische oder akute Harnwegsinfekte ausgelöst werden, ferner durch Diabetes, Verstopfung, Prostatavergrößerung, Wasserverlust, Medikamente und verschiedene andere medizinische Probleme (s. Kapitel 6). Lassen Sie es nicht zu, daß der Arzt die Inkontinenz übergeht bzw. mögliche Ursachen nicht erforscht.

»Tröpfeln« kann durch geschwächte Muskeln und andere Veränderungen hervorgerufen werden, die grundsätzlich behandelbar sind.

Besteht das Problem darin, daß der Betreffende verlangsamt oder gehbehindert ist und nicht rechtzeitig auf die Toilette kommt, so können Sie die letztere näher an den Patienten heranbringen. Muß ein Kranker z. B. eine Treppe zur Toilette steigen, so löst die leihweise Beschaffung eines Nachtstuhls auf der gleichen Etage das Problem. Sie können auch einen tragbaren Urinbehälter bereit halten, der auf Reisen nützlich ist. Weiterhin kann die Kleidung bei ungeschickten Menschen so vereinfacht werden, daß sie schnell zu öffnen ist. Versuchen Sie, Klettenverschlüsse anstatt von Reißverschlüssen oder Knöpfen anzubringen. Kann der Betreffende einfach und schnell aus dem Stuhl aufstehen? Sitzt er auf einem niedrigen Stuhl, kann er vielleicht nicht so schnell wie erforderlich aufstehen.

Manchmal können Behinderte nicht schnell genug die Toilette finden. Dies ist oft nach einem Umzug der Fall. Ein deutliches Zeichen oder eine mit heller Farbe bemalte Tür kann helfen. Kranke, die in Papierkörbe, Schränke oder

Blumentöpfe urinieren, sind wahrscheinlich unfähig, die Toilette zu lokalisieren oder sich an den angemessenen Platz zu erinnern. Manche Familien haben einen Deckel auf den Papierkorb gesetzt, Schränke abgeschlossen und den Betreffenden regelmäßig zur Toilette geführt.

Kaufen Sie waschbare Überzüge für Stuhlkissen. Versehen Sie die Innenseite mit Plastikfolie eines Müllsacks und fertigen Sie damit eine wasserdichte Unterlage. Haben Sie einen Lieblingsstuhl oder einen Teppich, den Sie schützen möchten, wählen Sie den bequemsten Weg und plazieren Sie diese Dinge dort, wo der Betreffende nicht hinkommt.

Manchmal benötigen Behinderte Hilfe, sind aber entweder unfähig, diese anzufordern oder genieren sich, darüber zu sprechen. Früher wurden vielleicht Kinderworte benutzt wie *Pipi machen, pissen* oder sie haben eigenartige verschönernde Ausdrücke gebraucht, wie *»ich muß mal spazierengehen«*. Menschen mit einer Störung der sprachlichen Formulierung werden vielleicht sagen »ich möchte Tee« oder »ich möchte mal was gucken«. Ist der als Pfleger Tätige (insbesondere wenn er den Patienten nicht kennt) unfähig zu verstehen, was der Kranke benötigt, so kann es zu unfreiwilligem Harnabgang kommen. Versuchen Sie zu lernen, was der Betreffende meint und überzeugen Sie sich, daß der gelegentlich an der Pflege Teilnehmende oder andere Betreuer dies auch wissen.

Ist der Kranke nachts inkontinent, so begrenzen Sie die abendliche Trinkmenge, es sei denn, daß medizinische Gründe vorliegen, die ein Trinken notwendig machen. Überzeugen Sie sich, daß zu anderen Tageszeiten ausreichend getrunken wird. Sorgen Sie für einen nächtlichen Toilettengang. Hilfreich ist ein am Bett stehender Nachtstuhl, der bequem benutzt werden kann, insbesondere wenn Gehschwierigkeiten bestehen. Außerdem hilft eine Beleuchtung über Nacht sowohl im Schlafzimmer wie auch im Badezimmer.

Solche Kranke fallen vor allem nachts häufig auf dem Weg zur Toilette. Sorgen Sie also für ausreichendes Licht und entfernen Sie rutschende Vorleger. Es ist auch wichtig, daß die Betreffenden dazu in der Lage sind, das Bett zu verlassen. Hausschuhe sollten weder zu glatt noch zu weit sein.

Ein Tagebuch liefert Ihnen Informationen, die unwillkürliche Blasenentleerungen verhindern können. Ist es bekannt, wann der Betreffende meistens einnäßt, z. B. nach dem Aufwachen um 10.00 Uhr morgens oder eine Stunde nachdem er seinen Saft getrunken hat, dann können Sie ihn direkt davor zur Toilette führen und damit das Mißgeschick vermeiden. Mit anderen Worten, Sie lernen, sich auf den Zeitplan des verwirrten Menschen einzustellen. Viele Familien haben gelernt, vorauszusagen, wann der Patient die Toilette aufsuchen wird. Vielleicht wird er etwas aufgeregt oder zieht an seiner Kleidung. Richten Sie alle zwei bis drei Stunden einen Toilettenbesuch ein. Ein regulärer Zeitplan wird die meisten »Malheure« verhindern, Hautschäden vermeiden und das Leben für Sie einfacher gestalten.

Gewisse nicht-verbale Signale zeigen dem Behinderten an, daß es Zeit dafür ist, Wasser zu lassen; etwa das Herunterlassen der Hosen, das Öffnen des Hosenbundes oder das Absitzen auf der Toilette. Trockene Kleidung, das Liegen im Bett oder wenn sie sich in Gesellschaft befinden, können »Stopsignale« bedeuten (manche Menschen vermögen die Blase nicht zu leeren, wenn gewisse, sie hemmende Signale vorhanden sind, z. B. die Anwesenheit anderer Personen oder die Aufforderung, eine Bettpfanne zu benutzen). Das Herunterziehen von Schlüpfern im Zuge der Entkleidung einer Frau kann die Blasenentleerung auslösen. Sie sollten sich eine solche nicht-verbale Zeichensprache aneignen, damit Sie dem betreffenden Menschen helfen, den rechten Augenblick zu wählen.

Ein Mann urinierte jeden Morgen, sobald er seine Füße auf den Boden setzte. Wenn das ein regelmäßiges Verhaltensmuster ist, können Sie sich darauf einrichten und den Urin in einer Urinflasche auffangen. Es gibt Urinauffanggefäße auch speziell für Frauen, diese sind aber oft schwierig zu bekommen. Benutzen Sie eine Plastikschale für eine Frau in stehender Stellung. Manche Menschen können in Ihrer Gegenwart blockiert und unfähig sein zu urinieren. Den gleichen Effekt kann die Aufforderung haben, einen Nachtstuhl zu benutzen, der nicht in der Toilette steht. Oft ist es diese unwillkürliche »Stop-Reaktion«, die dazu führt, daß Familien sagen, »es geht nicht, wenn ich dabei bin, und dann beschmutzt er seine Hosen. Ich finde, er ist reichlich schwierig.«

Hat ein Mensch Schwierigkeiten mit dem Wasserlassen, so hilft es manchmal, ihm ein Glas Wasser mit einem Strohhalm zu geben und ihn aufzufordern, zu pusten und Blasen zu erzeugen. Dies scheint den Entleerungseffekt zu stimulieren.

Manche Menschen mit dieser Krankheit suchen alle paar Minuten die Toilette auf. In solchen Fällen sollte ein Urologe hinzugezogen werden, der entscheidet, ob für das häufige Wasserlassen ein medizinischer Grund vorliegt. Ein Harnwegsinfekt und verschiedene Medikamente können diesen ständigen Drang auslösen, aber auch umgekehrt die Blasenentleerung behindern (bei nicht vollständiger Entleerung wird der Kranke in kurzer Zeit weiter Harndrang empfinden). Sind medizinische Ursachen ausgeschlossen und ist es sicher, daß der Betreffende beim Urinieren seine Blase vollständig entleert, führen Sie ihn alle zwei bis drei Stunden zur Toilette und versuchen Sie, ihn in der Zwischenzeit abzulenken.

5.6.2 Stuhlinkontinenz

Eine Stuhlinkontinenz muß ebenso wie eine Urininkontinenz dem Hausarzt mitgeteilt und mit diesem besprochen werden. Eine temporäre Inkontinenz kann das Resultat einer Infektion, eines Durchfalls oder einer Verstopfung sein (s. Kapitel 6 »Medizinische Probleme«).

Machen Sie die Toilette so komfortabel wie möglich, so daß der Betreffende ohne Unbequemlichkeit während eines ausreichend langen Zeitraums seinen Darm entleeren kann. Seine Füße sollten den Boden berühren, und er sollte die Möglichkeit haben, sich irgendwo festzuhalten. Eine quere Haltevorrichtung, z. B. aus einem Besenstiel hergestellt, vor dem Patienten angebracht und beiderseits mit Haltevorrichtungen versehen, gibt eine Anfaßmöglichkeit und beruhigt einen aufgeregten Kranken. Beschäftigen Sie ihn während er auf der Toilette ist mit irgend etwas oder stellen Sie Musik ein. Versuchen Sie, herauszubekommen, wann der Kranke meistens Stuhlgang hat, und nehmen Sie ihn zu dieser Zeit auf die Toilette. Geben Sie ihm ein Medikament zum Weichmachen des Stuhls, z. B. Agarol®. Vermeiden Sie Vorwürfe im Falle, daß einmal etwas daneben gegangen ist.

5.6.3 Sauberhalten

Ein Mensch, der verschmutzte oder nasse Kleidung trägt, kann sehr schnell Hautreizungen und Geschwüre bekommen. Es ist wichtig, hierauf zu achten. Halten Sie die Haut sauber und trocken; das ist der beste Schutz gegen alle Arten von Hautveränderungen. Die Haut muß nach jedem Kontakt mit Urin und Stuhl gewaschen werden. Puder hält die Haut trocken. Ein Blasenkatheter kommt nur nach Ausschöpfung aller anderen Möglichkeiten in Frage.

Die Intimpflege eines Inkontinenten kann von ihm als erniedrigend und unangenehm und für Sie selbst als abstoßend empfunden werden. Aus diesem Grund haben manche Familien Strategien entwickelt, in denen die Zeit der Säuberung gleichzeitig die Zeit einer besonders liebevollen Betreuung ist. Die notwendigen Maßnahmen werden dann als weniger unangenehm empfunden.

Es gibt verschiedene Hilfsmittel für inkontinente Menschen. Der Arzt oder die Schwester werden Ihnen helfen zu entscheiden, welche in Frage kommen. Einmalwindeln für Erwachsene und Überziehhosen aus Plastik sind käuflich zu erhalten. Einige sind bequemer und haltbarer, wenn normale Unterwäsche über ihnen getragen wird. Wegen des unangenehmen Wortes »Windel« werden diese Produkte auch unter anderen Namen verkauft. Manche sind so hergestellt, daß eine Größe für alle ausreichend ist. Andere bieten verschiedene Größen je nach Hüften- oder Taillenumfang an. Die Art des Füllstoffs entscheidet, wieviel Urin die Vorlage absorbiert. Produkte mit gelierenden, besonders gut absorbierenden Polymeren können mehr Flüssigkeit aufnehmen als normales Fasermaterial.

Es gibt Einmalartikel oder waschbare Ausstattungen. Die letzteren sind oft ohne weiches Füllmaterial gearbeitet, so daß die Schutzschicht direkt in Kontakt mit der Haut kommt, was ein unangenehmes Gefühl verursacht.

Manche Familien finden Einmalvorlagen besser, da sie mehr Urin halten können. Vorlagen mit einer gelierenden Füllung halten mehr Urin und sind weniger voluminös als reines Fasermaterial. Einige Produkte bestehen aus einer waschbaren Außenhose, die eine Wegwerfvorlage in sich trägt. Hierbei wird ein weiches, kühlendes Material benutzt, dessen absorbierende Schichten den Urin aufsaugen und damit den Schritt vor Feuchtigkeit schützen. Auf diese Weise hat der Kranke ein angenehmes Gefühl der Trockenheit. Zum Auswechseln der Vorlage muß die Außenhose nicht herabgezogen werden. Die Hosenbeine sollten gut anliegen, um Tröpfeln nach außen zu verhindern, dürfen aber auch nicht abschnüren.

Ausstattungen, die nicht richtig passen oder zu stark mit Flüssigkeit vollgesaugt sind, werden undicht. Denken Sie daran, daß die Vorlagen nie mehr als eine Blasenentleerung halten können. Aus den Beschreibungen kann entnommen werden, wieviel Flüssigkeit aufgesaugt werden kann. Bei Inkontinenz kann eine volle Blase zwischen 200 bis 300 ml Urin enthalten (eine größere Tasse).

In größeren amerikanischen und englischen Städten gibt es Inkontinenzdienste für Erwachsene, die das Waschen der verunreinigten Wäsche übernehmen.

Zum Schutze der Matratzen gibt es Einmaldecken. Darüber hinaus können Sie gummierte Flanell-Babyunterlagen anschaffen. Diese sind viel angenehmer als die früher verwendeten Gummiunterlagen, die Sie vielleicht noch aus Ihrer Kindheit kennen.

Benutzen Sie über der Matratze ein Falttuch. Dieses ist ein normales Betttuch, welches gefaltet, in der Mitte des Bettes angebracht und seitlich eingestopft wird. In der Falte befindet sich eine Plastikfolie. Sollte es zu einem unwillkürlichen Urinabgang kommen, so müssen Sie lediglich dieses Tuch mitsamt der Plastikfolie entfernen. Flüssigkeitsaufsaugende Unterlagen in Kombination mit dem Falttuch und der gummierten Flanellunterlage helfen, das Bett trocken zu halten. Versuchen Sie, flüssigkeitsaufsaugende Unterlagen mit einer Polymer-Füllung zu bekommen (diese wandelt sich bei Flüssigkeitskontakt in ein Gel um), wobei eine reliefartige Unterfläche ein Rutschen verhindert. Waschen Sie diese Unterlagen entsprechend den vom Hersteller angegebenen Richtlinien.

5.7 Geh- und Gleichgewichtsstörungen; Fallneigung

Im Fortschreiten der Krankheit können sich Steifigkeiten und Ungeschicklichkeiten entwickeln. Diese führen zu Schwierigkeiten, aus einem Stuhl oder Bett aufzustehen. Es kann sich eine gebeugte oder schiefe Haltung sowie ein schlürfender Gang entwickeln. Hier ist wegen der damit verbundenen Fallneigung eine besondere Überwachung angebracht.

Ein Familienangehöriger schreibt: »Seine Schritte sind jetzt sehr langsam. Während er geht, hebt er seine Füße oft hoch an. Offensichtlich hat seine räumliche Vorstellung nachgelassen. Er klammert sich an Türrahmen und Stühle. Manchmal scheint er sich an der Luft festzuhalten. Sein Ausdruck ist leer, wie der eines blinden Menschen. Er hält vor Spiegeln und spricht und lacht mit den Spiegelbildern.«
Eine andere Ehefrau sagt: »Manchmal fällt er. Er stolpert über seine eigenen Füße oder sinkt einfach in sich zusammen. Versuche ich ihm aber zu helfen – er ist ein schwerer Mann – schreit er laut und wehrt sich.«

Jedes dieser Symptome kann unter Umständen auch durch Medikamente ausgelöst sein. Berichten Sie Ihrem Arzt über den Beginn jeder Gehänderung, einer Haltungsänderung, einer neu auftretenden automatenartigen Bewegung oder über Fallereignisse. Der Arzt sollte immer sicher sein, daß keine einer Behandlung zugänglichen Störungen, wie z. B. Medikamentennebenwirkung, Delir oder ein kleinerer Schlaganfall vorliegen. Die oben genannten Symptome treten aber meist im Rahmen einer zunehmenden Demenz auf, bei der bestimmte, die Mukselbewegungen kontrollierenden Gehirnbezirke eine Schädigung erlitten haben.

Verpassen Sie nicht den Zeitpunkt, bei dem das Treppensteigen unsicher wird, ein vermehrtes Stolpern auftritt oder sich andere Gehschwierigkeiten entwickeln. Ist ein Mensch unsicher auf seinen Beinen, ist es besser, daß er Ihren Arm nimmt, wenn er dies möchte, als daß Sie seinen umgreifen. Halten Sie dabei Ihren Arm nahe an Ihren Körper. Dieses hilft Ihnen, besser Balance zu halten. Sie können seinen Gang auch sicherer machen, indem Sie hinter ihm gehen und dabei seinen Gürtel festhalten.

Entfernen Sie Teppichbrücken, die beim Darauftreten rutschen können. Installieren Sie, besonders im Baderaum, Geländer, bedecken Sie Stufen mit Teppichresten, befestigen Sie Teppichkanten mit Klammern. Entfernen Sie harte Ecken von Bücherborden oder polstern Sie diese mit Schaumgummistückchen ab. Vergewissern Sie sich, daß Stühle oder andere Möbelstücke, an die sich der Betreffende gerne anlehnt, stabil sind. Entfernen Sie instabile und antike Möbelstücke. Vereinfachen Sie die Durchgangswege. Räumen Sie unstabile Dinge aus jenen Wohnbezirken heraus, in denen der Betreffende meistens herumläuft. Treppengeländer sind in manchen Häusern schlecht verankert und lösen sich, sobald eine Person sich mit seinem Körpergewicht daran lehnt. Fragen Sie einen sachverständigen Handwerker über diese baulichen Einzelheiten.

Manche Kranke lernen, Gehstöcke oder Gehwagen zu benutzen. Andere können sich diese neuen Fähigkeiten nicht mehr aneignen. Ein Sitzgurt kann, sofern eine aufrechte Haltung im Stuhl alleine nicht möglich ist, diese gewährleisten (s. S.120).

Denken Sie daran, sich beim Helfen anderer nicht selbst zu verletzen oder die Balance zu verlieren. Ein Krankengymnast kann Ihnen zeigen, wie man einem Behinderten ohne große Anstrengung helfen kann. Vermeiden Sie, sich nach vorne zu lehnen oder zu bücken, wenn Sie etwas anheben. Ist es erforderlich, mit dem Körper herunterzugehen, so beugen Sie die Knie, nicht die Hüfte. Lassen Sie sich Zeit. Unfälle passieren meist dann, wenn man selbst oder der Verwirrte in Eile ist. Heben Sie einen Menschen von den Achseln aus. Vermeiden Sie, ihn am Arm zu ziehen. Vermeiden Sie, einen ungeschickten oder schwerbehinderten Menschen auf den Rücksitz eines Zwei-Türen-Autos zu ziehen.

Fällt ein Mensch, so beachten Sie folgendes:

(1) bleiben Sie ruhig
(2) überprüfen Sie, ob eine sichtbare Wunde vorhanden ist oder ob Schmerzen bestehen
(3) vermeiden Sie, in Panik zu kommen und
(4) beobachten Sie den Betreffenden auf Schmerzzeichen, Schwellungen, Abschürfungen, aufgeregtes Verhalten oder zunehmende Unruhe. Rufen Sie einen Arzt, wenn ein oder mehrere der genannten Zeichen vorhanden sind und besonders, wenn Sie Grund haben anzunehmen, daß eine Kopfverletzung oder eine andere Verletzung vorhanden ist. Eine Ehefrau hatte sich dazu erzogen, anstatt ihren Mann hochzuziehen, sich zu ihm auf den Fußboden zu setzen (dies linderte auch ihre eigene Verzweiflung). Sie pflegte ihn dann zu streicheln, mit ihm freundlich zu reden, bis er sich beruhigt hatte. Sobald er relaxiert war, konnte sie, anstatt ihn zu heben, ihn dazu bringen, unter Anwendung nacheinander ausgeführter sinnvoller Körperbewegungen wieder alleine aufzustehen.

5.7.1 Rollstühle

Kommt die Zeit, daß ein Mensch rollstuhlpflichtig wird, kann Sie Ihr Arzt oder eine Krankenschwester der Sozialstation über die richtige Auswahl beraten. Rollstühle unterscheiden sich in vielen Punkten, so daß man den richtigen für die anstehenden Bedürfnisse auswählen muß.

6. Kapitel: Medizinische Probleme

Demenzkranke können auch von zusätzlichen Krankheiten befallen werden. Diese reichen von relativ kleinen Störungen, wie einer Grippe, zu schwersten lebensbedrohenden Situationen. Oft sind die Betreffenden nicht in der Lage (selbst wenn sie noch fähig sind, relativ gut zu sprechen), über Schmerzen zu klagen oder auf ihre körperlichen Funktionen zu achten. Schnitte, Prellungen oder sogar Knochenbrüche können sich unbemerkt ereignen. Menschen, die längere Zeit liegen, entwickeln Dekubitalgeschwüre. Die gesamte gesundheitliche Situation verschlechtert sich. Die *erfolgreiche Behandlung, selbst kleinerer gesundheitlicher Probleme bedeutet für Demenzkranke eine kaum zu überschätzende Hilfe.*

Sicher haben Sie selbst schon einmal die eigenartige »Dumpfheit« bei einer Krankheit empfunden. Dieses Phänomen kann bei dementen Kranken, deren allgemeine Gesundheitslage besonders anfällig gegenüber zusätzlicher Schädigung ist, noch wesentlich verstärkt auftreten. Delirähnliche Zustände können sich im Rahmen zusätzlicher Erkrankungen (Grippe, kleinere Erkältungen, Pneumonie, Herzerkrankungen, Reaktionen auf Medikamente und viele andere Dinge) entwickeln, und es sieht dann fälschlicherweise so aus, als ob lediglich die Demenz zugenommen hätte. Delire und ihre Symptome schwinden in der Regel, sobald die zusätzliche Erkrankung erfolgreich behandelt wurde. Man sollte immer wieder kritisch auf mögliche zusätzliche Krankheiten und Verletzungen achten und die Aufmerksamkeit des Arztes hierauf lenken.

Alle Hinweise auf Schmerz und Krankheit müssen ernst genommen werden. Es ist wichtig, einen Arzt zu finden, der freundlich ist, der die Situation des Patienten versteht, und der sich um die allgemein-medizinischen Probleme kümmert. Lassen Sie es nicht zu, daß ein Arzt den Patienten nur deshalb nicht behandelt, weil er »senil« oder »alt« ist. Bestehen Sie darauf, daß eine Infektion behandelt und Schmerzen diagnostiziert und gebessert werden. Da ein dementer Mensch sehr leicht in eine akute Verwirrtheit (Delir) verfällt, ist es wichtig, zusammen mit dem Arzt jede auch noch so kleine Veränderung, wie z. B. eine Erkältung, zu besprechen.

Hinweise auf Krankheiten umfassen:

- Fieber (Temperaturen über 37,5 °C). Seien Sie beim Temperaturmessen vorsichtig und achten Sie darauf, daß der Betreffende nicht auf das Thermometer beißt. Es gibt Papierthermometer, die auf die Stirn gelegt werden. Man kann auch eine etwas ungenauere Temperaturvermessung über drei bis fünf Minuten in der Achselhöhle durchführen.

- Unnatürliche Röte oder Blässe,
- ein schneller Puls über 100 (der nicht durch Körperaktivität erklärbar ist). Normalerweise beträgt der Puls 60 bis 100 Schläge pro Minute. Bitten Sie eine Krankenschwester, Ihnen zu zeigen, wie der Puls am Handgelenk getastet wird. Zählen Sie den Puls über 20 Sekunden und multiplizieren Sie mit drei. Es ist wichtig zu wissen, wie der Puls des betreffenden Menschen normalerweise beschaffen ist.
- Erbrechen oder Durchfall,
- Hautveränderungen (Verlust von Elastizität, Trockenheit, Blässe), trockenes blasses Zahnfleisch oder kleinere Geschwüre im Mund,
- Durst bzw. Verweigerung zu trinken oder zu essen,
- eine Wesensveränderung, vermehrte Reizbarkeit oder Zunahme von Mattigkeit oder Schläfrigkeit,
- Kopfschmerzen,
- eine plötzliche Verschlechterung des allgemeinen Zustandes,
- Ablehnung von Tätigkeiten, die vorher durchgeführt wurden (Verhaltensänderungen signalisieren oft Krankheit),
- Stöhnen und lautes Rufen,
- plötzliche Krämpfe, Halluzinationen, Fallereignisse,
- Schwellungen eines Körperteils (beachten Sie besonders Hände und Füße),
- Husten, Niesen, Zeichen der Lungenstauung oder Schwierigkeiten zu atmen.

Stellen Sie sich selbst die folgenden Fragen: Ist der Kranke schon einmal gefallen? Hat er in den letzten 72 Stunden Stuhlgang gehabt? Hat er in letzter Zeit seine Medikamenteneinnahme geändert? Können ihm leichte Schmerzmittel, wie Aspirin, helfen? Sind andere Krankheiten, wie Herzerkrankung, Arthritis oder Grippe, vorhanden? Sobald ein Mensch an Gewicht verliert, muß an eine ernsthafte Erkrankung gedacht werden. Es ist wichtig, daß Ihr Arzt die Ursache für den Gewichtsverlust herausfindet. Jeder, der mehr als 10 % seines Körpergewichts verloren hat, sollte sobald als möglich den Arzt aufsuchen. Manche Kranke, die sich nicht ausdrücken können, sind oft auch nicht in der Lage, auf Fragen wie »haben Sie Kopfschmerzen?« mit ja oder nein zu antworten.

6.1 Schmerzen

Oft fragen Familien, ob Demenz mit Schmerzen verbunden sei. Soweit bekannt, verursacht die Alzheimersche Krankheit keine Schmerzen und die Multiinfarktdemenz nur äußerst selten. Menschen mit Demenz können natürlich aus anderen Gründen Schmerzen haben, wie durch Magenerkrankungen, abdominelle Koliken, Verstopfung, verborgene Bänderrisse, Knochenbrüche, bewegungsloses Sitzen, Grippe, Arthritis, Dekubitus, Wunden, Schürfungen oder Schnitte. Weitere Gründe für Schmerzen sind Hautläsionen oder Ausschläge, bedingt durch schlechte Hygiene, Zahn- und Zahnfleischschmerzen, drückende, enge Kleidung oder Schuhe sowie offene Nadeln. Hinweise auf Schmerz sind plötzliche Verschlechterungen des Allgemeinbefindens, Stöhnen oder Rufen, Ablehnung, bestimmte Dinge zu tun, oder zunehmende Ruhelosigkeit. Alle Schmerzsignale müssen ernst genommen werden. Kann ein Mensch nicht klar angeben, wo der Schmerz lokalisiert ist, so muß ein Arzt die Ursache der Schmerzen klären.

6.2 Fallereignisse und Verletzungen

Demenzkranke werden mit der Zeit ungeschickt. Sie fallen aus dem Bett, laufen in Gegenstände hinein, stolpern oder bringen sich selbst Schnittwunden bei. Selbst schwerere Verletzungen können aus verschiedenen Gründen übersehen werden.

(1) Kleinste Unfälle können bei älteren Menschen zu Knochenbrüchen führen.
(2) Häufig ist trotz Fraktur noch eine Betätigung der betreffenden Extremität möglich.
(3) Demente Kranke können ihren Schmerz nicht angeben.
(4) Es besteht nur eine kleinere Kopfverletzung. Diese kann jedoch intrazerebrale Blutungen verursachen, die sofort behandelt werden müssen, um weitere Gehirnschädigungen zu verhüten.

Überprüfen Sie den Ihnen anvertrauten Kranken routinemäßig auf Schnitte, Prellungen und Blasen, die durch Unfälle, Fallereignisse, ständiges Hin- und Herlaufen sowie unbequeme Kleidung verursacht sein können. Plötzliche Verhaltensänderung kann der einzige Hinweis auf eine Verletzung sein.

6.3 Dekubitalgeschwüre

Durchliegegeschwüre (Dekubitalulcera) entwickeln sich bei längerem Sitzen oder Liegen, durch zu fest anliegende Kleidung, Schwellungen oder unzureichende Ernährung. Gegenüber derartigen Bedingungen ist die Haut älterer Menschen oft sehr empfindlich. Durchliegegeschwüre beginnen als rote Flekken und können sich dann in tiefe Wunden umwandeln. Sie treten häufig über jenen Bezirken auf, wo Haut dem Knochen dicht anliegt, wie Ferse, Hüfte, Schulter, Schulterblatt, Wirbelsäule, Ellenbogen, Knie, Gesäß und Knöchel. Selbst wenn noch eine gewisse Gehfähigkeit vorhanden ist, müssen Menschen, die lange Zeit sitzen oder liegen, besonders sorgfältig hinsichtlich dieser Bezirke überwacht werden. Der Arzt zeigt Ihnen, wie man Dekubitalulcera behandelt. Das Wichtigste ist, sich so zu verhalten, daß es nicht zum Durchliegen kommt.

Ermutigen Sie den Betreffenden ständig, seine Lage zu ändern. Bitten Sie ihn, aufzustehen und den Fernsehkanal umzuschalten, einen Spaziergang zu machen oder den Tisch zu decken. Bitten Sie ihn, in die Küche zu kommen, um nach dem Kuchen zu schauen oder an das Fenster, um etwas zu beobachten.

Wechselt der Kranke seine Position ungenügend, so gibt es dennoch Möglichkeiten, leicht verletzliche Hautbezirke zu schützen. Sanitätsgeschäfte verkaufen Spezialkissen, auf denen der Kranke sitzen oder liegen kann (es gibt Luftkissen, Wasserkissen, Gelunterlagen, Schaumgummimatratzen und Kombinationen hiervon). Achten Sie auf eine waschbare Oberfläche, die Ausscheidungen und Gerüche abstößt. In Geschäften können weiterhin Fersen- und Ellbogenschützer gekauft werden (diese sind aus synthetischem Schaffellmaterial gearbeitet und schützen die Haut über Knochenvorsprüngen).

6.4 Austrocknung

Selbst Menschen, die frei laufen und fähig erscheinen, sich selbst zu versorgen, können übermäßig viel Wasser verlieren. Da wir annehmen, daß die Betreffenden gut für sich selbst sorgen können, beachten wir möglicherweise nicht die Zeichen der beginnenden Austrocknung. Kümmern Sie sich um dieses Problem besonders bei Menschen, die erbrochen haben, an einem Durchfall leiden, an Diabetes erkrankt sind oder Diuretika (Wassertabletten) bzw. Herzmedikamente einnehmen. Die Symptomatik beinhaltet Durst oder Abneigung zu trinken, Fieber, gerötete Haut, schneller Puls, trockene, blasse Mundschleimhaut oder trockene unelastische Haut. Weiterhin können Schwindel, Unsicherheit, Verwirrtheit und Halluzinationen vorhanden sein.

Der Flüssigkeitsanteil, den ein Mensch benötigt, variiert individuell und jahreszeitlich. Während der Sommermonate wird oft mehr Flüssigkeit gebraucht. Sind Sie nicht sicher, ob der Betreffende genügend Flüssigkeit zu sich nimmt, fragen Sie Ihren Arzt nach der erforderlichen Trinkmenge.

6.5 Pneumonie

Pneumonie ist eine durch Bakterien oder Viren verursachte Lungeninfektion. Sie ist häufig eine Komplikation der Demenz. In diesem Fall ist die Diagnose oft schwierig, da Fieber und Husten nicht vorhanden sein müssen. Ein Delir kann das erste Symptom sein, und eine Pneumonie sollte immer vermutet werden, sobald sich ein Patient mit Demenz plötzlich verschlechtert.

6.6 Stuhlverstopfung

Ist ein Mensch vergeßlich, so wird er sich vielleicht nicht an die letzte Verdauung erinnern und nicht die Ursache des Unwohlseins erkennen, die aus einer Verstopfung resultiert. Einige Menschen haben weniger häufig Stuhlgang als andere. Trotzdem sollte alle zwei oder drei Tage eine Darmentleerung erfolgen.

Verstopfung führt zu Unwohlsein oder Schmerzen und verschlechtert eine bestehende Verwirrtheit. Sie ist mit einer Stuhlverhärtung vergesellschaftet, die den Darm teilweise oder vollständig blockiert. Der Körper ist dann nicht mehr fähig, seine Abfallstoffe abzugeben. Sie sollten sich mit einem Arzt oder einer Schwester in Verbindung setzen, sobald Sie in dieser Richtung Verdacht geschöpft haben (Stuhlverhärtungen können auch zu Durchfall führen).

Es gibt eine ganze Reihe von Faktoren, die eine Verstopfung auslösen können. In den USA besteht eine wichtige Ursache darin, daß die meisten Amerikaner schnell zuzubereitende Mahlzeiten, die arm an darmanregenden Ballaststoffen sind, bevorzugen. Liegt eine zur Demenz führende Krankheit vor, passen Zahnprothesen nicht oder bestehen Zahnschmerzen, so resultieren weitere, eine Verstopfung begünstigende Abänderungen der Nahrungszufuhr. Die den Darminhalt vorantreibenden Darmmuskeln nehmen wahrscheinlich mit dem Alter an Kraft ab, und bei zusätzlichem Nachlassen der physischen Aktivitäten kommt es zu einer behindernden Verlangsamung der Darmfunktion. Einige Medikamente und Diätzusätze (die schlecht essenden Kranken beigegeben werden) bewirken eine Zunahme der Verstopfung.

Bei Vorliegen einer Demenz ist der Betroffene oft nicht fähig, den Zeitpunkt des letzten Stuhlgangs anzugeben. Dies trifft besonders für Kranke zu, die scheinbar gut auf sich aufpassen bzw. versichern, ihre Funktionen ausreichend kontrollieren zu können. Lebt ein verwirrter Mensch alleine, wird er eventuell jene Dinge aus seinem Speisezettel streichen, die für die Zubereitung Geschicklichkeit erfordern und dafür vorwiegend Kuchen, Kekse oder andere ballastarme, hochgereinigte Nahrungsmittel zu sich nehmen. Leben Sie nicht bei der betreffenden Person, ist es für Sie unmöglich, deren Stuhlgang zu kontrollieren. Haben Sie das Gefühl, daß eine Verstopfung vorliegt, sollten Sie besonders gut aufpassen. Tun Sie dies so ruhig und unauffällig wie möglich und vermeiden Sie, den Eindruck zu erwecken, daß Sie »Befehlsgewalt« besitzen.

Manche Menschen betrachten ihre Körperfunktionen als Intimsphäre und ein verwirrter Mensch kann sehr ärgerlich werden, wenn die Intimsphäre berührt wird. Darüber hinaus ist die Aufgabe, den Stuhlgang eines anderen Menschen zu überprüfen, für viele von uns abstoßend, und wir versuchen, einer solchen Aufgabe aus dem Weg zu gehen. Beide Aspekte können zusammenwirken und dazu führen, daß wir ein potentiell wichtiges Problem übersehen.

Kann sich ein Demenzkranker nicht ausreichend über Kopfschmerzen oder andere Schmerzen äußern, so denken Sie auch immer an eine Verstopfung als Ursache. Inmitten des Stresses, den die Versorgung eines stark behinderten Menschen mit sich bringt, ist die Nichtbeachtung des Stuhlgangs nur zu leicht möglich. Sind Sie der Ansicht, daß der Kranke an Obstipationen leidet, sollten Sie sich mit dem Arzt besprechen. Er kann schnell entscheiden, ob die Verdauung in Ordnung ist und wenn nicht, wird er helfen, die Störung zu beseitigen.

Der ständige und häufige Gebrauch von Abführmitteln wird nicht empfohlen. Besser ist die Vermehrung des Ballaststoff- und Flüssigkeitsanteils in der Nahrung. Weiterhin ist körperliche Bewegung (z. B. ein täglicher Spaziergang) wichtig. Der Kranke sollte wenigstens täglich acht Glas Wasser oder Fruchtsaft trinken. Vergrößern Sie den Nahrungsanteil an Gemüse (z. B. in kleinen Stükken gereicht), Früchten (inkl. Pflaumen und Äpfel als weitere Fruchtstückchen oder zusammen mit Hafer- oder Maisflocken), Vollkorngetreide (Kleie, Vollkornbrot), Salaten, Bohnen und Nüssen. Fragen Sie Ihren Arzt, ob Sie weitere Ballaststoffe der Nahrung zuführen sollen.

6.7 Medikamente

Die Arzneimitteleinnahme hat mehrere Seiten. Sie gewährleistet das Einschlafen des Patienten, dämpft die Aufgeregtheit oder beeinflußt andere Umstände in günstiger Weise. Auf der anderen Seite sind Demenzkranke (bzw. auch andere ältere Patienten) gegen zu hohe Dosen und Medikamentenwechselwirkungen überempfindlich. Plötzliche Erregungszustände, ein schleppender Gang, Fallereignisse, Benommenheit, Inkontinenz, Abmagerung, Steifigkeit sowie eigentümliche Mund- und Handbewegungen können Nebenwirkungen von Medikamenten sein und sollten sofort mit dem Arzt besprochen werden. Ärzte können nicht immer alle Nebenwirkungen einer notwendigen Medikation verhindern. Sie und Ihr Arzt müssen für ein bestmögliches Ergebnis zusammenarbeiten. Hierbei tragen Sie eine erhebliche Verantwortung.

Hier sind einige Möglichkeiten, wie Sie vernünftigen Einfluß nehmen können: Manche Arzneimittel müssen vor der Mahlzeit, manche nach der Mahlzeit eingenommen werden. Einige haben einen kummulativen Effekt (d. h. bei kontinuierlicher Einnahme nimmt die Wirksamkeit immer weiter zu). Ältere Menschen und Demenzkranke sind besonders empfindlich für Dosierungsfehler, deshalb ist es unbedingt nötig, daß Medikamente genau in der Menge und zu den Zeiten eingenommen werden, die der Arzt angegeben hat.

Manche Patienten verstehen nicht, warum Sie darauf bestehen, daß Medikamente eingenommen werden müssen, und reagieren mit unkontrollierten

Erregungszuständen. Vermeiden Sie, hierüber einen Streit zu beginnen. Klären Sie den Betreffenden statt dessen über die anstehende Medikation Schritt für Schritt auf. »Dieses ist deine Tablette. Dr. B. hat sie dir verschrieben. Nimm sie jetzt in deinen Mund. Trinke etwas Wasser hinterher. Gut.« Sollte sich der Betreffende aufregen, versuchen Sie, das Medikament später auszuhändigen. Manche Kranke nehmen Tabletten eher, wenn diese separat in einem kleinen Becher oder in einem Umschlag statt aus einem Tablettenröhrchen angeboten werden.

Patienten sind manchmal nicht fähig oder verweigern, Tabletten zu schlukken. Sie behalten dann die Tablette ständig in ihrem Mund und spucken sie später aus. Vielleicht finden Sie die Tablette einige Zeit danach auf der Erde. Oft hilft es, dem Betreffenden zusammen mit der Medikation ein Getränk anzubieten. Sollten sich in dieser Hinsicht ständig Probleme ergeben, so fragen Sie den Arzt, ob eine andere Form der Medikation möglich ist. Tabletten oder eine Flüssigkeit können oft besser geschluckt werden als Kapseln. Manchmal können Tabletten zerstoßen und mit der Nahrung gemischt werden. Hier hat sich besonders Apfelmus bewährt. Sollten Sie nicht sicher sein, ob der Betreffende tatsächlich seine Tablette nimmt, fragen Sie den Arzt, wie es weiter gehen soll. Werden Tabletten auf den Boden verstreut, verhindern Sie, daß Enkel und Haustiere diese aufnehmen und verschlucken.

Glauben Sie *niemals,* daß ein vergeßlicher Mensch fähig ist, seine Medikamente regelmäßig zu nehmen. Müssen Sie den Kranken alleine lassen, legen Sie eine abgepackte Dosis bereit und stellen das Tablettenfläschchen wieder zurück in den Schrank. Selbst Menschen mit geringer Vergeßlichkeit und manchmal sogar Gesunde können zeitweise nicht angeben, ob sie ihre Tabletten genommen haben.

Sind Sie müde oder aufgeregt, so könnten Sie selbst einmal die Tablettenausteilung vergessen. Apotheken verkaufen Plastikbehälter mit kleinen Fächern, auf denen »Montag«, »Dienstag«, »Mittwoch« usw. eingedruckt ist. Man kann dann auf einen Blick sehen, ob die ausgeteilten Tabletten genommen wurden. (Dieses Hilfsmittel ist für *Sie* hilfreich; vertrauen Sie nicht darauf, daß der Patient selbst in der Lage ist, diese Hilfe richtig zu gebrauchen.)

Bewahren Sie Medikamente dort auf, wo der verwirrte Angehörige sie nicht erreichen kann.

6.8 Zahnprobleme

Es ist wichtig, daß der Ihnen Anvertraute regelmäßig zum Zahnarzt geht. Mundgeschwüre sind für Sie schwierig zu finden, und der Kranke kann vielleicht nicht darüber berichten. Vielleicht läßt er auch nicht zu, daß Sie seinen

Mund inspizieren. Selbst nur geringfügig vergeßliche Menschen vernachlässigen oft ihre Zahnprothesen und entwickeln Infektionen des Mundraumes. Die Zähne des Pflegebedürftigen müssen schmerzlos sein bzw. die Prothesen gut passen. Kranke Zähne oder schlecht sitzende Prothesen können zu Ernährungsfehlern führen, die alle anstehenden Probleme noch schwieriger machen.

6.9 Sehstörungen

Manchmal erhält man den Eindruck, daß ein Mensch schlechter sehen kann als bisher oder blind wird. Vielleicht stößt er gegen Möbel, hebt die Füße hoch über relativ niedrige Gehwegeinfassungen, kann die Nahrung nicht mehr mit der Gabel aufspießen oder wird bei schlechter Beleuchtung unsicher. Hierbei ist folgendes möglich: Augenprobleme wie Weitsichtigkeit oder grauer Star sind in diesen Fällen wahrscheinlich. Veranlassen Sie unbedingt eine Untersuchung beim Augenarzt. Korrigierbare Sehstörungen sollten mit einer entsprechenden Brille ausgeglichen werden. Hierdurch wird dem erkrankten Gehirn die bestmögliche Sichtinformation zugänglich. Liegt sowohl eine Seh- wie auch eine Denkstörung vor, so potenzieren sich beide Behinderungen. Die Umgebung wird nicht mehr richtig eingeordnet und auch die übrigen Funktionen lassen nach. Erlauben Sie nicht, daß ein Arzt, da eine »Senilität« vorliegt, Sehstörungen auf die leichte Achsel nimmt. Selbst wenn er nicht helfen kann, sollte er Ihnen die Art der Probleme erklären.

Zerebral geschädigte Menschen sind oft unfähig, zwischen geringen Farbnuancen zu unterscheiden. Es werden dann hellblau, hellgrün und hellgelb als gleich betrachtet. Ein weißes Geländer ist schwierig vor einer weißen Wand zu unterscheiden. Für einige Menschen ist es schwierig, herauszufinden, an welcher Stelle ein blaugrüner Teppich an einer hellgrünen Wand endet. Dies kann der Grund dafür sein, daß der Betreffende an die Zimmerwand stößt.

Manche Menschen haben mit der Tiefenorientierung Schwierigkeiten. Tapetenmuster können Unsicherheit erzeugen. Der schwarzweiße Badezimmerfußboden kann durchlöchert erscheinen. Es kann auch Schwierigkeiten geben, festzustellen, ob man sich zum Hinsetzen nahe genug an einem Stuhl befindet. Es kann Mühe machen, herauszufinden, wie hoch eine Treppenstufe oder Bordschwelle ist, bzw. an welcher Stelle eine Treppe bestiegen werden muß. Fensterspiegelungen können die Umrisse von nahestehenden Gegenständen verschwimmen lassen. Das ältere Auge kann sich schlecht an plötzliche Übergänge von hell nach dunkel anpassen und umgekehrt.

Liegt eine zerebrale Behinderung vor, so wird es dem Betroffenen besonders schwer fallen, mangelndes Sehvermögen auszugleichen. Hier ist Ihre Hilfe wichtig. Der Behinderte benötigt seine Sehkraft in besonders hohem

Maße. Streichen Sie ein Geländer dunkel, sofern das letztere an einer hellen Wand befestigt ist. Streichen Sie Scheuerleisten dunkel, sofern die Wände hell sind. Der dunkle Abschluß wird dem Behinderten helfen, Fußboden und Wand zu unterscheiden. Versehen Sie den Badezimmerfußboden mit einem waschbaren Teppich, der so befestigt ist, daß ein Rutschen unmöglich wird. Markieren Sie die Kanten und die Vertiefung der Badewanne mit wasserdichten Farbstreifen. Streichen Sie Treppenabsätze und Stufen in unterschiedlichen Farben. Kontraste sind hilfreich. Markieren Sie Türumrisse, Kaminvorsprünge und andere Dinge, mit denen ein Behinderter zusammenstoßen kann, durch kontrastreiche Farbbänder (hell auf dunkel und dunkel auf hell).

Versuchen Sie, während des Tages Räume heller zu machen, und installieren Sie abends Nachtlampen. Bauen Sie eine Lampe in dunkle Schränke ein. Überziehen Sie Stühle in hellen kontrastierenden Farben ohne Muster. Steht ein Überzug nicht zur Verfügung, so legen Sie ein Handtuch oder eine andere Abdeckung auf den Stuhl.

Vermeiden Sie das Umstellen der Stühle.

Demenzkranke können die Fähigkeit verlieren, sich das, was sie sehen, bewußt zu machen. In diesen Fällen ist das Auge unbeeinträchtigt, das Gehirn aber nicht in der Lage, eine ausreichende Verarbeitung des Wahrgenommenen vorzunehmen. Hierbei ist z. B. das Zusammenstoßen mit Möbelstücken möglich. Der Grund ist in diesem Fall nicht die Sehbehinderung, sondern die Schwierigkeit der zerebralen Verarbeitung. Es liegt nur eine scheinbare Sehstörung vor, tatsächlich spielt aber die fortgeschrittene Demenz eine Hauptrolle. Man spricht bei dieser Gegebenheit von Agnosie, die ausführlicher in Kapitel 8 diskutiert wird. Eine Agnosie kann durch den Arzt nicht behoben werden. Da Denk- und Sprachprobleme vorliegen, ist es für den Augenarzt schwierig, die Sehschärfenbestimmung durchzuführen. Es ist klar, daß unter diesen Umständen Ermahnungen, der Betreffende solle aufpassen, wohin er geht, unsinnig sind. Die adäquate Betreuung liegt darin, den Betreffenden vor Unfällen zu schützen und häufiger auf Prellungen und andere Verletzungen zu achten.

Ein Verlieren der Brille wird durch eine Halskette, an der diese befestigt ist, verhindert. Behalten Sie alte Brillen oder kaufen Sie eine Ersatzbrille für den Fall, daß die aktuelle Brille verlorengeht. Bewahren Sie Brillenrezepte des Behinderten und von Ihnen selbst auf. Nehmen Sie diese auf Reisen mit. Brillenrezepte, die man beim Optiker vorlegen kann, ersparen Ärger und Kosten.

Trägt der Kranke Kontaktlinsen, so sollte man eventuell auf eine Brille übergehen, und zwar schon bevor der Betreffende mit der Kontaktlinse nicht mehr zurecht kommt. Werden Kontaktlinsen weiter getragen, muß auf Reizerscheinungen des Auges geachtet und auf eine sachgemäße Pflege der Linsen Wert gelegt werden.

6.10 Hörprobleme

Besteht bei Verwirrtheitszuständen zusätzlich eine Beeinträchtigung des Hörvermögens, so erhält das erkrankte Gehirn zu wenig Informationen, um die Umwelt ausreichend zu beurteilen. Ein Hörverlust löst dann Mißtrauen und ein Sichzurückziehen aus. Der Arzt kann den Grund einer Hörminderung ermitteln und womöglich ein Hörgerät verordnen. Ähnlich wie beim Abnehmen der Sehleistung ist es oft schwierig, herauszufinden, inwieweit eine Hör- oder Denkbeeinträchtigung im Vordergrund steht. Da der Kranke nicht mehr ausreichend lernfähig ist, verursacht die Einstellung auf ein Hörgerät Schwierigkeiten (Hörgeräte verstärken Hintergrundgeräusche, die so laut werden können, daß sie den Träger verunsichern). Man sollte ein Hörgerät nur unter der Voraussetzung des Rückgaberechts bei unzureichendem Erfolg anschaffen.

Wird ein Hörgerät benutzt, so sollten Sie sich um den Zustand des Gerätes kümmern und es regelmäßig hinsichtlich der Batterien überprüfen.

Abgesehen von der Versorgung mit einem Hörgerät sind weitere Dinge wichtig:

(1) Versuchen Sie, Hintergrundgeräusche zu vermindern, wie laute Geräusche von Haushaltsgeräten, lautes Fernsehen und gleichzeitiges Sprechen. Es ist für den Behinderten schwierig, zwischen diesen Hintergrundgeräuschen und dem, was ihn interessiert, zu unterscheiden.
(2) Sprechen Sie möglichst tief. Hohe Frequenzen sind besonders schwierig wahrzunehmen.
(3) Erklären Sie, wo Geräusche herkommen. Manchmal macht es Mühe, Geräusche zu lokalisieren und zu erkennen. Das Resultat ist eine Zunahme der Verwirrtheit. Instruieren Sie den Betreffenden: »Was du jetzt hörst, kommt vom Müllwagen«.
(4) Verwenden Sie mehrere Hinweisformen gleichzeitig: Deuten Sie auf einen Gegenstand, erklären Sie diesen dabei und führen den Patienten vorsichtig darauf zu, um nur ein Beispiel zu nennen.

6.11 Besuch beim Arzt

Arzt- und Zahnarztbesuche können für Sie und den Patienten zu einer Qual werden. Hier sind einige Vorschläge, um dies zu vermeiden.

Ein vergeßlicher Mensch ist möglicherweise nicht in der Lage, zu verstehen, wo er sich befindet, und warum er sich an einem besonderen Ort aufhält. Dieses zusammen mit der Unruhe des Aufbruchs kann unkontrollierte Erregungszustände auslösen. Versuchen Sie, die Dinge möglichst einfach zu gestalten.

Manche Kranke reagieren ruhiger, wenn sie von vornherein wissen, daß sie zum Arzt gehen. Andere können besser geführt werden, wenn das Thema des Arztbesuchs bis zum letzten Augenblick vermieden wird. Sagen Sie nicht: »Wir müssen heute früh aufstehen. Beeile dich mit deinem Frühstück. Heute müssen wir zu Dr. B. gehen. Deine Medikamente müssen geändert werden.« Besser ist es, den Betreffenden normal aufstehen zu lassen, das Frühstück zu servieren und ihm in den Mantel zu helfen. Erst wenn man fast beim Arzt angekommen ist, sagt man: »Heute besuchen wir Dr. B.«.

Vermeiden Sie Auseinandersetzungen, ignorieren Sie Widerstände oder spielen Sie diese herunter. Sagt der Betreffende: »Ich will nicht zum Arzt gehen«, so antworten Sie nicht: »Du mußt aber den Arzt aufsuchen«, sondern versuchen Sie, das Thema zu wechseln, wie z. B.: »Wir könnten, wenn wir schon einmal in der Stadt sind, uns dort ein Eis kaufen.« Planen Sie den Arztbesuch in allen Details. Überlegen Sie sich, wohin Sie gehen, wo Sie parken und wie lange das Unternehmen dauert. Machen Sie sich klar, ob Stufen zu überwinden sind, oder ob ein Fahrstuhl benutzt werden kann. Nehmen Sie sich ausreichend Zeit, aber kommen Sie nicht so früh, daß eine längere Wartezeit bleibt. Sollte die Praxis voll und laut sein, ist es vielleicht möglich, daß Sie an einem ruhigeren Ort warten können. Nehmen Sie etwas zu Essen mit, z. B. eine Suppe in Pulverform, die mit heißem Wasser, das man Ihnen in der Praxis geben wird, zubereitet werden kann. Vielleicht fallen Ihnen auch andere Aktivitäten ein, die dem Behinderten während des Wartens Spaß machen. Ist eine längere Wartezeit vorauszusehen, kann zwischendurch ein kleiner Spaziergang gemacht werden. Lassen Sie einen vergeßlichen Menschen niemals alleine im Wartezimmer. Die fremde Umgebung kann eine aufregende Wirkung und ein plötzliches Weglaufen zur Folge haben.

Der Arzt wird vielleicht ein Beruhigungsmittel für den Patienten verschreiben, sofern andere Möglichkeiten versagen. Meistens ist aber Ihre Ruhe, Ihr sachliches Auftreten, Ihre Fähigkeiten, einfache Informationen zu geben und eine beruhigende Wirkung auszustrahlen, schon genug.

6.12 Krampfanfälle

Krampfanfälle im Rahmen einer zur Demenz führenden Erkrankung sind selten, daher werden Sie sich mit deren Besonderheiten aller Wahrscheinlichkeit nach nicht auseinanderzusetzen haben. Dennoch: Krampfanfälle können große Angst auslösen, insbesondere, wenn man nicht darauf vorbereitet ist. Es gibt verschiedene Krankheiten, die mit Krampfanfällen einhergehen. Das Auftreten eines Krampfanfalls wird aber aller Wahrscheinlichkeit nach nicht mit der vorliegenden Demenz im Zusammenhang stehen. Es gibt verschiedene Krampfformen. Meistens handelt es sich um sogenannte tonisch-klonische

Anfälle (dieses sind die bekanntesten Anfälle). Der Betreffende wird steif, fällt und verliert das Bewußtsein. Die Atmung wird unregelmäßig und hört kurzzeitig auf. Dann kommt es zu Muskelzuckungen und zur Verkrampfung der Kaumuskulatur. Nach einigen Sekunden hören die Zuckungen auf und das Bewußtsein kommt wieder zurück. Im Anschluß hieran kann sich eine Verwirrtheit verstärken sowie Schläfrigkeit oder Kopfschmerz auftreten. Auch das Sprechvermögen kann vorübergehend behindert sein.

Andere Krampfanfälle sind weniger dramatisch, z. B. kann es lediglich zu Zuckungen einer Hand oder eines Armes kommen.

Ein Krampfanfall ist nicht lebensbedrohend. Das Wichtigste ist, ruhig zu bleiben. Versuchen Sie nicht, den Betreffenden festzuhalten. Wichtig ist nur, daß er vor einem Fallereignis bewahrt wird und daß der Kopf nicht gegen harte Gegenstände anschlägt.

Versuchen Sie nicht, den Kranken wegzutragen oder den Anfall aufzuhalten. Bleiben Sie bei dem Patienten und warten Sie das Ende des Anfalls ab. Versuchen Sie nicht, die Zunge herauszuziehen oder einen Teelöffel in den Mund des Patienten zu führen. Sind die Zähne fest zusammengebissen, so sollte der Mund nicht gewaltsam geöffnet werden; Sie könnten hierbei Zähne und Zahnfleisch verletzen. Wenn möglich, lockern Sie die Kleidung, öffnen Sie z. B. den Gürtel, die Krawatte oder Knöpfe am Hals.

Hat der Anfall nachgelassen, versichern Sie sich, daß der Betreffende wieder regelmäßig atmet. Besteht eine besonders massive Speichelabsonderung, so drehen Sie den Kopf vorsichtig auf die Seite und wischen den Mund aus. Lassen Sie den Kranken schlafen oder liegen, wenn er dies wünscht. Es kann eine Verwirrtheit, Reizbarkeit oder sogar Aggressivität auf den Anfall folgen. Wahrscheinlich weiß der Betreffende, daß etwas nicht stimmt, aber er kann sich an den Anfall nicht erinnern. Bewahren Sie Ruhe, seien Sie sanft und Vertrauen einflößend. Vermeiden Sie, den Kranken von etwas zurückzuhalten, ihm etwas zu verbieten oder auf irgend etwas hartnäckig zu bestehen. Versuchen Sie, sich nach dem Anfall selbst zu beruhigen und zu entspannen.

Zeigt der Betreffende nur Krämpfe einzelner Glieder, so ist es nicht nötig, sofort etwas zu unternehmen. Läuft der Kranke anschließend herum, folgen Sie ihm und versuchen Sie, ihn vor Verletzungen zu bewahren. Nach Ende des Anfalls kann eine zeitlich begrenzte Verwirrtheit eintreten; auch können Reizbarkeit oder Sprachschwierigkeiten auftreten. Vielleicht lernen Sie, erste Anzeichen eines drohenden Anfalls zu erkennen, wie bestimmte, sich wiederholende Bewegungen. In diesem Fall können Sie den Kranken an einen sicheren Platz bringen bzw. ihn aus dem Verkehr, von Treppen und Öfen usw. entfernen.

Ihr Arzt kann bei einer Neigung zu Krampfanfällen helfen. Sie sollten ihn bereits beim ersten Krampfanfall verständigen, so daß er Untersuchungen vornehmen und Ursachen für den Krampfanfall herausfinden kann. Bleiben Sie bei dem Kranken, bis der Anfall vorüber ist und bis Sie sich selbst beruhigt haben. Rufen Sie erst dann den Arzt an. Er kann ein Medikament verschreiben, durch das die Bereitschaft für Anfälle verringert wird.

Der Arzt sollte bei Wiederholung der Anfälle, sofern die Symptome über mehrere Stunden anhalten oder im Fall von Verletzungen, verständigt werden.

Anfälle sind furchterregend und schrecklich mitanzusehen, in der Regel aber nicht lebensbedrohend. Andere werden hiervon nicht geschädigt. Es liegt auch keine Geisteskrankheit vor. Wissen Sie, wie man sich zu verhalten hat, so flößen Anfälle weniger Furcht ein. Vielleicht gibt es eine Krankenschwester oder erfahrene Familienangehörige, denen Sie Ihre Sorgen anvertrauen können und die in der Lage sind, Sie aufgrund ihrer Kenntnisse zu beruhigen.

6.13 Zuckungen (Myoklonien)

Patienten mit Alzheimerscher Krankheit können hin und wieder einmal plötzliche Muskelzuckungen an Armen, Beinen oder am ganzen Körper entwikkeln. Man nennt dies myoklonische Zuckungen. Es handelt sich nicht um Krampfanfälle. Krampfanfälle sind wiederholte rhythmische Bewegungen der gleichen Muskeln, während myoklonisches Krampfen lediglich eine plötzliche unwillkürliche Bewegung eines Armes oder Kopfes beinhalten.

Myoklonische Zuckungen bedeuten keine Gefahr. Sie entwickeln sich nicht zu generalisierten Krampfanfällen. Die eigentliche Gefahr besteht in unwillkürlichem Anschlagen an Gegenstände und Verletzungen. Zur Zeit gibt es keine ausreichende Behandlungsmöglichkeit für Myoklonie im Rahmen der Alzheimerschen Krankheit. Man kann bestimmte Arzneimittel ausprobieren, diese haben aber meistens erhebliche Nebenwirkungen und bieten keine echte Heilungsaussicht.

6.14 Der Tod eines behinderten Menschen

Sind Sie für einen Kranken oder Hochbetagten verantwortlich, müssen Sie den Tod dieses Menschen einkalkulieren. Sie haben vielleicht Fragen, die Sie scheuen, mit einem Arzt zu diskutieren. Frühzeitiges Durchdenken möglicher Ereignisse führt zum Nachlassen der Unruhe und ermöglicht im Falle einer Krise, die Dinge ruhiger ins Auge zu fassen.

6.14.1 Todesursachen

In den Endstadien einer fortschreitenden Demenz kommt es zu einer derartigen Abnahme aller nervalen Leistungen, daß dies den übrigen Teil des Körpers nachhaltig beeinflußt. Der Betreffende wird bettlägerig, inkontinent und spricht nicht mehr. Die unmittelbare Todesursache ist oft eine hinzutretende Komplikation, wie Pneumonie, Unterernährung (die Kranken verweigern oft vollständig jede Nahrung), Austrocknung oder Infektion. Todesbescheinigungen enthalten oft nur die direkte Ursache des Todes und erwähnen die Demenz als Ursache des Sterbens nicht. Dies hat es für Epidemiologen schwierig gemacht, genauere Angaben über das Vorliegen einer Demenz in der Bevölkerung zu erhalten.

6.14.2 Sterben zu Hause

Manchmal haben Familien Angst, daß der Kranke oder alte Angehörige zu Hause und vielleicht im Schlaf stirbt, und man ihn dann plötzlich tot auffinden wird. Der Pflegende kann Angst haben, tief zu schlafen oder möchte mehrmals in der Nacht nach dem Kranken sehen.

Eine Tochter sagte: »Ich weiß nicht, was ich tun soll. Was mache ich, wenn ihn eines der Kinder findet?«

Vielleicht haben Sie von jemandem gehört, der den Ehemann oder die Ehefrau tot auffand, und Sie fragen sich, wie man innerlich damit fertig werden kann. Viele Familien empfinden es als Beruhigung, genau zu wissen, was in der jeweiligen Situation zu tun ist. Überlegen Sie sich rechtzeitig, welches Beerdigungsinstitut in Frage kommt. Sollte der Tod auftreten, so verständigen Sie zuerst den Arzt und nehmen dann mit dem Bestatter Kontakt auf.

6.14.3 Leiden verlängern?

Es gibt noch einen weiteren Aspekt, der bedacht werden muß, wenn ein Mensch an einer langsam verlaufenden, chronischen, zum Tode führenden Krankheit leidet. Es handelt sich um die Frage, ob es nicht besser sei, den Tod eintreten zu lassen, als das Leiden zu verlängern. Dies ist eine ernste Frage, die Ärzte, Richter, Geistliche, Schwerstkranke und deren Familien beschäftigt. Jeder muß die Entscheidung für sich selbst treffen unter Berücksichtigung seines besonderen Lebenswegs, seines Glaubens und seiner Erfahrungen.

Über den Tod zu sprechen, ist oft schwierig. Trotzdem kann das Bewußtwerden dieses Gedankens durch Gespräche mit anderen Familienangehörigen, Freunden, Geistlichen oder dem Arzt erleichternd wirken und die bedrückende Angst, daß wir alleine stehen, lindern. Gedanken an den Tod erwecken in uns oft Depression, Sorge und Hoffnungslosigkeit, und das Sprechen hierüber kann eine Befreiung bedeuten.

6.14.4 Autopsie

Ihr Arzt wird Sie vielleicht um die Erlaubnis für eine Autopsie bitten. Vielleicht wünschen Sie selbst eine solche. Wir meinen, daß es eine ganze Reihe von Gründen gibt, Leichenöffnungen vorzunehmen. Zunächst ist die Autopsie die einzige Möglichkeit, die Diagnose einer Alzheimerschen Krankheit sowie andere Ursachen einer Demenz zu sichern. Es kann für Sie eine Erleichterung bedeuten, die genaue Art der Krankheit zu erfahren. Steht später eine spezielle Therapie zur Verfügung, könnte ein derartiges Wissen wichtig werden. Darüber hinaus erhält jeder Arzt durch Autopsien Informationen, die andern zugute kommen. Schließlich fördern Autopsien unser Wissen über das Wesen der zur Demenz führenden Erkrankungen. Befinden Sie sich in der Nähe eines Institutes, das sich speziell mit Demenzforschung beschäftigt, so kann eine Autopsie für die dort tätigen Wissenschaftler bedeutungsvoll sein. Autopsien verunstalten den Körper nicht.

7. Kapitel: Verhaltensstörungen

7.1 Unerkannte Vergeßlichkeit

Menschen mit einer beginnenden Demenz können sehr geschickt Einbußen ihrer Fähigkeiten und zunehmende Vergeßlichkeit verbergen. Dieses ist verständlich. Niemand wünscht zuzugeben, daß er »senil« geworden ist.

Die Tendenz, eigene Unzulänglichkeiten zu verbergen, bringt für Familien Probleme mit sich. Menschen, die mit Demenzkranken zusammenleben, wissen, daß der Betreffende behindert ist. Sie erhalten aber von anderen, die das Problem nicht kennen, keine Unterstützung und kein Verständnis. Fremde sagen: »Er sieht gesund aus und ist vollkommen in Ordnung, ich weiß nicht, was schwierig sein soll, ich sehe nicht ein, warum er sich nicht an meinen Namen erinnert.« Familienangehörige können oft nicht zwischen wirklichem Gedächtnisverlust und einfacher Widerspenstigkeit unterscheiden. Hat eine Person lange alleine gelebt, sind Familien, Nachbarn und Freunde über sich entwickelnde Unzulänglichkeiten nicht ausreichend informiert. Bestreitet ein Mensch, daß er zunehmend vergeßlich wird, so kann er eventuell noch alleine über Jahre zurechtkommen, bis dann schließlich ein allgemeiner Zusammenbruch erfolgt. Erhalten Familien schließlich hiervon Kenntnis, so sind sie über die sich auftürmenden Schwierigkeiten schockiert und aufgewühlt.

Vielleicht möchten Sie wissen, was der Betreffende wirklich noch für sich selbst tun kann und was ihm abgenommen werden muß. Ist er noch in einem Beschäftigungsverhältnis, hat er noch Verantwortlichkeit für sein eigenes Geld oder fährt er Auto, so ist er vielleicht nicht in der Lage oder willens, einzugestehen, daß er diese Aufgaben nicht länger wahrnehmen kann. Menschen, die bemerken, daß sie zunehmend vergeßlich werden, versuchen in verschiedener Weise hiermit fertig zu werden. Manche wollen sich nicht eingestehen, daß Schwierigkeiten vorhanden sind, andere empfinden es als Erleichterung und Trost, über das, was sie bemerken, zu sprechen. Wenn dies der Fall ist, gehen Sie auf die Gedanken, Gefühle und Ängste des Kranken ein. Dies kann trösten und Ihnen eine Chance geben, Falscheinschätzungen zu korrigieren.

Manche können durch schriftliche Gedächtnisstützen ihre Behinderung verbergen. In der Unterhaltung benutzen sie Floskeln, wie »selbstverständlich weiß ich das«, und verdecken damit ihre Vergeßlichkeit. Manche Kranke werden auch ärgerlich und beschuldigen, wenn sie selbst Dinge vergessen haben, ihre Mitmenschen. Wieder andere beenden Aktivitäten, die früher gerne ausgeführt wurden. Ein häufiges Charakteristikum der Demenz ist, daß der Gesamteindruck und das soziale Verhalten nahezu intakt erscheint, während

Gedächtnis und Lernfähigkeit verloren gehen. Diese Konstellation ermöglicht es, die Krankheit lange Zeit zu verbergen. Man kann mit dem Betreffenden über Routineangelegenheiten sprechen und bemerkt nicht, daß sowohl das Gedächtnis als auch das Denkvermögen eingeschränkt sind. Eine psychologische Testung oder eine beschäftigungstherapeutische Beurteilung kann hier die Lage klären. Derartige Beurteilungen zeigen an, welche Leistungen der Behinderte noch aufbringen bzw. welche er nicht mehr ausführen kann. Da Demenzveränderungen selbst dem Kranken Nahestehende in die Irre führen können, ist eine fachgerechte Beurteilung äußerst wichtig. Nur sie ermöglicht Ihnen und Ihrer Familie eine realistische Planung. Fachlich qualifizierte Therapeuten können unter Umständen auch mit dem Behinderten selbst über seine Befunde sprechen und Wege für eine möglichst lange Unabhängigkeit aufzeigen.

7.2 Umherwandern

Wandern ist ein häufiges und ernstes Problem, das aufmerksame Beachtung verdient. Der Drang zum Umherwandern kann einem Menschen das häusliche Zurechtkommen erschweren. Seniorenzentren und Pflegeheime vermögen oft nicht, solche Kranke adäquat zu versorgen. Der Behinderte ist beim Umherwandern in verkehrsreichen Straßen oder fremden Gegenden gefährdet. Verirrt sich ein Verwirrter, wird er ängstlich. Da so wenige Menschen Kenntnis über Demenz haben, denken Fremde, die helfen möchten, daß eine Trunkenheit oder eine Geisteskrankheit vorliegt. Wandert der Kranke nachts, kommt die Familie um ihren Schlaf. Auf der anderen Seite ist es oft möglich, übermäßiges Umherwandern zu verhindern oder die Häufigkeit herabzusetzen.

Offensichtlich gibt es bei zerebral geschädigten Menschen verschiedene Gründe für das Herumwandern. Das Herausfinden der Ursache hilft Ihnen, eine Strategie zur Bewältigung der Schwierigkeiten zu entwerfen.

Das Herumwandern kann auch dazu führen, daß der Kranke verlorengeht. Macht der Kranke z. B. eine Besorgung und erfolgt dabei eine Wendung in eine falsche Richtung, so verliert er die Orientierung und findet den Heimweg nicht mehr. Oder wenn Sie gemeinsam Einkäufe machen, kann er Sie verlieren und irrt dann herum, um Sie zu finden.

Manchmal erscheint das Wandern ziellos und kann Stunden dauern. Diese Art des Laufens unterscheidet sich von einem Umherwandern mit Neigung zum Verlorengehen speziell bei Umgebungswechsel. Einige Menschen entwickeln einen lebhaften, entschiedenen Gang, der bei längerer Dauer jedem auf die Nerven geht. Ist der Betreffende zusätzlich entschlossen, wegzulaufen, kann eine gefährliche Situation entstehen. Das rätselhafte Umherwandern kann mit bestimmten Hirnschädigungen in Verbindung gebracht werden; hin und wieder werden Beinschwellungen beobachtet. Einige Kranke wandern nachts. Dies kann für Behinderte gefährlich werden und Sie zur Erschöpfung bringen. Nächtliches Wandern hat verschiedene Ursachen, von einfacher Desorientiertheit bis zu dem oben beschriebenen Laufdrang.

Viele von uns bringen für verwirrte Menschen, die die Orientierung verlieren, Verständnis auf. Wir haben vielleicht selbst schon einmal unser Auto auf einem Parkplatz verloren oder wanderten ziellos auf einem unbekannten Platz umher. Wir fühlten uns für einige Minuten verunsichert, fingen uns dann wieder und entwickelten einen logischen Weg, um herauszufinden, wo wir waren. Eine Person mit Gedächtnisverlust gerät viel eher in Panik, ist weniger fähig, sich auf sich selbst zu besinnen und meint, diesen Orientierungsverlust geheimhalten zu müssen. Durch Umzug oder eine andere Veränderung der Lebensumstände wird das Umherwandern verschlimmert, wahrscheinlich deshalb, weil es für einen verwirrten, erinnerungslosen Menschen schwierig ist, seine Wege in der neuen Umgebung zu finden. Möglicherweise ist er nicht fähig, zu verstehen, daß er umgezogen ist und möchte, so wie er es früher gewohnt war, nach Hause gehen. Eine derartige Veränderung kann die noch verbleibenden Fähigkeiten reduzieren und das sich Zurechtfinden in der neuen Umgebung erschweren.

Richtungsloses Wandern kann auch Symbolcharakter haben und bedeuten: »Ich fühle mich verloren, ich suche nach Dingen, die ich verloren habe.« Das Herumwandern ist dann der Versuch des Betreffenden, seine aktuelle seelische Verfassung mitzuteilen.

Herr G. war ein kräftiger Mann von 60 Jahren, der ständig aus dem Seniorenzentrum herauslief. Die Polizei fand ihn einige Male auf der Landstraße wandernd, und brachte ihn zurück. Herr G. erklärte immer, daß er zu seinem Ferienort ginge. Der Ferienort war für ihn gleichbedeutend mit Freunden, Sicherheit und Familie.

Das Herumwandern kann Ausdruck von Ruhelosigkeit, Langeweile oder der Notwendigkeit zu mehr Bewegung sein. Es hilft, die Bedürfnisse eines aktiven Menschen zu befriedigen, da er »etwas tut«.

Ständiges aufgeregtes Marschieren oder die Entschlossenheit wegzulaufen, sind schwierig zu beherrschen. Manchmal entspricht dies einem starken Erregungszustand. Vielleicht hat etwas den Betreffenden gerade aufgeregt. Möglicherweise kann er seine Umgebung nicht begreifen, oder er mißdeutet Geschehnisse, die er sieht und hört. Manchmal erscheint das aufgeregte Herumwandern als Resultat einer Gehirnläsion. Es ist schwierig herauszufinden, was in dem Gehirn eines solchen Kranken vorgeht. Wir wissen aber, daß die zerebralen Funktionen in solchen Fällen schwer gestört sein können. Bedenken Sie immer, daß es sich um ein Verhalten handelt, daß der Betreffende nicht steuern kann.

Nächtliches Wandern kann ebenso verschiedene Ursachen haben, angefangen von einfacher Verwirrtheit bis zu einer scheinbar unbegreiflichen Störung der Gehirnfunktionen (s. S. 121).

7.2.1 Betreuung herumwandernder Patienten

Maßnahmen, die bei ständigem Umherwandern getroffen werden müssen, richten sich nach der Ursache dieser Störung. Geht ein Mensch verloren und können Sie sicher sein, daß der Betreffende lesen und Anweisungen zu befolgen vermag, kann eine entsprechend geschriebene Karte, die er bei sich trägt, helfen. Schreiben Sie *einfache* Anweisungen auf eine Karte, die er in seiner Tasche tragen und durch die er Hilfe im Falle eines Verirrens erhalten kann. Vielleicht schreiben Sie auf den oberen Abschnitt der Karte die Erinnerung »bleibe ruhig und laufe nicht weg«. Vielleicht werden Sie auch auf die Karte schreiben »rufe zu Hause an« und darunter die Telefonnummer, oder Sie schreiben »bitte einen Verkäufer, dich in die Herrenabteilung zu führen und warte dort. Ich werde kommen und dich abholen«. Möglicherweise sind auch mehrere verschiedene Karten mit verschiedenen Ratschlägen sinnvoll. Dieses Hilfsmittel ist aber nur bei wenigen verwirrten Menschen anwendbar.

Bei besonders Gefährdeten ist es nötig, eine Halskette oder ein Armband mit dessen Namen und Ihrer Telefonnummer zu beschaffen. Außerdem sollte »Gedächtnisverlust« darauf stehen. Ein Armband, das sicher befestigt ist, so daß der Patient es nicht abnehmen kann, und so eng, daß es nicht von der Hand rutschen kann, ist sicherer als eine Halskette. Die darauf angegebene Information wird, sofern sich der Betreffende verirrt, denjenigen helfen, die ihn finden. Sie können sich ein nicht sehr teures Armband besorgen, in das eine entsprechende Gravur, ähnlich wie auf Bechern oder Schlüsselringen, eingesetzt wird. Sofern die Möglichkeit besteht, daß eine Person umherwandert oder verlorengeht, besorgen Sie sich schon *jetzt* ein Armband mit Namen und Adresse. Dieses ist so nützlich, daß einige Kliniken das Tragen derartiger Armbänder zur Pflicht machten. Ein verlorengegangener verwirrter Mensch ist furchtsam und aufgeregt und verweigert eventuell Hilfe. Er kann von Umherstehenden übersehen oder als verrückt betrachtet werden. Unter Streß können sich seine verbliebenen Funktionen nochmals wesentlich verschlechtern.

Einige vergeßliche Menschen werden eine Karte in ihrer Tasche oder Brieftasche tragen, die Name, Adresse und Telefonnummer aufzeigt. Andere haben diese Karte vielleicht verloren oder weggeworfen. Eine solche Karte mit der Adresse sollte aber möglichst immer in der Tasche der Betreffenden sein.

Um vermehrtes Wandern eines Menschen, der in eine neue Umgebung gebracht wurde, zu reduzieren, sind vor dem Umzug Planungen erforderlich. Hierdurch kann für einen Behinderten die Umstellung leichter werden. Ist ein

Mensch noch fähig, die Umwelt zu verstehen und an dem, was um ihn herum geht, mitzuwirken, kann man ihn nach und nach in die neue Situation einweihen. Steht ein Umzug bevor, versuchen Sie, Ihren Angehörigen in die Planung miteinzubeziehen und statten Sie den neuen Räumen vorher mehrere Besuche ab. Ist der Behinderte aber nicht mehr imstande zu verstehen, was um ihn herum geschieht, ist es vielleicht einfacher, ihn nicht einzuweihen, sondern den Umzug so ruhig und so schnell wie möglich durchzuführen. Jeder Mensch ist anders. Versuchen Sie, sein Recht, an Entscheidungen mitzuwirken, und seine Fähigkeit, Dinge zu verstehen, miteinander in Einklang zu bringen. Besucht Ihr Angehöriger ein Seniorenzentrum, so können Sie ihn beim ersten Mal dorthin begleiten oder Sie lassen ihn beim ersten Mal statt einen ganzen Tag nur einige Stunden dort. Dies wird ihm helfen, Ihren Wunsch zu verstehen, daß er öfter das Seniorenzentrum besuchen sollte.

Befindet sich ein Verwirrter an einem neuen Ort, so fühlt er sich wahrscheinlich verloren und befürchtet, daß Sie ihn nicht wiederfinden bzw. daß er sich an einer Stelle aufhält, an der er eigentlich nicht sein sollte. Machen Sie dem verwirrten Menschen so oft wie möglich klar, wo er ist und warum er dort ist. »Du bist jetzt hier, um mit uns zu leben, Vater«; »hier ist dein Raum mit deinen eigenen Dingen« oder »du befindest dich jetzt im Seniorenzentrum, du gehst um drei Uhr wieder nach Hause«.

Auf derartige Ratschläge entgegnen Familien hin und wieder: »So geht es nicht!« Es geht insofern nicht, als der Betreffende immer wieder zeigt, daß er in der neuen Umgebung nicht zu Hause sei und versucht wegzulaufen. Das hat mit dem Nachlassen des Gedächtnisses zu tun; das Gesagte wird schnell vergessen. Dennoch braucht der Kranke Freundlichkeit und Aufklärung über seinen jetzigen Wohnort; er braucht Zeit und Geduld, um den Umzug innerlich zu bewältigen und sich schließlich sicher zu fühlen. Er muß auch immer wieder neu die Bestätigung haben, daß Sie wissen, wo er sich im Augenblick befindet. Diese freundliche Versicherung und Ihr Akzeptieren seiner Verwirrtheit vermindern seine Furcht und die Häufigkeit unkontrollierter Erregungen. Unsere Erfahrung mit Menschen, die wegen Demenz hospitalisiert sind, ist, daß selbst in schwierigen Fällen die wiederholte, freundliche Erklärung über den jetzigen Aufenthalt Sicherheit gibt (und die Betreffenden auch lenkbar macht). Eine solche Umstimmung braucht Zeit (fünf bis sieben Tage).

Ein Umzug regt Demenzkranke unter Umständen übermäßig auf, veranlaßt sie umherzuwandern und verschlechtert ihren Allgemeinzustand. Es ist hilfreich zu wissen, daß es sich dabei nur um eine temporäre Krise handelt.

Da jede Umgebungsänderung das Verhalten eines Kranken verschlechtert und seinen Wandertrieb verstärkt, ist es wichtig, derartige Veränderungen sehr sorgfältig zu überdenken. Vielleicht entscheiden Sie, daß ein Ferienaufenthalt oder ein weit entfernter Besuch wegen der damit verbundenen Aufregungen für einen verwirrten Menschen nicht zu verantworten sind.

Ist das Umherwandern ziellos, so empfehlen Fachleute bestimmte Übungen. Versuchen Sie, den Betreffenden täglich auf einen langen anstrengenden Spaziergang mitzunehmen. Um zu erkennen, ob ein günstiger Effekt vorhanden ist, müssen derartige Aktivitäten mehrere Wochen lang durchgeführt werden.

Ist das Umherwandern Ausdruck für: »Ich *fühle* mich verloren« oder »Ich suche nach Dingen, die ich verloren habe«, können Sie dadurch helfen, daß Sie den Betreffenden mit bekannten Gegenständen umgeben, z. B. Bilder seiner Familie. Vermitteln Sie ihm das Gefühl, willkommen zu sein, indem Sie mit ihm sprechen und sich Zeit für eine Tasse Tee mit ihm nehmen.

Ein aufgeregtes Umherlaufen oder der gezielte Versuch wegzugehen, kann die Folge häufiger oder ständiger Erregungszustände sein. Fragen Sie sich, was die Ursache dieser Erregungszustände sein könnte. Treten die Erregungszustände jeden Tag zu einer bestimmten Zeit auf? Treten sie immer bei bestimmten Handlungen auf (z. B. beim Baden)? Überlegen Sie, wie Menschen auf das Herumwandern eines verwirrten Menschen reagieren. Verstärkt die Reaktion anderer seine Unruhe und seinen Wandertrieb? Müssen Sie einen Menschen zurückhalten oder hinter ihm herlaufen, dann versuchen Sie, ihn abzulenken und eine Konfrontation zu vermeiden. Das ruhige Sprechen kann ihm Sicherheit geben und akute Erregungsausbrüche, die zielloses Umherwandern in ein nicht zu bremsendes Weglaufen umwandeln, verhindern. Eine beruhigende Umgebung kann das Herumwandern oft vermindern.

Als Frau D. in das Krankenhaus kam, hatte sie vorher mehrere zielstrebige Versuche unternommen, ihr Pflegeheim zu verlassen. Im Krankenhaus, das auch ein fremder Platz für sie war, hatten die Schwestern wesentlich weniger Schwierigkeiten mit ihr.

An beiden Orten fühlte sich Frau D. verloren. Sie wußte, daß dies nicht ihr angestammter Platz war und sie wollte nach Hause gehen. Sie fühlte sich einsam. Sie wollte wieder ihren Beruf ausüben, mit dem ihr verwirrtes Bewußtsein Freunde und ein Gefühl des Hingehörens verband. Sie wanderte zur Tür. Die überarbeiteten Schwestern im Pflegeheim riefen in solchen Fällen laut: »Kommen Sie zurück«. Nach ein paar Tagen »half« eine andere Pflegeheimbewohnerin den Schwestern. »Frau D. ist wieder unterwegs«, pflegte sie zu rufen. Der hierdurch verursachte Lärm verwirrte Frau D. und bestärkte ihren Entschluß, wegzulaufen. Dies brachte die diensttuende Schwester in Aktion. Frau D. geriet in Panik und rannte so schnell sie konnte direkt auf eine verkehrsreiche Straße. Als ein Angestellter ihren Arm ergriff und sie festhielt, biß Frau D. ihn. Dies geschah mehrere Male und erschöpfte das Personal bzw. löste ständig unkontrollierbare Erregungszustände aus. Der Familie wurde gesagt, daß Frau D. nicht tragbar sei.

Im Krankenhaus bewegte sich Frau D. sogleich in Richtung Tür. Eine Schwester erreichte sie und sagte freundlich, ob sie nicht eine Tasse Tee zusammen trinken möchten (Ablenkung statt Konfrontation). Frau D. hat immer wieder versucht, die Tür zu erreichen, aber der panikartige Versuch zu entfliehen und das angriffslustige Verhalten verschwanden.

Eine Medikation kann die Ruhelosigkeit des Patienten vermindern. Auf der anderen Seite können verschiedene Medikamente die Ruhelosigkeit auch fördern. Die Medikation muß sehr sorgfältig durch einen Arzt überwacht werden. Gelegentlich kann der maßvolle Einsatz von Beruhigungsmitteln unter ärztlicher Aufsicht den Wandertrieb vermindern.

Beginnen die Füße eines Menschen durch ständiges Umherwandern anzuschwellen, so versuchen Sie, ihn zum Hinsetzen zu bringen und seine Füße hochzulagern. Möglicherweise bleibt er nur so lange sitzen, wie Sie das Gleiche tun. Können Sie den Kranken nicht zum gelegentlichen Ausruhen bringen, so sollten andere Möglichkeiten (s. S. 120) zum Einsatz kommen. Berichten Sie dem Arzt über Schwellungen oder Verletzungen an den Füßen. Diese Beschwerden verschlechtern das Gesamtbefinden erheblich.

Das Verändern der Umgebung zum Schutz eines Kranken ist ein wichtiger Schritt, um mit dem Wandertrieb fertig zu werden. Eine Familie fand heraus, daß der verwirrte Angehörige ohne Schuhe nicht hinauslief. Das Einschließen der Schuhe bzw. das Tragen von Hausschuhen hielt ihn im Haus.

Oft ist es hilfreich, Schlösser, die schwierig zu bedienen bzw. für einen verwirrten Menschen ungewohnt sind, einzubauen. Er kann dann nicht mehr unbewacht nach draußen gehen. Manchmal genügen preiswerte Einrichtungen, wie ein Riegel mit Federsperrung, deren Handhabung der Behinderte nicht erlernen kann. Ein verwirrter Mensch ist oft nicht in der Lage, ein Schloß am Boden der Tür zu entdecken. In diesem Zusammenhang ist wichtig, daß alle Schlösser im Falle eines Brandes schnell geöffnet werden können.

Überprüfen Sie neben den Türen auch die anderen Ausgänge. Verwirrte Menschen können auch einmal versuchen, aus den Fenstern zu klettern. Sicherheitsverriegelungen schützen hiervor und garantieren die Sicherheit des Verwirrten. Die Polizei kann Ihnen über preiswerte Möglichkeiten der Tür- und Fenstersicherungen Auskunft geben.

Geht ein behinderter Mensch nach draußen, denken Sie an die Gefahren der Nachbarschaft wie verkehrsreiche Straßen, Swimmingpools oder Hunde. Der Kranke besitzt möglicherweise nicht mehr die Urteilskraft, sich vor Gefahren, die von diesen Dingen ausgehen, zu schützen. Es wäre angebracht, die Nachbarschaft, in welcher der Kranke lebt, zu durchstreifen und Dinge zu notieren, die für einen Menschen, der nicht mehr die Fähigkeit besitzt, seine Umgebung adäquat zu beurteilen, gefährlich werden könnten. Es ist auch nicht falsch, Menschen, die in der Nachbarschaft wohnen, aufzuklären, sie aber gleichzeitig auch zu beruhigen, daß der Behinderte nicht verrückt oder gefährlich, sondern nur desorientiert ist. Der Kranke kann sich selbst zur größten Gefahr werden. Sieht er gesund aus und benimmt er sich unauffällig, vergißt die Umwelt, daß seine Urteilskraft vermindert ist, und daß man ihn vor Hineinfallen in ein Schwimmbecken bzw. dem Hineinlaufen in ein Auto bewahren muß.

Andere Menschen können auch eine Gefahr für einen Verwirrten, der zum Herumwandern neigt, darstellen. Neben denen, die den Kranken nicht verstehen können, sind es besonders die grausamen und gemeingefährlichen Kriminellen, die ältere und schwache Menschen zum Opfer ihrer Angriffe, Torturen und Raubüberfälle machen. Unglücklicherweise gibt es genügend dieser Unholde, selbst in der besten Nachbarschaft, und es ist Ihre Aufgabe, sie zu erkennen und den verwirrten Menschen vor ihnen zu schützen.

Es gibt Hilfsmittel, um einen Menschen im Bett oder auf dem Stuhl zu halten. Die Entscheidung über das Anbinden muß gemeinsam von Ihnen und ausgebildeten Pflegern gefällt werden, die den Kranken kennen. *Derartige Maßnahmen sollten nur dann getroffen werden, wenn alle anderen Möglichkeiten ausgeschöpft wurden.* (Wir sprechen von der Möglichkeit, Patienten zu Hause anzubinden. Das Anbinden von Patienten in Pflegeheimen beinhaltet weitere Besonderheiten, die in Kapitel 15 behandelt werden.) Das häufig verwendete Hilfsmittel ist die auch in Deutschland erhältliche Posey-Fixierung. Der Patient kann sich hierbei umdrehen, seine Position ändern und sich auf die Seite legen. Die Posey-Fixierung kann von einigen Sanitätshäusern ausgeliehen werden. Es ist wichtig, daß die Anwendung sachgemäß erfolgt. Eine Schwester sollte den Gebrauch immer demonstrieren.

Ein spezieller, für geriatrische Kranke konstruierter Stuhl ist ein Lehnstuhl mit darauf montiertem Tischchen. Mit Hilfe des Letzteren wird verhindert, daß der Patient aufsteht. Außerdem werden die Füße angehoben. Ein Mensch kann hier essen, Bastelarbeiten verrichten und fernsehen. Diese Stühle können ebenfalls gemietet oder gekauft werden.

Schwestern berichten manchmal, daß eine nächtliche Fixierung den Betreffenden beruhige und ihm die Sicherheit gibt, daß er zur Zeit dort bleiben muß, wo er ist. Auf der anderen Seite gibt es Menschen, die durch Anbinden erst recht in Erregung kommen.

Der oben genannte Stuhl oder eine Fixierung können einen Menschen so ruhig und sicher halten, daß Sie auch selber einmal zum Baden und Essen kommen. Auch können sich unter diesen Bedingungen die Füße eines Patienten erholen.

Sehr aufgeregte Menschen können sich unter einer Fixierung verletzen oder mit dem Stuhl umfallen. Angebundene Kranke müssen immer überwacht werden. Lassen Sie *niemals* einen Menschen, der angebunden wurde, alleine zu Hause. Dies ist insbesondere unter dem Gesichtspunkt eines Feuerausbruches wichtig.

Demenzkranke sind oft schwierig zu lenken und das Umherwandern kann ein ernstes Problem bilden. Die adäquate Behandlung richtet sich individuell nach der jeweiligen Person. Eine verwirrte ältere Dame wanderte nur umher, weil sie auf der Suche nach einer Toilette war. Ein entsprechendes Schild löste das Problem. Ein anderer Mann besorgte sich, nachdem er vergeblich das Schloß der Tür zu öffnen versucht hatte, einen Schraubenzieher und trennte die Tür von ihren Angeln.

Irgendwann kann ein Punkt erreicht sein, an dem es unmöglich wird, den betreffenden Kranken noch sicher zu Hause zu halten. Ist dieser Augenblick gekommen, dann haben Sie alles getan, was möglich ist, und müssen die Überführung in eine institutionelle Pflege realistisch planen. Eine Reihe von Heimen werden einen Patienten, der erregt und angriffslustig ist bzw. umherwandert, nicht aufnehmen. Lesen Sie in Kapitel 15 weiteres über Pflegeheimplazierungen.

7.3 Schlafstörungen; nächtliches Wandern

Viele Demenzkranke sind nachts unruhig. Sie wachen auf, gehen auf die Toilette und verirren sich in der Dunkelheit. Sie wandern im Haus herum, ziehen sich an, versuchen zu kochen oder gehen sogar nach draußen. Manchmal sehen oder hören sie »Dinge«, die nicht vorhanden sind. Wenige Belastungen wirken destruktiver als die ständige Unterbrechung der Nachtruhe. Zum Glück gibt es Mittel, diese Störungen günstig zu beeinflussen.

Ältere Menschen scheinen weniger Schlaf zu benötigen als jüngere. Demenzkranke arbeiten sich oft nicht genügend aus, um nachts müde zu sein, bzw. sie nicken öfters auch einmal während des Tages ein. Oft scheint es, daß die »innere Uhr« durch die Demenz gestört ist. Manche Verhaltensprobleme können mit Träumen zu tun haben, die zerebral gestörte Menschen oft nicht von der Realität unterscheiden können. Nickt ein Mensch mehrmals während des Tages ein, ist er in der Nacht weniger müde. Versuchen Sie, ihn zu beschäftigen und aktiv und wach über den Tag zu halten. Beruhigungsmittel bewirken oft eine Müdigkeit während des Tages. Diskutieren Sie mit dem Arzt die Möglichkeit, diese Medikamente vorwiegend am Abend zu verabreichen. Ein solcher Wechsel könnte den gewünschten psychischen Effekt aufrechterhalten ohne den Betreffenden gleichzeitig während des Tages schläfrig zu machen. Ist Schlafen während des Tages unumgänglich, so versuchen Sie, zur gleichen Zeit selbst etwas zu schlafen.

Oft sind Demenzkranke nicht sehr aktiv und haben keinerlei körperliche Ausarbeitung. In diesem Fall kann ein Aktivierungsprogramm mit z. B. einem längeren Spaziergang am späten Nachmittag hilfreich sein. Es kann den Betreffenden müde genug machen, so daß er nachts besser schläft. Manche Menschen macht eine Autofahrt ebenfalls schläfrig.

Achten Sie darauf, daß ein Toilettengang vor dem Schlafengehen erfolgt.

Ältere Menschen sehen oft in der Dunkelheit nicht so gut wie jüngere, und ihre Verwirrtheit verstärkt sich hierdurch. Mit dem Alter wird es immer schwieriger, Umrisse bei schlechter Beleuchtung zu erkennen. Der verwirrte Kranke kann das, was er sieht, falsch einordnen. Er denkt, daß er Menschen sieht, die in Wirklichkeit nicht vorhanden sind oder meint, an einem fremden Ort zu sein. Dieses kann unkontrollierte Erregungszustände auslösen. Installieren Sie eine Nachtleuchte im Schlaf- und Badezimmer. Auch in anderen Räumen verhelfen Nachtleuchten zu einer besseren Orientierung. Reflektierende Klebefolien um die Badezimmertür helfen in ähnlicher Weise. Versuchen Sie, leihweise einen Nachtstuhl zu bekommen, der neben dem Bett aufgestellt wird. Manche von uns haben schon einmal die Erfahrung gemacht, aus einem tiefen Schlaf heraus plötzlich herumzulaufen, ohne zu wissen, wo sie sind. Dies kann für verwirrte Menschen ein besonderes Problem darstellen. Das freundliche Erklären der Situation führt dann schnell zur Beruhigung.

Sorgen Sie für ein bequemes Bett. Steppdecken verdrehen und verhaken sich nicht so häufig wie Wolldecken und Leinentücher. Bettgitter helfen manchen Menschen, sich daran zu erinnern, daß sie im Bett liegen. Es gibt aber auch andere, die sich darüber aufregen und versuchen, über die Gitter zu steigen, was eine gefährliche Situation darstellt. Für die meisten Betten sind Bettgitter erhältlich. Steht ein verwirrter Mensch während der Nacht auf, so sprechen Sie sanft und freundlich zu ihm. Werden Sie plötzlich nachts geweckt, so könnte es sein, daß Sie gereizt und unfreundlich antworten. Dies wiederum kann bei Kranken einen Erregungsanfall auslösen und alle aufwecken. Oft genügt es, den Betreffenden freundlich daran zu erinnern, daß es noch Nacht ist, und daß er zurück ins Bett gehen möge. Eine Tasse warmer Milch hilft, wieder einzuschlafen. Überreden Sie den Betreffenden, zurück ins Bett zu gehen und bleiben Sie bei ihm, während er seine Milch trinkt. Manche Menschen werden durch leise Radiomusik ruhiger. Versuchen Sie lichtundurchlässige Vorhänge und erinnern Sie den desorientierten Kranken in aller Ruhe, daß es noch dunkel ist, die Vorhänge geschlossen sind, und daß es noch Schlafenszeit ist. Manchmal möchte der Betreffende nicht in seinem Bett sondern in einem Sessel oder einem Sofa schlafen. Steht er nachts auf und zieht sich an, so setzt er sich, vorausgesetzt daß Sie nicht einschreiten, vielleicht wieder hin und schläft in seinen Kleidern. Vielleicht ist es besser, dies zu akzeptieren, als die ganze Nacht Auseinandersetzungen hinzunehmen.

Wandert ein Kranker in der Nacht, muß Ihr Haus auf mögliche Gefahrenquellen untersucht werden. Richten Sie das Schlafzimmer so ein, daß man ohne Gefahr um die Möbel herumlaufen kann. Verriegeln Sie das Fenster. Kann ein Ofen angestellt sein und während Sie schlafen ein Feuer ausgelöst werden? Ist es möglich, die Haustür zu öffnen und herauszulaufen? Kann der Verwirrte auf dem Weg zur Toilette die Treppen hinunterfallen? Oft ist in Häusern mit verwirrten Familienangehörigen die Installation eines Gitters vor der Treppe erforderlich.

Sind alle diese Maßnahmen jedoch umsonst, so müssen Schlafmittel eingesetzt werden. Sie können aber einem kranken Menschen nicht ohne weiteres

Schlaftabletten geben und hoffen, damit die Probleme zu lösen. Schlafmittel beeinträchtigen die physiologisch-chemischen Vorgänge im Gehirn. Sie lösen verwickelte und empfindliche Mechanismen aus. Sobald ein Arzt Schlafmittel verschreibt, muß er sich mit schwierigen und einander beeinflussenden Wirkungen auseinandersetzen.

Ältere Menschen, gleichgültig ob krank oder gesund, sind empfindlicher für Medikamentennebenwirkungen als jüngere. Speziell für Schlafmittel gibt es viele und teilweise ernste Nebenwirkungen. Bezüglich ihrer Denkfähigkeit sind behinderte Menschen empfindlicher gegen derartige Substanzen als gesunde. Ältere Menschen nehmen eventuell auch noch andere Medikamente, die sich mit Schlafmitteln schlecht vertragen, oder sie leiden an Krankheiten, die durch Einnahme von Schlafmitteln an Intensität zunehmen.

Die medikamentöse Beruhigung kann den Kranken statt nachts über den Tag schläfrig machen, eine Wirkung, welche die Möglichkeiten der Wahrnehmung des Patienten beeinträchtigt, eine Verwirrtheit verstärkt, Fallneigungen vermehrt und/oder Inkontinenzprobleme verschlechtert. Paradoxerweise können Schlafmittel auch Schlaflosigkeit erzeugen. Jeder Mensch ist verschieden. Etwas, das für den einen richtig ist, kann für den anderen falsch sein.

Wirkungen eines Beruhigungsmittels können sich nach einer gewissen Zeit ändern. Hierfür gibt es viele Gründe. Möglicherweise muß der Arzt die Medikamente wechseln unter Berücksichtigung der dann neu anzusetzenden Dosierung und Verabreichungszeit. Schlafmittel verursachen auch nicht immer ein Durchschlafen. Es ist wichtig, daß Sie alles ausnützen, was dem Kranken zu seinem Schlaf verhilft. Hiermit soll nicht vom Gebrauch eines Schlafmittels abgeraten werden. Dieses kann eine nützliche Hilfe sein, ist aber trotzdem nur eines unter vielen Möglichkeiten, Schlafprobleme in den Griff zu bekommen.

7.4 Besondere Probleme am Abend

Menschen mit zur Demenz führenden Erkrankungen haben abends oft größere Verhaltensschwierigkeiten als zu anderen Tageszeiten. Wir kennen die Gründe hierfür nicht. Es kann sein, daß der Betreffende bei nachlassendem Licht nur unscharf sieht und viele Dinge dann mißinterpretiert mit resultierenden akuten Erregungszuständen.

Es kann auch sein, daß das ständige Bemühen darum, Dinge unter den Bedingungen der Verwirrtheit richtig zu verstehen, schließlich am Abend die Streß-Toleranzgrenze überschreitet.

Wahrscheinlich sind auch Sie selbst zunehmend müde, wobei Sie unbewußt Ihre nachlassende Spannkraft dem verwirrten Menschen deutlich machen, ein Verhalten, das akute Erregungszustände auslösen kann.

Planen Sie den Tagesablauf sorgfältig, so daß am Abend keine aufregenden Dinge geschehen. Ein Bad, das oft schwierig durchzuführen ist, kann z. B. am Morgen erfolgen, oder wenn dies besser möglich ist am frühen Nachmittag. Manchmal überstürzen sich besonders am Abend verschiedenste Aktivitäten. Dies kann einen bereits verwirrten und ermüdeten Menschen überstimulieren. Stellen Sie nicht den Fernseher am Abend an? Sind nicht mehr Menschen abends im Haus, als zu anderen Tageszeiten? Sind Sie nicht beschäftigt, das Abendbrot zu bereiten? Kommen nicht Kinder zurück? Ist ein verwirrter Mensch müde, so kann er noch schlechter als sonst verstehen, was um ihn vorgeht, und in einen akuten Erregungszustand geraten.

Wenn möglich, versuchen Sie, die Zahl der Eindrücke, zu einer Zeit, in der die Verarbeitungsmöglichkeit am schlechtesten ist, zu reduzieren. Versuchen Sie, die Familienaktivitäten in einen Teil des Hauses oder der Wohnung zu verlegen, zu dem der Verwirrte keinen Zugang hat. Weiterhin ist es wichtig, den Tag so zu planen, daß Sie selbst einigermaßen ausgeruht sind und nicht zu einer Zeit, in welcher der Verwirrte besonders schlecht beieinander ist, dekompensieren. Vielleicht ist der Kranke besonders aufgeregt, wenn Sie das Abendbrot machen. Versuchen Sie dann die Mahlzeiten möglichst schnell und einfach zu halten, nehmen Sie Überreste vom Mittag oder richten Sie Mahlzeiten an, die schon vorbereitet wurden. Nehmen Sie die Hauptmahlzeit mittags ein.

Besonders anstrengend ist es, wenn der Kranke Sie zu Zeiten, in denen Sie andere Dinge im Kopf haben, intensiv beansprucht. Vielleicht beschäftigen Sie den Betreffenden mit kleineren Aufgaben in der Nähe, während Sie an der Arbeit sind, oder Sie bitten einen anderen Familienangehörigen, sich während dieser Zeit um ihn zu kümmern.

Ist keine der genannten Maßnahmen erfolgreich, sprechen Sie mit dem Arzt über eine Änderung im Rhythmus der Medikamenteneinnahme.

Unruhe und Schlaflosigkeit können ein nicht zu korrigierendes Symptom der zerebralen Behinderung werden. Machen Sie sich immer wieder klar, daß der Betreffende Ihnen das Leben nicht absichtlich schwer macht, selbst wenn es so aussieht, als ob er speziell Zeiten heraussucht, die für Sie am härtesten sind.

7.5 Dinge verlieren und verstecken

Viele Demenzkranke legen Gegenstände ab und vergessen, wo sie sie hingelegt haben. Andere verbergen Sachen und vergessen dann das Versteck. In beiden Fällen ist das Resultat das gleiche. Gerade wenn man die Zahnprothese oder die Autoschlüssel besonders nötig braucht, sind sie verschwunden und können nicht gefunden werden.

Denken Sie zunächst daran, daß es nicht viel bringt, den Kranken zu fragen, wo er die Sachen gelassen hat. Er wird es vergessen haben und gezielte Fragen können akute Erregungszustände auslösen. Es gibt verschiedene Dinge, die man tun kann, um mit dem Problem fertig zu werden. Ein gut aufgeräumter Haushalt macht es leichter, verlegte Gegenstände zu finden. In einem unordentlichen Schrank oder in einer unordentlichen Kommode findet man selten etwas. Versuchen Sie, die Zahl der möglichen Verstecke zu verringern, indem Sie Schränke oder Räume abriegeln.

Nehmen Sie wertvolle Gegenstände wie Ringe oder Silber zu sich, so daß sie nicht versteckt oder verloren werden können. Halten Sie keine größeren Geldsummen im Haus. Machen Sie kleinere Gegenstände, die leicht verloren gehen, besser sichtbar. Befestigen Sie z. B. einen größeren Blickfang an Ihren Schlüsselring. Legen Sie sich, sofern dies möglich ist, eine Ersatzsammlung von wichtigen Gegenständen wie Schlüssel, Brillen und Hörgerätebatterien an.

Gewöhnen Sie sich an das Durchsuchen von Ascheimern, bevor Sie diese entleeren. Überprüfen Sie den Spalt unter der Matratze und unter Sofakissen. Überprüfen Sie Ascheimer, Schuhe und alle Kommodenschiebladen auf verlorene Gegenstände und fragen Sie sich, wo der Verwirrte früher Dinge in Sicherheit gebracht hat. Wo versteckte er Weihnachtsgeschenke oder Geld? Dies sind Plätze, wo man auch nach verlorenen Zahnprothesen suchen muß.

7.6 Ungewöhnliches sexuelles Verhalten

Manchmal ziehen sich verwirrte Menschen aus oder wandern unbekleidet im Wohnzimmer oder auf der Straße umher.

Ein halbwüchsiger Junge kam nach Hause und fand seinen Vater auf der Gartenterrasse eine Zeitung lesend vor. Er war nur mit seinem Hut bekleidet.

Manchmal entkleiden sich verwirrte Menschen in der Öffentlichkeit. Hin und wieder spielen sie mit ihren Genitalien oder hantieren in einer Art an sich herum, die an sexuelle Handlungen denken läßt und andere abstößt.

Ein Mann öffnete zu wiederholten Zeiten seinen Gürtel und öffnete den Reißverschluß der Hose. Eine Frau war ständig damit beschäftigt, die Knöpfe ihrer Bluse auf- und zuzuknöpfen.

Zu gewissen Zeiten kann eine Gehirnschädigung zu unüblichen und überhäufigen sexuellen Forderungen führen. Ungewöhnliches sexuelles Verhalten ist weit seltener als der Mythos, daß »senile« Menschen ein abweichendes sexuelles Verhalten an den Tag legen.

Eine Frau, die ihren Mann in die Klinik brachte, gestand, daß sie im Grunde mit dessen Versorgung gut zurecht käme. Man habe ihr aber erzählt, daß er bei einer Verschlechterung seines Zustandes wieder in eine Art »zweite Kindheit« hineinkäme und beginnen würde, sich kleinen Mädchen in unanständiger Weise zu zeigen.

Für diesen Mythos gibt es *keine* Stütze. Ungewöhnliches sexuelles Verhalten kommt bei Demenzkranken selten vor. In einer kürzlich veröffentlichten Studie fanden wir bei unseren Patienten überhaupt keinen Hinweis auf ein derartiges Verhalten.

Exhibition und zielloses Masturbieren kann zufällig vorkommen. Verwirrte Menschen können auch in der Öffentlichkeit unbekleidet bzw. nur spärlich bekleidet herumlaufen, da sie vergessen haben, wo sie sich befinden und wie man sich anziehen muß. Sie sind sich nicht mehr über den Sinn der Kleidung im Klaren. Es ist auch möglich, daß sie sich ausziehen oder den Rock hochziehen, um Wasser zu lassen. Sie haben vergessen, wo sich die Toilette befindet. Sie können sich auch ausziehen, weil sie ins Bett gehen wollen.

Übermäßige Aufregung ist hier unangebracht. Führen Sie den Betreffenden lediglich ruhig in seinen Raum oder zur Toilette. Finden Sie ihn unbekleidet, bringen Sie einen Bademantel und helfen Sie ihm unbefangen, diesen anzuziehen. Der unbekleidete Vater auf der Gartenterrasse hatte sich wegen der Hitze ausgezogen. Er war sich nicht bewußt, daß er sich außerhalb des Hauses befand, daß andere Menschen ihn beobachten könnten, und daß er sich nicht in der Privatsphäre seiner Wohnung aufhielt. Die meisten verwirrten Menschen werden aber wegen ihrer lebenslangen Erziehung zum Anstand derartige Verhaltensarten nicht zeigen.

Das Sichausziehen oder ständig mit Kleidung Herumhantieren kann durch Wahl bestimmter Kleidungen verhindert werden. Nehmen Sie z. B. Hosen, die nur hochgezogen werden und keinen Schlitz besitzen. Benutzen Sie Blusen, die man überstreifen kann oder die einen Reißverschluß am Rücken statt Knöpfe vorne besitzen.

In unserer Kultur haben wir gegenüber Masturbation starke Negativgefühle und ein solches Verhalten regt die meisten Familien übermäßig auf. Bedenken Sie aber, daß dieses Verhalten, sofern es überhaupt vorkommt, Teil einer zerebralen Schädigung ist. Der Betreffende tut nur das, was ihm ein gutes Gefühl gibt. Er hat seine soziale Anpassung verloren, was aber nicht heißt, daß er bewußt offensive sexuelle Auffälligkeiten vorspielt. Kommt es zum Masturbieren, so versuchen Sie, nicht aggressiv zu reagieren. Dies könnte einen akuten Erregungsanfall auslösen. Führen Sie den Betreffenden vorsichtig in einen geschlossenen Raum, versuchen Sie, ihn abzulenken und geben Sie ihm etwas zu tun. Ist das Herumhantieren zu eindeutig oder zu störend, geben Sie dem Kranken Gegenstände in die Hände, mit denen er sich erfahrungsgemäß gerne beschäftigt.

Wir haben noch niemals gehört, daß sich ein Demenzkranker gegenüber einem Kind in unanständiger Weise entblößt hat. Auf keinen Fall soll der Mythos über »unanständige alte Männer« hier wiederbelebt werden, und aus diesem Grunde wird auch nicht weiter darauf eingegangen. Tritt dieser seltene Fall einmal ein, so sollte die Reaktion sachlich sein und nicht mehr daraus gemacht werden, als unbedingt notwendig. Ihre eigene Reaktion beeindruckt ein Kind vermutlich mehr als der Anlaß dazu. Entfernen Sie den Betreffenden ruhig und erklären Sie dem Kind: »Er hat vergessen, wo er ist«.

Wir haben beobachtet, daß einige Demenzkranke einen verminderten Sexualtrieb aufweisen, während andere sexuell mehr erregbar sind als früher. Entwickelt sich ein gesteigertes sexuelles Verhalten, so denken Sie daran - wie beunruhigend dies auch sein mag - daß ursächlich eine Gehirnerkrankung vorliegt. Es handelt sich nicht um eine abnorme Persönlichkeitsstruktur und schon gar nicht um etwas, das mit Ihnen oder Ihrer Ehe in Verbindung gebracht werden kann (s. S. 194).

Zögern Sie nicht, auffallendes sexuelles Verhalten mit dem Arzt, einem anderen Sachkundigen oder auch mit anderen Familien zu besprechen. Sie alle können Ihnen zu neuen Einsichten und zur besseren Bewältigung der Situation verhelfen. Der Gesprächspartner sollte Kenntnisse über Demenz besitzen und in der Lage sein, freizügig sexuelle Dinge zu diskutieren. Vielleicht kann er Vorschläge machen, wie das auffallende Benehmen zu ändern oder zu mildern ist. Siehe auch hierzu Kapitel 12.3 »Sexualität«.

7.7 Versuche, störendes Verhalten zu ändern

Manchmal sind es die kleinen Dinge, die Sie quälen. Vielleicht hilft die folgende Methode, störende Verhaltensweisen zu mildern oder gar zum Verschwinden zu bringen.

Zunächts konzentrieren Sie sich auf *ein* besonderes Verhalten, das oft auftritt und das Sie wirklich zu ändern wünschen. Den größten Erfolg hierin werden Sie bei bestimmten Verhaltensformen haben, wie z. B. das störende Wiederholen immer derselben Frage. Verhaltensweisen, die im Rahmen von akuten Erregungsreaktionen entstehen, sind durch diese Methoden nicht so einfach zu ändern. Hier hilft es am besten, die auslösende Ursache zu beseitigen. Jeder in Ihrem Haushalt sollte eingeweiht werden und mithelfen. Nur wenn alle aktiv dabei sind, kann die Methode erfolgreich werden. Reagieren Sie warmherzig und liebevoll auf alle positiven Verhaltensweisen des Betreffenden. Auf der anderen Seite *ignorieren Sie vollständig* die abstoßenden Verhaltensweisen. Versuchen Sie nicht, mit dem Betreffenden zu streiten, ihn zu schelten oder in *irgendeiner Form* auf das abstoßende Verhalten zu reagieren. Eine negative Reaktion Ihrerseits, wie z. B. schelten, kann genau die umgekehrte Wirkung haben, die Sie sich wünschen. Der Erfolg wird sein, daß der

Betreffende sein Verhalten beibehält. Dies hat nichts damit zu tun, daß er bockig ist (sein Gedächtnis ist viel zu schlecht, als daß er dies alles behalten könnte) sondern damit, daß Sie ihn an das in Frage stehende Verhalten erinnert und seine Aufmerksamkeit darauf gelenkt haben.

Dieses System zeitigt die beste Wirkung, wenn Sie nur ein Problem zur Zeit angehen. Es kann nur zum Erfolg führen, wenn jeder kooperiert und *stets* das störende Verhalten ignoriert. Zeigt man nur hin und wieder eine Reaktion auf das störende Verhalten, so wird die Strategie fehlschlagen. Ein zweiter wichtiger Teil dieser Methode besteht darin, dem Kranken in Situationen, in denen freundliche Züge zutage treten, besondere Beachtung zu schenken. Es braucht eine Reihe von Wochen geduldigen Bemühens, bis sich eine Änderung einstellt.

Ein Ehemann hatte einen besonders guten Erfolg mit dieser Methode. Er hatte sich immer darüber erregt, daß seine Frau jede Nacht fragte: »Wer bist du, was machst du in meinem Bett?« Jetzt hörte er einfach auf zu antworten und ignorierte diese Frage. Er drehte lediglich den Kopf etwas ab oder zeigte ihr den Rücken und erweckte den Eindruck, als ob sie nichts gesagt habe. Schließlich hörte sie auf, derartige Fragen zu stellen.

Eine ähnliche Methode, um anstößiges Verhalten abzuwehren, besteht in der gleichen Technik, die zusätzlich mit frühzeitigem Ablenken verbunden wird. Nochmals, schelten Sie niemals den Kranken für sein Verhalten.

Eine Frau war sehr unruhig. Sie lief umher und konnte sich keinen Augenblick ruhig verhalten. Ihr Ehemann gab es auf, ihr immer wieder zu sagen, sie möchte sich hinsetzen und gab ihr statt dessen ein Kartenspiel: »Hier Helen, spiel eine Patience.« Er bediente sich ihrer Vorliebe für dieses Kartenspiel, obgleich sie zu regelrechtem Spiel gar nicht mehr in der Lage war.

7.8 Ständiges Fragen

Manchmal sind es die kleinen Dinge, die zuletzt das Zusammenleben mit einem Dementen unmöglich machen. Manche Familien berichten, daß verwirrte Menschen immer wieder die gleiche Frage stellen und hierdurch einen entnervenden Einfluß auf die Umwelt ausüben. Dies kann ein Symptom von Furcht und Unsicherheit bei einem Menschen sein, der seine Umgebung nicht mehr versteht. Der Betreffende erinnert Dinge nur für einen kurzen Zeitraum und hat deshalb auch kein Empfinden dafür, daß er immer wieder die gleiche Frage stellt. Versuchen Sie die oben beschriebene Technik, um das störende Verhalten zu ändern.

Manchmal nützt es, anstatt wiederholte Antworten zu geben, nur darauf hinzuweisen, daß alles in Ordnung sei, und daß Sie alles im Griff haben. Hin und wieder macht sich der Kranke aber auch Sorgen um etwas, das er nicht in der Lage ist, auszudrücken. Haben Sie herausgefunden, um was es sich hier handelt, so können Sie ihn meist beruhigen.

Herrn R.'s Mutter fragte immer wieder: »Wann kommt meine Mutter?« Als Herr R. ihr erzählte, daß die Mutter doch schon viele Jahre tot sei, wurde sie aufgeregt und fragte die gleiche Frage nach einigen Minuten erneut. Herr R. erkannte später, daß diese Frage nur ein Ausdruck des Gefühls für ihr eigenes Verlorensein war. Aus diesem Grund war seine Antwort: »Ich bin doch da, um dich zu beschützen.« Dieses hatte einen nachhaltigen, beruhigenden Effekt.

7.9 Wiederholung von Handlungen

Ein weiteres störendes Verhalten besteht in sich ständig wiederholenden Handlungen.

Frau W.'s Schwiegermutter faltete die Wäsche immer wieder neu. Frau W. war froh, daß die alte Dame beschäftigt war. Ihr Mann fühlte sich aber sehr gestört. Er pflegte dann zu rufen: »Mutter, du hast doch die Wäsche schon fünfmal gefaltet.«
Frau A. hatte Schwierigkeiten mit dem Waschen. Sie wusch immer nur eine Seite ihres Gesichtes. Ihre Tochter sagte dann: »Wasche doch auch die andere Seite«, aber sie wusch immer nur die eine Hälfte.
Herr B. wanderte ständig in der Küche im Kreis herum, wie ein Bär im Käfig.

Offensichtlich führen bestimmte Schädigungen des Gehirns dazu, daß sich der Kranke auf eine bestimmte Tätigkeit einübt und dann zu einem Wechsel nicht mehr in der Lage ist. Schlagen Sie dem Betreffenden in einfühlender Weise vor, etwas Neues zu beginnen, versuchen Sie aber nicht, ihn unter Druck zu setzen oder selbst ärgerlich zu erscheinen. Hierdurch können Sie leicht einen akuten Erregungszustand auslösen.

Im Fall von Frau W.'s Schwiegermutter half es, ihr störendes Verhalten zu ignorieren. Darüber hinaus fühlte sich Herr W., indem er die Behinderung seiner Mutter akzeptierte, nicht mehr so belästigt.

Frau A.'s Tochter fand heraus, daß die Mutter durch vorsichtiges Beklopfen der Gesichtshälfte, die nicht gewaschen wurde, ihr abnormes Verhalten aufgab. Offenbar war es so, daß ein Schlaganfall die Wahrnehmung einer Körperhälfte vermindert hatte. Das Berühren war ein guter Weg, dem Gehirn eine Nachricht zukommen zu lassen, was durch Worte nicht möglich war. Berühren Sie den Arm, wenn Sie möchten, daß der Kranke einen Ärmel überzieht, berühren Sie den Körperteil eines Menschen, der zunächst gewaschen werden soll. Berühren Sie die Hand mit dem Löffel, wenn Sie wünschen, daß der Kranke die Speise zu sich nimmt.

Herrn B.'s Ehefrau fand Wege, ihn vom Herumwandern abzulenken. Sie gab ihm etwas zu tun. »Hier, halte dies«, pflegte sie zu sagen und gab ihm einen Löffel. »Nun halte dies«, hierbei nahm sie den Löffel und gab ihm einen Topflappen. Das »Helfen« ließ ihn das Wandern vergessen. Er bekam eine Tätigkeit zugewiesen, und dies gab ihm das Gefühl, gebraucht zu werden.

7.10 Ständiges Hinterherlaufen

Familien berichten, daß vergeßliche Menschen einzelne Angehörige von Raum zu Raum verfolgen und sogar ungeduldig werden, wenn diese einmal die Toilette aufsuchen oder in den Keller gehen. Auch wenn sich Angehörige einmal ausruhen möchten oder eine Tätigkeit zu Ende führen wollen, laufen sie Gefahr, immer wieder angesprochen zu werden. Dies kann sehr quälend sein. Wenige Dinge sind irritierender, als ständig verfolgt zu werden.

Wir können dieses Verhalten verstehen, wenn wir uns vorstellen, wie fremdartig die Welt demjenigen erscheinen muß, der ständig alles vergißt. Der pflegende Angehörige ist dann die einzige Sicherheit inmitten einer Welt von Unverständlichkeiten. Ist ein Mensch nicht mehr in der Lage, sich auf sich selbst zu verlassen und die wichtigen Dinge des Lebens zu meistern, dann bleibt nur noch eine Form von Sicherheit und diese besteht darin, möglichst nahe bei einem Menschen zu bleiben, der selbst die Übersicht behalten hat.

Der in seinem Erinnerungsvermögen gestörte Kranke erinnert sich nicht, daß Sie, wenn Sie auf die Toilette gehen, auch bald wieder herauskommen. Für seinen gestörten Zeitsinn scheint es, als ob Sie für immer verschwunden seien. Ein kindersicherer Türgriff an der Toilettentür kann Ihnen vielleicht einige Minuten Privatleben geben. Manchmal hilft es, einen Wecker in Gang zu setzen und zu sagen: »Ich bin zurück, sowie die Uhr läutet.«

Ein Ehemann besorgte sich Kopfhörer, so daß er, während seine Frau ununterbrochen sprach, Musik hören konnte (dann kaufte er ihr auch Kopfhörer und entdeckte, daß sie gerne Musik hörte).

Sehr wichtig ist, daß Sie versuchen, sich nicht durch derartiges ermüdendes Verhalten mutlos machen zu lassen. Sie brauchen andere Menschen, die hin und wieder die Pflege des Angehörigen übernehmen, so daß Sie das Haus verlassen können und Möglichkeiten zur Entspannung haben, wie z. B. Einkaufen gehen, Besuche machen, Mittagschlaf halten oder einmal ohne Unterbrechung ein Bad zu nehmen.

Versuchen Sie einfache Aufgaben zu finden, die der Behinderte durchführen kann. Tun Sie es auch, wenn es Verrichtungen sind, die Sie viel besser durchführen können oder nur Wiederholungen darstellen. Aufwickeln eines Wollknäuels, Staubwischen, Zeitschriften zusammenlegen: Dies sind Dinge, die dem Betroffenen das Gefühl geben, nützlich zu sein und einer sinnvollen Beschäftigung nachzugehen. Sie selbst können Ihre eigene Arbeit während dieser Zeit zu Ende bringen.

Frau H.'s Schwiegermutter, die an einer Demenz litt, folgte Frau H. ständig im Haus herum, ließ sie niemals aus den Augen und kritisierte sie hierbei ständig. Frau H. kam auf die Idee, ihre Schwiegermutter Wäsche falten zu lassen. Da Frau H. eine große Familie hatte, hatte sie auch viel Wäsche. Die ältere Frau faltete, entfaltete, faltete wieder (nicht besonders akkurat) und fühlte sich als nützlicher Teil des Haushaltes.

Ist es unfreundlich, einem Menschen Scheinaufgaben zu geben, um ihn zu beschäftigen? Frau H. glaubt das nicht. Die verwirrte Frau benötigte das Gefühl, daß sie etwas zu geben hatte und ein aktiver Teil der Familie war.

7.11 Beschwerden und Anwürfe

Manchmal beschweren sich Demenzkranke bei allen Gelegenheiten und trotz aller Mühen, es ihnen recht zu machen. Der Verwirrte sagt z. B.: »Du bist grausam zu mir, ich möchte nach Hause gehen«, »du hast mir Sachen gestohlen« oder »ich kann dich nicht leiden«. Wahrscheinlich werden Sie sich, wenn Ihnen ein verwirrter Mensch dieses ins Gesicht sagt, verletzt und verärgert fühlen. Sie haben doch alles in Ihren Kräften stehende getan. Befindet sich der Kranke in einem guten körperlichen Zustand und klingt seine Stimme klar und vernünftig oder kommt eine derartige Kritik von einem Menschen, den Sie früher verehrt haben, so wird Ihre erste Reaktion sein, dies alles persönlich zu nehmen. Schnell kommt es dann zu einem unschönen und unnötigen Streit, dem ein akuter Erregungszustand folgen kann. Möglicherweise kommt es zu Schreien, Weinen und Werfen von Gegenständen. Am Ende rennen Sie erschöpft und aufgeregt heraus.

Tritt die oben geschilderte Verhaltensweise ein, so warten Sie einen Moment und überlegen, was wirklich geschieht. Selbst wenn ein Mensch gesund aussieht, kann er dennoch eine krankhafte Gehirnveränderung haben. Das Erlebnis, daß der Kranke gepflegt werden muß, daß er sich verloren fühlt und daß er Besitztümer und Unabhängigkeit aufgeben mußte, scheint dem Verwirrten wie ein grausames Verhängnis. »Du bist grausam zu mir« kann in Wirklichkeit meinen, »das Leben ist grausam zu mir«. Da der Kranke nicht in der Lage ist, die Realität um ihn herum zu erkennen, mißinterpretiert er Ihre Hilfe als Versuch zu stehlen. Wahrscheinlich ist er nicht in der Lage, die Tatsache seiner zunehmenden Behinderung, seine finanzielle Situation, die vergangene Beziehung zu Ihnen und alle die Dinge, die Sie überblicken, richtig zu verstehen oder zu erinnern. Der Betreffende weiß z. B. nur, daß seine Besitztümer verschwunden sind, und daß Sie ihm gegenüber stehen. Aus diesem Grund glaubt er, daß Sie seine Besitztümer gestohlen haben.

Eine Ehefrau versuchte eine Erklärung für scheinbar schwer zu verstehende Dinge, die ihr Mann äußerte. Natürlich können wir nicht nachfühlen, was ein in seiner Denkfähigkeit behinderter Mensch fühlt oder meint, aber seine Frau fand eine liebevolle Interpretation und konnte dadurch schlimme Dinge, die ihr Mann vorbrachte, besser verarbeiten.

Er sagt: »Ich möchte nach Hause.«
Er meint: »Ich möchte in ein Leben zurückkehren, wo alles seinen Sinn hat und in dem ich nützlich war, wo ich die Früchte meiner Tätigkeit sah und keine Furcht vor geringfügigen Änderungen hatte.«

Er sagt: »Ich möchte nicht sterben.«
Er meint: »Ich bin krank, obgleich ich keine Schmerzen habe. Niemand weiß, wie krank ich bin. Ich empfinde dies unaufhörlich. Ich muß sterben. Ich fürchte mich vor dem Sterben.«

Er sagt: »Ich habe kein Geld.«
Er meint: »Ich habe früher eine Brieftasche mit Geld gehabt. Jetzt fühle ich sie nicht mehr in meiner Hosentasche. Ich bin ärgerlich, daß ich sie nicht finden kann. Es gibt etwas, was ich kaufen möchte, ich muß mich noch ein wenig umsehen.«

Er sagt: »Wo sind sie alle?«
Er meint: »Ich sehe Menschen um mich herum, aber ich weiß nicht, wer sie sind. Diese unbekannten Gesichter gehören nicht zu meiner Familie. Wo ist meine Mutter? Warum hat sie mich verlassen?«

Solchen Bemerkungen richtig zu begegnen, heißt Widerspruch, Streit und krisenhafte Erregungen vermeiden. Versuchen Sie, nicht zu sagen: »Ich habe doch deine Sachen nicht gestohlen«, »du bist zu Hause«, »ich gab dir doch schon Geld«. Versuchen Sie nicht, sich auf eine Diskussion einzulassen. Wenn Sie sagen: »Deine Mutter ist schon vor 30 Jahren gestorben«, so wird dies nur zu weiterer Verwirrung und Aufregung führen.

Einige Familien ignorieren solche Angriffe oder versuchen, den Betreffenden abzulenken. Andere Familien reagieren einfühlend auf das, was möglicherweise gemeint ist: »Ja du Lieber, ich weiß, daß du dich verloren fühlst«, »das Leben scheint grausam zu sein«, »ich weiß, daß du nach Hause gehen möchtest«.

Natürlich werden Sie auch schon einmal selbst ärgerlich, besonders wenn Sie gezwungen sind, die gleiche unfaire Beschwerde immer und immer wieder zu hören. Das ist nur allzu menschlich. Der verwirrte Angehörige wird aber wahrscheinlich derartige Vorkommnisse schnell vergessen.

Manchmal verliert der Behinderte seinen Takt. Er sagt z. B.: »Ich kann John nicht leiden« und vielleicht hat er tatsächlich diesen Menschen nicht ausstehen können. Dies kann sehr irritierend sein. Es ist aber nötig, für die Zuhörenden zu verstehen, daß der Kranke unfähig ist, Takt zu zeigen, und daß er, indem er seine ehrliche Meinung sagt, nicht absichtlich unfreundlich sein will.

Vielleicht können Sie mit dieser Art von Bemerkungen fertig werden. Aber wie ist es mit anderen? Manchmal machen Demenzkranke ungehörige oder beleidigende Bemerkungen zu Fremden. Dieses kann eine naive Direktheit sein, wie z. B. der Pastorin zu sagen, daß sie eine Laufmasche im Strumpf habe. Es kann auch bis zu Beleidigungen gehen, wie z. B. dem Nachbarn, der mit Essen kommt, zu sagen: »Verlassen sie mein Haus, sie wollen mich vergiften«.

Verwirrte Menschen können Dinge in einem Geschäft mitnehmen, ohne dafür zu bezahlen, oder sie können den Verkäufer beschuldigen, ihr Geld gestohlen zu haben. Sie tischen auch entfernten Bekannten oder Fremden solche Geschichten auf wie: »Meine Tochter hält mich ständig in einem Raum eingeschlossen«. Nehmen Sie einen Verwirrten mit zu einem Besuch, so kann er unvermittelt seinen Mantel anziehen und sagen: »Laß uns nach Hause gehen, dieser Platz stinkt«.

In ihrer Denkfähigkeit behinderte Menschen sind verschieden. Einige behalten ihre guten Manieren, andere zeigen ein taktloses Benehmen mit offener Aggressivität. Wieder andere sind furchtsam und mißtrauisch und setzen Beschuldigungen in die Welt. Plötzliche dramatische Erregungszustände können folgen. Der verwirrte Mensch schätzt dann die Person, mit der er spricht oder die Situation, in der er sich befindet, falsch ein.

Eine Sekretärin sprach mit einem verwirrten Mann während der Arzt sich mit dessen Frau unterhielt. Der Verwirrte versuchte, eine freundliche Unterhaltung, hatte aber die frühere Einfühlsamkeit verloren. Er sagte: »Wie alt sind sie?« »Sie sehen aber wesentlich älter aus.« Als sie eine Frage mit nein, sie sei nicht verheiratet beantwortete, sagte er: »Ich vermutete auch schon, daß sie niemand haben wollte.«

Manche lächeln über diese Art von Verhalten bei kleinen Kindern, weil jeder versteht, daß ein Kind noch keine guten Manieren kennt. Es ist beruhigend für Sie, wenn Sie merken, daß die Umherstehenden verstanden haben, daß Ihr Angehöriger ein Demenzkranker ist, bei dem das Gedächtnis für gute Manieren verlorengegangen ist. Eine Demenz ist so häufig, daß immer mehr Gesunde gewahr werden, daß bestimmte Verhaltensstörungen das Resultat einer spezifischen Krankheit sind und daß ein ungewöhnliches Verhalten nicht gleichbedeutend mit Bösartigkeit ist.

Es ist ratsam, daß Sie Nachbarn, Freunde, Gemeindemitglieder oder Verkäufer, die häufig mit Ihnen oder dem Verwirrten zusammenkommen, kurz über die Erkrankung des Angehörigen aufklären. Sie sollten hierbei betonen, daß die vorliegende Krankheit für andere keine Gefahr darstellt und keine Verrücktheit vorliegt.

Produziert ein verwirrter Mensch eine aufgeregte Szene in der Öffentlichkeit, so führen Sie ihn freundlich vom Platz weg. Am besten sagt man gar nichts. Dies kann zwar unangenehm sein. Sie sind aber nicht verpflichtet, Fremden irgendeine Erklärung zu geben.

Ablenkung ist eine gute Möglichkeit, eine unangenehme Situation zu entschärfen. Werden z. B. allzu persönliche Fragen gestellt, so wechseln Sie das Thema. Spricht der Betreffende davon, daß Sie ihn als Gefangenen halten und ihm nichts zu essen geben, versuchen Sie, ihn abzulenken. Vermeiden Sie das direkte Abstreiten, da sich hieraus ein Streit mit dem verwirrten Menschen entwickeln kann. Handelt es sich um Anwesende, die Sie kennen, so können Sie später Erklärungen geben. Handelt es sich um Fremde, fragen Sie sich, ob es tatsächlich so bedeutungsvoll ist, was diese denken.

Begeht der Verwirrte einen Ladendiebstahl, so tut er dies wahrscheinlich, weil er das Bezahlen vergessen hat oder nicht realisiert, daß er sich in einem Geschäft befindet. Manche Familien haben herausgefunden, daß, indem man dem Kranken Dinge zum Halten gibt oder ihn bittet, den Einkaufswagen zu schieben, womit seine Hände beschäftigt sind, sich das Problem lösen läßt. Bevor Sie das Geschäft verlassen, überprüfen Sie, ob er irgendetwas in seinen Taschen hat. Vielleicht sollte man ihn beim nächsten Einkauf so kleiden, daß keine Taschen vorhanden sind.

In manchen Fällen bildet sich ein Gerede, oder es sind gefühllose Menschen in der Umgebung, die ungehörige Bemerkungen eines Demenzkranken aufbauschen. Es ist wichtig, daß Sie sich durch diese Redereien nicht beeinflussen lassen. Vernünftige Menschen wissen, was es mit einem solchen Gerede auf sich hat.

7.12 Vergessene Telefonanrufe

Vergeßliche Menschen, die noch in der Lage sind, klar zu sprechen, beantworten Telefongespräche oder rufen andere an. Sie vergessen aber meist, Nachrichten aufzuschreiben oder mündlich zu übermitteln. Dies kann Freunde aufregen, Fremde verärgern sowie Unannehmlichkeiten und Mißverständnisse nach sich ziehen.

Es gibt verschiedene, nicht teure Geräte, die Telefongespräche aufzeichnen. Ein derartiges Aufnahmegerät kann an einen Nebenanschluß angebracht werden, den der Behinderte nur selten benutzt. Aufgrund der Aufzeichnungen können Sie andere zurückrufen, ihnen die Situation erklären bzw. Anrufe beantworten.

Ein Ehemann schreibt: »Ich fand nach Abspielen der Aufzeichnung, daß sie den Zahnarzt fünfmal für einen Termin angerufen hatte. Da ich jetzt davon wußte, konnte ich zurückrufen und eine entsprechende Erklärung geben.«

In manchen Städten ist es möglich, daß vom Telefonamt Anrufe, die zu Ihrem Apparat gehen, weiter zu einem anderen Anschluß geleitet werden. Wenden Sie sich hierfür an eine Telefonberatungsstelle.

7.13 Forderungen

Herr C. lehnte es ab, sein selbständiges Leben zu Hause aufzugeben, obgleich es der Familie klar war, daß er hierzu nicht mehr in der Lage war. Statt dessen rief er seine Tochter wenigstens einmal am Tage unter dem Vorwand eines akuten Notfalls an. Dieses führte dazu, daß seine Tochter ständig durch die Stadt jagte, um Hilfestellungen zu geben. Sie fühlte sich mit der Zeit verärgert und manipuliert. Sie vernachlässigte ihre eigene Familie und war ständig erschöpft. Sie fühlte, daß ihr Vater immer ein selbstsüchtiger, fordernder Mensch gewesen war und auch das jetzt gezeigte Verhalten im höchsten Grade Selbstsucht verriet.

Frau D. lebte mit ihrer Tochter zusammen. Die beiden Frauen waren nie gut miteinander ausgekommen und nun war bei Frau D. die Alzheimersche Krankheit diagnostiziert worden. Sie ermüdete ihre Tochter mit Forderungen wie: »Gib mir eine Zigarette«, »mach mir Kaffee«. Die Tochter konnte ihre Mutter wegen Brandgefahr nicht bitten, dies selbst zu tun.

Demenzkranke können äußerst fordernd und eigennützig sein. Dies wird besonders ungern in jenen Fällen akzeptiert, in denen die Betreffenden noch relativ unbehindert erscheinen. Bemerken Sie ein solches Verhalten, so versuchen Sie, die Situation kritisch zu überdenken. Ist das gezeigte Verhalten tatsächlich Willkür oder handelt es sich um ein Krankheitssymptom? Diese beiden Dinge können sehr ähnlich aussehen, insbesondere, wenn der Betreffende schon vor Einsetzen der Krankheit den Eindruck erweckte, daß er gerne andere Menschen ausnutzte. Bedenken Sie hierbei, daß ein in seiner Denkfähigkeit behinderter Mensch sein Verhalten oft *nicht* kontrollieren kann. Andere Menschen ausnutzen beinhaltet, planmäßig vorzugehen, und gerade dieses kann der Demenzkranke nicht. Es handelt sich vielmehr um urtümliche Umgangsformen, die vom Kranken nicht mehr willkürlich gesteuert werden können. Eine sachgemäße Beurteilung der Situation ist wichtig, und man wird oft herausfinden, ob das gezeigte Verhalten wirklich in berechnender Form vorgebracht wurde.

Manchmal ist ein auffälliges Verhalten Hinweis auf Einsamkeit, Furcht oder Verlust. Hat z. B. ein Mensch die Fähigkeit verloren, den Ablauf der Zeit zu verstehen und sich an Dinge zu erinnern, und wird dieser dann noch für eine kurze Zeit alleine gelassen, so kann er ein Gefühl der Verlassenheit entwickeln und Sie sogar anklagen, ihn im Stich gelassen zu haben. Das Wissen um derartige Stimmungen hilft, seinen eigenen Ärger zurückzuhalten, weniger an Selbstsucht und Manipulation zu denken sondern vielmehr das reale Problem (z. B. Gefühl der Verlassenheit) zu erkennen.

Manchmal gelingt es, dem Kranken ein Gefühl dafür zu geben, daß er noch Kontrolle über sein eigenes Leben hat und die äußeren Umstände meistern kann. Dies braucht nicht einmal so schwierig zu sein.

Herrn C.'s Tochter hatte ein Apartment für ihren Vater in einer geschützten Wohneinheit für alte Menschen gefunden, wo Mahlzeiten, bestimmte andere Dienste und Haushaltsführung durch entsprechendes Personal gewährleistet war. Hierdurch konnten Notfallsituationen vermieden und Herrn C. das Gefühl einer weitgehenden Unabhängigkeit gegeben werden.

Eine ärztliche Untersuchung zeigte, daß die Mutter von Frau D. sich nicht einmal für fünf Minuten daran erinnert, eine Zigarette verlangt zu haben. Nach entsprechenden Ratschlägen des Arztes war sie in der Lage, den hohen Zigarettenkonsum und das ständige Verlangen nach Kaffee zu reduzieren.

Familien fragen oft, ob es richtig sei, ihren Angehörigen zu »verwöhnen« und ihm alle Wünsche zu erfüllen, oder ob sie nicht besser versuchen sollten, ihn »unter Druck« zu setzen, damit er sich angepaßter verhalte. Der beste Weg ist, beides zu vermeiden. Da der Kranke sein Verhalten nicht kontrollieren kann, ist er nicht »verziehbar«, wobei es natürlich unmöglich ist, allen seinen Verlangen immer nachzukommen. Auf der anderen Seite ist es aber unangebracht, einen zerebralbehinderten Menschen »zu erziehen«, zumal ständiges Belehren und Schelten akute Erregungszustände auslösen können.

Werden Sie gebeten, Dinge zu tun, von denen Sie glauben, daß sie der Betreffende selbst tun kann, so überzeugen Sie sich, daß dies auch wirklich der Fall ist. Vielleicht fühlt er sich von der anstehenden Aufgabe überfordert. In manchen Fällen hilft es, dann ganz genaue und detaillierte Anweisungen zu geben. So ist es z. B. besser zu sagen: »Ich komme und besuche dich am Mittwoch« als sich auf einen Streit einzulassen, warum Sie nicht häufiger kommen. Sagen Sie einfach: »Ich hole dir eine Zigarette, sobald die Weckuhr abläuft. Bitte, frage mich nicht vorher darum.« Bis dahin gehen Sie dann einfach auf keine Forderungen mehr ein. Sie müssen selbstverständlich Grenzen setzen hinsichtlich dessen, was realistischerweise noch an Wünschen erfüllt werden kann. Bevor Sie diese Grenzen aber setzen, sollten Sie das Ausmaß der Behinderung durchschaut haben und sich darüber klar sein, welche anderen Mittel noch zur Verfügung stehen, um bestimmte Dinge möglich zu machen. Vielleicht können Sie sich von einer Schwester oder einer Sozialarbeiterin, die etwas über die vorliegende Krankheit informiert sind, beraten lassen, wie die beste Pflege gewährleistet wird, ohne daß Sie selbst ermattet oder erschöpft zurückbleiben. Fühlen Sie sich durch die ständigen Anforderungen geärgert oder frustriert, versuchen Sie, ein Ventil zu finden. Dies sollte aber nicht identisch mit dem behinderten Menschen sein. Ihr Ärger kann akute Erregungszustände auslösen, die danach alles noch viel schwieriger machen.

7.14 Angriffe gegen Pflegepersonal

Ist die Familie in der Lage, eine Pflegeperson anzustellen, kann der Kranke diese schnell wieder aus seiner Wohnung vertreiben. Er kann mißtrauisch und beleidigend werden, ihr den Eingang versperren oder sie des Diebstahls beschuldigen. Dieses führt letzten Endes dazu, daß Sie nicht aus dem Haus herauskommen oder der Behinderte nicht mehr länger selbständig leben kann. Oft finden sich aber Auswege. Wie auch in anderen Fällen können geschilderte Schwierigkeiten damit zusammenhängen, daß der Kranke seine Umgebung nicht mehr durchschaut und frühere Erklärungen vergessen hat. Alles, was er noch erkennt, ist ein Fremder in seiner Wohnung. Manchmal wird die Anwesenheit einer Pflegeperson als Ausdruck eines weiteren Verlustes der Unabhängigkeit gewertet. Dieser Sachverhalt wird plötzlich bemerkt und entsprechend reagiert.

Seien Sie sicher, daß die Pflegeperson weiß, daß Sie für Anstellung und Entlassung verantwortlich sind. Es ist wichtig, daß Sie dem Pflegenden absolut vertrauen können. Wenn möglich, finden Sie einen Menschen, der den Kranken bereits kennt oder machen Sie den Pflegenden schrittweise und über einen gewissen Zeitraum hinweg mit den Besonderheiten der Krankheit bekannt. Die ersten ein- oder zweimal sollte der Pflegende nur kommen, während Sie zu Hause sind. Am Ende wird sich der Kranke daran gewöhnen und akzeptieren, daß die Pflegeperson zum Haushalt gehört. Dieses etwas längerfristige Vorgehen wird Ihnen zudem die Möglichkeit geben, der Pflegerin oder dem Pfleger zu erklären, wie Sie bestimmte Situationen zu handhaben wünschen. Darüber hinaus können Sie sich ein Bild davon machen, ob die Pflegeperson mit dem Kranken gut auskommt oder nicht.

Überzeugen Sie sich, daß der Pflegende über Demenz orientiert ist und wie man akute Erregungszustände handhabt (über die Einstellung einer Pflegeperson wird in Kapitel 10 gesprochen). Versuchen Sie, einen Pfleger zu finden, der in der Lage ist, das Vertrauen des Kranken zu erwerben, und über die Fähigkeit verfügt, den Betreffenden zu lenken, ohne gleichzeitig unkontrollierte Reaktionen auszulösen. Genauso wie es Menschen gibt, die von Natur aus gut mit Kindern umgehen können, und solche, die nicht dazu in der Lage sind, so gibt es Menschen, die intuitiv mit verwirrten Menschen gut zurechtkommen. Diese sind aber viel schwieriger zu finden.

Überzeugen Sie sich, daß im Falle einer Schwierigkeit Sie, ein anderer Familienangehöriger oder ein Arzt zu erreichen sind. Oft paßt sich der Behinderte an, nachdem die erste stürmische Gewöhnungszeit überstanden ist.

8. Kapitel: Stimmungsschwankungen

8.1 Depression

Menschen mit Gedächtnisproblemen können traurig sein, schlechtes allgemeines Befinden aufweisen und an Depressionen leiden. Hat ein Mensch Gedächtnisschwierigkeiten und ist er gleichzeitig depressiv, so muß eine klare Diagnose erzielt und gegebenenfalls eine entsprechende Behandlung eingeleitet werden. Gedächtnisschwierigkeiten sind nicht immer durch die Alzheimersche Krankheit verursacht und können zusammen mit Besserung der Depression verschwinden. Es kann aber auch sein, daß der Betreffende sowohl eine Alzheimersche Krankheit hat und zusätzlich an Depressionen leidet, wobei nur die letztere auf eine adäquate Behandlung ansprechen wird.

Ist ein unheilbar Kranker depressiv verstimmt, so scheint es nur logisch zu sein, die chronische Erkrankung als Ursache der Depression anzusehen. Aber nicht alle Menschen mit Alzheimerscher Krankheit oder einer anderen chronischen Erkrankung sind depressiv. Manche bemerken ihre Behinderung gar nicht. Ein übergroßes Maß an Mutlosigkeit über den eigenen Zustand oder eine ständige Depression sind unnatürlich und nicht notwendig. Glücklicherweise sprechen solche Formen der depressiven Verstimmung relativ gut auf eine entsprechende Behandlung an, so daß der Betreffende sich unabhängig davon, ob eine irreversible zur Demenz führende Erkrankung vorliegt oder nicht, wohler fühlt.

Die Forschung hat versucht, herauszufinden, warum wir in eine Depression hineingeraten. Eine vollständige Beantwortung ist heute noch nicht möglich. Offensichtlich fühlen wir uns traurig oder niedergeschlagen, wenn wir in ungünstige Umstände hineingelangen. Dies erklärt aber das Wesen der Depression noch nicht. So werden manche Formen der Depression mit bestimmten Änderungen der Gehirnfunktionen in Zusammenhang gebracht. Es ist wichtig, daß der Arzt die Natur jeder einzelnen Depression beurteilt und herausfindet, ob es sich um die Reaktion auf bestimmte Lebensumstände handelt oder ob eine tiefer gelegene Verstimmtheit vorliegt. Entsprechend muß dann behandelt werden. Bei besonders gravierenden Formen kommt es zu einem Gewichtsverlust, einer Änderung des Schlafmusters, zu einem Gefühl, daß man etwas Schlimmes getan hat und daß man verdient, bestraft zu werden oder zu einer ständigen Beschäftigung mit eigenen Gesundheitsproblemen.

Oft ist es unmöglich, von selbst aus einer Depression herauszufinden. Indem man die Betreffenden hierzu immer wieder auffordert, werden Frustration und Mutlosigkeit nur noch verstärkt. Manche Kranke interpretieren den ständigen Versuch, sie aufzumuntern, als Hinweis, daß man sie nicht versteht.

Sie können einen depressiven oder mutlosen Menschen anregen, öfters unter andere Menschen zu gehen. Gibt es Gedächtnisprobleme, so ist es wichtig, daß die Aktivitäten, die man empfiehlt, machbar sind und einen Nützlichkeitscharakter haben. Dies gibt dem Behinderten ein Gefühl der inneren Befriedigung. Versuchen Sie, Aufgaben zu vermeiden, die zu kompliziert sind. Selbst kleine Versager erwecken oft große Niedergeschlagenheit. Lassen Sie den Betreffenden den Tisch decken. Ist hierfür nicht mehr genügend Spannkraft vorhanden, lassen Sie ihn nur den eigenen Platz decken. Ist dies auch noch zu schwer, lassen Sie nur die Teller aufdecken. Kann der Kranke größere Menschenansammlungen nicht vertragen, ermutigen Sie ihn, sich nicht vollständig zurückzuziehen, sondern sich jeweils einem Familienangehörigen zuzuwenden. Bitten Sie um den Besuch eines Freundes. Fordern Sie diesen auf, sich des depressiven Menschen anzunehmen, ihm in die Augen zu blikken und ihn für etwas zu interessieren.

Wird besonders viel über Gesundheitsprobleme geklagt, müssen diese ernst genommen und ein Arzt zugezogen werden. Dieser muß klären, ob für die Klagen ein körperlicher Grund vorliegt. (Bedenken Sie, daß auch jemand, der sich ständig über seine Gesundheit beklagt, einmal wirklich krank sein kann. Es ist leicht, bei einem Menschen, der sehr häufig über Gesundheitsstörungen klagt, ohne daß hierfür Gründe gefunden wurden, eine wirkliche Krankheit zu übersehen.) Sind Sie und der Arzt sicher, daß keine körperliche Krankheit vorliegt, so sollte die Depression, die das eigentliche Problem darstellt, behandelt werden. Sorgen Sie dafür, daß ein Arzt den Betreffenden nicht als »Hypochonder« ansieht. Menschen, die sich ständig mit ihren gesundheitlichen Problemen beschäftigen, sind oft sehr unglücklich und benötigen entsprechende Hilfe.

8.2 Selbstmord

Ist ein Mensch depressiv, demoralisiert und mutlos, so besteht immer die Möglichkeit, daß er sich etwas antut. Während es für einen Alzheimer-Kranken schwierig ist, einen Selbstmord zu planen, müssen Sie doch immer vor Verletzungen auf der Hut sein. Hat der Betreffende Zugang zu einem Messer, einer Pistole, elektrisch angetriebenen Werkzeugen, Lösungsmitteln, Medikamenten oder Autoschlüsseln, so kann er diese benutzen, um sich umzubringen oder zu verletzen.

8.3 Alkohol- und Medikamentenmißbrauch

Depressive Menschen können Alkohol, Beruhigungsmittel oder andere Medikamente dazu benutzen, die Gefühle der Traurigkeit zu mildern. Ein solches Verhalten verschlimmert aber unter Umständen die Probleme. Bei Demenzkranken setzen derartige Substanzen die Fähigkeit, noch regelrecht auszukommen, herab. Auf diese Möglichkeit müssen Sie besonders bei einem Menschen achten, der alleine lebt oder in der Vergangenheit Medikamente bzw. Alkohol im Übermaß zu sich genommen hat.

Für Menschen, die starke Trinker sind und gleichzeitig an einer Demenz leiden, kann die Versorgung durch die Familie sehr schwer werden. Oft ist der Betreffende auf kleine Alkoholmengen besonders empfindlich, so daß schon ein Schnaps oder ein Bier die regelrechten Funktionen beeinträchtigen.

Solche Menschen essen auch nicht regelmäßig und haben Ernährungsstörungen, die das Befinden weiter verschlechtern. Sie können dann zusätzlich unangenehm, halsstarrig und feindselig reagieren.

Es ist wichtig zu wissen, daß eine Störung der Denkfunktion die Kontrolle des Alkoholkonsums oder andere Verhaltensweisen beeinträchtigt. In solchen Fällen obliegt Ihnen die Kontrolle, d. h. Sie müssen evtl. den Alkoholkonsum kontrollieren. Handeln Sie hierbei ruhig, aber entschieden. Versuchen Sie, sich klar zu machen, daß eine feindselige Reaktion des Kranken nicht auf Sie persönlich gerichtet ist.

Vermeiden Sie alle Anschuldigungen. Führen Sie das Notwendige durch, versuchen Sie aber gleichzeitig, Wege zu finden, die Würde des Betreffenden und sein Selbstbewußtsein zu erhalten. Es sollten keine Alkoholgetränke im Haus sein, es sei denn fest eingeschlossen. Eine Familie verabredete mit dem nahegelegenen Lebensmittelgeschäft, dem Kranken keinen Alkohol zu verkaufen.

Möglicherweise benötigen Sie Beratung von einem in der Altenarbeit erfahrenen Fachkundigen oder von einem Arzt, um einem Menschen mit Gedächtnisschwierigkeiten und gleichzeitiger Alkohol- oder Medikamentenabhängigkeit gerecht zu werden.

8.4 Apathie, Lustlosigkeit

Manchmal werden Patienten mit Behinderung des Denkvermögens apathisch und lustlos. Sie sitzen herum und wissen nicht, was sie tun sollen. Solche Menschen sind zwar besser zu versorgen, als jene, die immer aufgeregt sind, es ist aber wichtig, sie nicht zu vergessen.

Ähnlich wie bei der Depression sind wir nicht sicher, warum Apathie und Lustlosigkeit auftreten. Es erscheint aber wichtig, derartige Patienten so aktiv als möglich zu erhalten. Jeder Mensch muß sich bewegen und Geist und Körper betätigen, soweit dies nur immer möglich ist.

Sich einzuschachteln kann ein Weg sein, Dingen auszuweichen, die zu kompliziert geworden sind. Besteht man auf einer Betätigung, so können unkontrollierte Erregungszustände resultieren. Versuchen Sie, den Kranken so einzuspannen, daß er sich noch wohlfühlt, Erfolge hat und sich nützlich fühlt. Bitten Sie ihn, daß er eine einfache Aufgabe übernimmt, gehen Sie mit ihm spazieren, weisen Sie auf interessante Dinge hin, spielen Sie etwas Musik oder versuchen Sie einen Autoausflug.

Es scheint oft, daß sich die Stimmung durch körperliche Aktivitäten aufhellt. Beginnt ein Mensch erst einmal aktiv zu werden, so schwindet die Apathie. Vielleicht kann Ihr Schützling heute nur eine Kartoffel pellen, morgen sind es vielleicht zwei. Vielleicht ist ein Umgraben im Garten möglich. Selbst wenn das Graben nur einige Minuten anhält, so war es doch schon eine körperliche Aktivität. Wird nach wenigen Minuten mit der Tätigkeit aufgehört, so richten Sie die Aufmerksamkeit auf das, was erreicht ist und sprechen ein Lob aus. Vermeiden Sie in jedem Fall Kritik.

Hin und wieder wird ein Behinderter agitiert und aufgeregt, wenn man versucht, ihn zu einer aktiven Tätigkeit anzuregen. Tritt dies ein, so muß die Wertigkeit der Aktivität gegenüber dem Aufgebrachtsein abgewogen werden.

8.5 Ärger

Manchmal werden Demenzkranke ärgerlich. Sie beschimpfen andere, obgleich diese doch nur helfen wollen. Sie können Dinge durch die Gegend werfen, andere schlagen, Pflege ablehnen, mit Nahrungsmitteln um sich werfen, laut schreien und anklagen. Dies kann Sie sehr aufbringen und für den gesamten Haushalt Probleme mit sich bringen. Obgleich Sie doch alles mögliche tun, um den Betreffenden zu pflegen, sieht es so aus, als ob die Feindseligkeit speziell auf Sie gerichtet ist. Vielleicht sind Sie auch besorgt, daß der Betreffende sich oder andere verletzt, während er gestikulierend seinem Ärger Luft macht. Dies ist eine beunruhigende Situation. Allerdings hat unsere Erfahrung gezeigt, daß ein solches Verhalten relativ selten und dann meistens in den Griff zu bekommen ist.

Ärgerliche oder gewalttätige Verhaltensweisen entsprechen unkontrollierten Erregungszuständen. *Ihre Verhaltensweise sollte die gleiche sein, die sich auch gegenüber anderen Erregungszuständen bewährt hat.* Antworten Sie ruhig. Widersprechen Sie nicht. Helfen Sie dem Betreffenden aus der Situation heraus oder versuchen Sie, den Anlaß zu beseitigen. Fragen Sie sich, welches Ereignis die Reaktion ausgelöst hat. Versuchen Sie, dieses zu eliminieren und Wiederholungen unmöglich zu machen.

Beantworten Sie niemals ärgerliche Reaktionen eines Kranken so, wie Sie es im Falle ärgerlicher Reaktionen eines Gesunden tun würden. Ärger bei einem Verwirrten ist oft übertrieben und geht in eine falsche Richtung. Der Betreffende ist vielleicht auf Sie garnicht ärgerlich. Der Ärger ist möglicherweise nur das Resultat eines Mißverständnisses.

Herr J. vergötterte seinen kleinen Enkel. Eines Tages stolperte das Kind, fiel und begann zu schreien. Herr J. griff nach einem Messer, begann laut zu rufen und erlaubte nicht, daß man sich dem Kind näherte.
Herr J. hatte den Grund für das Schreien des Kindes fehlgedeutet und reagierte unangemessen. Er dachte, irgend jemand würde das Kind angreifen. Glücklicherweise verstand die Mutter, was sich abspielte: »Ich werde dir helfen, das Baby zu schützen«, sagte sie zu Herrn J. Sie gab Herrn J. eine Aufgabe: »Hier, halte die Tür für mich«, dann konnte sie das Kind aufnehmen und beruhigen.

Vergeßlichkeit ist ein Vorteil, da der Betreffende derartige Episoden schnell wieder aus seiner Erinnerung verliert. Oft können Sie einen verwirrten Menschen, der sich wie geschildert verhält, dadurch ablenken, daß Sie ihm etwas Angenehmes vorschlagen.

Frau W.'s Schwiegermutter war oft ärgerlich und unangenehm beim Herrichten von Mahlzeiten. Herr W. lenkte seine Mutter dadurch ab, daß er um diese Zeit mit ihr einen anderen Teil der Wohnung aufsuchte.

Hin und wieder wird inmitten eines akuten Erregungszustandes ein Kranker jemanden schlagen, der versucht, ihm zu helfen. Begegnen Sie diesem Verhalten in der gleichen Weise, wie Sie es auch anderen akuten Erregungszuständen gegenüber tun. Wenn möglich, halten Sie den Kranken nicht fest. Ist dieses aggressive Verhalten häufig, so müßten Sie den Arzt bitten, mitherauszufinden, was den Betreffenden so aufgeregt hat und, wenn nötig, daran denken, eine beruhigende Medikation zu verschreiben.

8.6 Nervosität und Ruhelosigkeit

Demenzkranke können beunruhigt, ängstlich, agitiert und aufgeregt sein. Sie laufen ständig umher oder hantieren an etwas herum. Die ständige Ruhelosigkeit kann Ihnen auf die Nerven gehen. Der Betreffende ist vielleicht nicht in der Lage zu sagen, warum er aufgeregt ist, oder er gibt Ihnen eine völlig unsinnige Erklärung für seine Ängstlichkeit.

Frau B. war offensichtlich über irgendetwas aufgeregt. Immer wenn ihr Ehemann versuchte, den Grund herauszubekommen, sagte sie, daß ihre Mutter käme, um sie zu holen. Erklärte man ihr, daß ihre Mutter doch bereits seit Jahren tot sei, reagierte sie mit Tränen.

Einige Formen von Ängstlichkeit und Nervosität können durch Gehirnstörungen verursacht werden. Nervosität kann aber auch durch reale Gefühle eines Verlustes oder bestehender Spannungen zustande kommen. Auch sehr schwer kranke Menschen können Stimmungen der Personen um sie herum wahrnehmen. Ist eine Spannung im Haushalt vorhanden, kann der Betreffende darauf reagieren, gleichgültig wie sehr Sie auch versuchen, dieses zu verheimlichen. So hatte z. B. Frau P. mit ihrem Sohn einen Streit über irgendeine Kleinigkeit und gerade als dieser beigelegt war, begann ihre verwirrte Mutter zu weinen, da sie »fühlte«, daß etwas »Schreckliches« im Gang war. Das Weinen war eine Reaktion auf die Stimmung im Hause. Da bei Frau P. aber eine Wahrnehmungsstörung vorlag, war die Interpretation und der sich hieraus ergebende Gefühlsausbruch unangemessen.

Ein Kranker kann beim Verlieren eines Gegenstandes, wie z. B. einer Uhr, traurig oder beunruhigt reagieren. Die Versicherung, daß die Uhr gefunden sei, hilft dann oft nicht. Der Betreffende hat ein klares *Gefühl* (etwas ist verloren: das Gedächtnis, die Zeit, viele Dinge), aber die *Erklärung* für dieses Gefühl ist ungenau. Begegnen Sie solchen Gefühlsregungen, welche für die Betreffenden eine Realität darstellen, liebevoll und geduldig. Vermeiden Sie, den Betreffenden davon zu überzeugen, daß sein Gefühl unvernünftig sei.

Der Versuch, Kranke erklären zu lassen, was Sie besorgt macht oder gar mit Ihnen in eine Diskussion einzutreten (»es gibt keinen Grund aufgeregt zu sein«), hat nur noch weitere Aufregungen zur Folge.

Jeden Nachmittag um zwei Uhr begann Frau N. im Seniorenzentrum hin- und herzulaufen und ihre Hände zu ringen. Sie erzählte dem Personal, daß sie den Zug verpassen würde. Hinweise, daß sie doch keine Reise vorhabe, steigerte die Aufregung nur noch mehr. Die Betreuer machten sich dann klar, daß Frau N. sich wahrscheinlich Sorgen um den Nachhauseweg machte. Sie versicherten ihr, daß sie sicher nach Hause käme. Dieses beruhigte sie sofort. (Die Betreuer hatten sich hier den geäußerten Gefühlen gegenüber angemessen verhalten.)

Beginnen demente Patienten ziellos herumzulaufen, an Dingen herumzufingern, Pflege abzulehnen, Möbel herumzuschieben, von zu Hause oder dem Seniorenzentrum wegzulaufen oder den Herd bzw. die Wasserhähne aufzudrehen, so ergeben sich für die Mitmenschen schwere Probleme. Die ständige Ruhelosigkeit und das gereizte Verhalten ist für Familien ohne zusätzliche Hilfe schwer zu ertragen.

Agitiertheit kann Teil einer Depression, eines Ärgers oder einer Ängstlichkeit sein. Es kann aber auch Ausdruck von Unruhe, Langeweile, Schmerzen, Medikamentenwirkung sein oder Teilaspekte der Demenz darstellen. Begegnen Sie diesem Verhalten ruhig und freundlich. Versuchen Sie, das, was um den Betreffenden herum geschieht, möglichst einfach zu halten, und vermeiden Sie eine »Überladung« der geistigen Funktionen. Ihre Ruhe und Freundlichkeit wird sich dem Kranken mitteilen.

Manchmal ist es hilfreich, einem unruhigen Menschen etwas zu geben, mit dem er hantieren kann. Einige spielen gerne mit Murmeln oder Münzen in ihrer Tasche. Es hilft auch, dem Kranken etwas Konstruktives aufzugeben, an dem er seine Energie abreagieren kann, wie Post aus dem Briefkasten zu holen. Bevorzugte er bisher coffeinhaltige Getränke, wie Kaffee, Cola oder Tee, versuchen Sie, nun öfters coffeinfreie Getränke anzubieten.

Manchmal ist das Verhalten Ausdruck häufiger oder beständiger unkontrollierter Erregungszustände. Versuchen Sie, Unruhe, besondere Aufregungen und Lärm um den verwirrten Menschen herum auszuschalten (s. auch die Kapitel 3.3 über akute Erregungszustände und 7.2 über Umherwandern). Eine entsprechende Medikation kann für stark erregte und ruhelose Patienten hilfreich sein.

8.7 Einbildungen, Mißtrauen, Verfolgungswahn und Halluzinationen

Vergeßliche Menschen können ein uneinfühlbares Mißtrauen entwickeln. Sie können andere verdächtigen, Geld, Besitztümer, ja auch Dinge, die niemand nehmen würde, wie z. B. alte Zahnbürsten, gestohlen zu haben. Sie hamstern und verstecken Gegenstände. Sie rufen um Hilfe und nach der Polizei. Der Ehefrau wird wegen Untreue Vorwürfe gemacht.

Demenzkranke können fixe Ideen über gestohlene Gegenstände oder körperliche Angriffe in die Welt setzen. Im Extrem können diese Vorstellungen einen Menschen furchtsam machen und dazu führen, daß er allen Versuchen der Umsorgung und Hilfe ablehnend gegenüber steht. Manchmal entwickeln die Kranken beängstigende und fremdartige Ideen, die immer wieder vorgebracht werden. Sie beharren darauf, daß dies nicht der Platz ist, wo sie immer gelebt haben, daß Menschen, die gestorben sind, zu Besuch gekommen seien oder daß ein Mitglied der Hausgemeinschaft in Wirklichkeit ein Fremder sei und möglicherweise eine Gefahr bedeute. Hin und wieder beharrt ein Kranker darauf, daß seine Frau nicht seine Frau sei - daß sie nur wie seine Frau aussehe und in Wirklichkeit eine Hochstaplerin sei.

Ein Demenzkranker kann hören, sehen, fühlen und Dinge riechen, die nicht vorhanden sind. Solche Halluzinationen erschrecken den Betreffenden (z. B. wenn ein fremder Mann im Schlafzimmer gesehen wird) oder belustigen ihn (z. B. wenn er ein Hündchen auf dem Bett bemerkt).

Diese Berichte sind für Familien beängstigend, da sie fremdartigen und erschreckenden Charakter haben und man sie mit Geisteskrankheiten in Verbindung bringt. Halluzinationen werden vielleicht niemals bei Ihrem Angehörigen auftreten. Sie sollten aber davon wissen für den Fall, daß Sie sich eines Tages doch damit auseinanderzusetzen haben. Treten sie bei einem Demenzkranken auf, so sind sie meist das Ergebnis der zugrunde liegenden Gehirnschädigung oder Ausdruck eines zusätzlichen Delirs (s. S. 225). Im letzteren Falle handelt es sich nicht um Symptome einer zusätzlichen hirnorganischen Erkrankung.

8.7.1 Falsche Einschätzung der Umwelt

Halluzinationen haben mit einer Fehleinschätzung hinsichtlich dessen, was gesehen oder gehört wird, zu tun. Sieht der Kranke schlecht im Dunkeln, so deutet er einen sich bewegenden Vorhang als fremden Mann. Hört er schlecht, so erhält er den Eindruck, daß sich Menschen über ihn unterhalten. Verliert er seine Schuhe, so deutet er dies als Diebstahl.

Ist der Betreffende in der Lage, im Dunkeln zu sehen, oder ist eine Beeinträchtigung des Hörvermögens vorhanden? Ein im Denkvermögen behinderter Mensch sollte so gut wie möglich sehen und hören können, da er ein Nachlassen dieser Sinne oft nicht bemerkt und diese Behinderung bei der Beurteilung der Umwelt nicht mit einkalkuliert. Überzeugen Sie sich, daß Brille und Hörgerät in Ordnung sind. Ist ein Raum nur ungenügend erleuchtet, so überprüfen Sie, ob eine Verbesserung der Beleuchtung angezeigt ist. Handelt es sich um einen Raum mit lauten Geräuschen oder starker Schalldämpfung, so braucht der Betreffende eventuell Orientierungshilfen (s. Kapitel 6.10: Hörprobleme).

Haben Sie den Eindruck, daß Dinge nicht richtig interpretiert werden, so können Sie vielleicht das, was zu sehen oder zu hören ist, erklären. Sagen Sie z. B.: »Diese Bewegung kommt von den Vorhängen« oder »dieses klappernde Geräusch macht das Gebüsch vor dem Fenster«. Beachten Sie den Unterschied zu einem direkten Abstreiten, das akute Erregungszustände nach sich ziehen kann. Vermeiden Sie zu sagen: »Es gibt keinen Mann im Schlafzimmer« oder »niemand versucht, sich hineinzuschleichen, nun schlafe doch endlich ein«.

Hört ein Mensch nicht gut, hilft es, ihn dadurch in die Unterhaltung mit einzubeziehen, daß man nicht über ihn spricht sondern direkt anredet. Blicken Sie ihm in die Augen. Einige Behinderte können zum Ausgleich der Hörbeeinträchtigung von den Lippen lesen. Vielleicht sagen Sie: »Vater, John sagt, das Wetter ist letztlich sehr schlecht gewesen« oder »Vater, John sagt, das neue Enkelkind kann schon sitzen«. Sprechen Sie niemals über den Betreffenden in der dritten Person, so, als wäre er garnicht anwesend. Dies wäre unmenschlich und kann einen Kranken verständlicherweise ärgerlich machen. Bitten Sie andere, sich gleichermaßen zu verhalten.

Manchmal interpretiert das Gehirn eines Behinderten Dinge, welche die Sinne korrekt sehen oder hören, in falscher Weise. Dies ist oft Grund für übermäßiges Mißtrauen. Manchmal hilft es, dem verwirrten Menschen detaillierte Informationen mündlich zu geben oder zur Erinnerung aufzuschreiben. Da der Betreffende schnell vergißt, was man ihm sagt, muß die gleiche Information oft wiederholt werden.

8.7.2 Unfähigkeit, Menschen oder Dinge zu erkennen (Agnosie)

Demenzkranke können die Fähigkeit verlieren, Dinge oder Menschen zu erkennen. Der Grund liegt nicht in einer Vergeßlichkeit oder in schlechtem Sehvermögen, sondern in der Unfähigkeit des Gehirns, Informationen regelrecht zu verarbeiten. Dies nennt man Agnosie (von dem lateinischen Wort mit der Bedeutung »Nichtwissen«). Es kann erstaunliche Symptome hervorbringen.

Frau K. sagte zu ihrem Mann: »Wer bist du? Was tust du in meinem Haus?«

Dies ist kein Gedächtnisproblem. Frau K. hatte ihren Mann nicht vergessen. Tatsächlich erinnerte sie sich sehr gut an ihn, aber obgleich sie ihn sah, konnte sie nicht herausfinden, wer es war.

Herr C. beharrte darauf, daß dies nicht seine Wohnung war, obgleich er dort viele Jahre gelebt hatte.

Er hatte nicht seine Wohnung vergessen, aber da seine Gehirnfunktion gestört war, schien ihm der Ort fremd. Sie können dadurch helfen, daß Sie dem Betreffenden zusätzliche Informationen geben. Vielleicht indem Sie sagen: »Offensichtlich sieht der Ort ungewöhnlich aus, aber du bist in deiner Wohnung«. Das Hören Ihrer Stimme kann eine Erinnerung, wo man sich befindet, wachrufen. Helfen Sie mit der Nennung gewohnter Gegenstände. »Hier ist deine Wohnung, setze dich hin, du *fühlst,* daß du wie immer sitzt«.

8.7.3 »Du bist nicht mein Mann«

Manchmal insistiert ein Demenzkranker, daß der Ehepartner nicht der Ehepartner ist oder daß die Wohnung nicht die richtige Wohnung ist. Die verwirrte Person beharrt darauf, daß es nur so aussieht, als ob man sich in der richtigen Wohnung aufhalte, daß aber jemand die richtige weggenommen und mit einer nachgemachten vertauscht habe. Wir sind nicht in der Lage, genau zu verstehen, was sich in dem Kranken, der so spricht, abspielt, aber wir wissen, daß dieses beunruhigende Verhalten Teil der zerebralen Schädigung darstellt.

Geben Sie dem Kranken Sicherheit. »Ich bin deine Frau«. Aber vermeiden Sie Streit. Obgleich die Situation herzzerbrechend für Sie ist, machen Sie sich klar, daß es sich nicht um eine Abweisung Ihrer Person handelt (der Betreffende weiß sehr gut, wer Sie sind). Es ist nur eine der unerklärlichen Verwirrtheitsformen, die sich im geschädigten Gehirn abspielt.

8.7.4 »Meine Mutter will mich besuchen«

Einige Menschen mit Demenz vergessen, daß jemand, den sie kannten, schon gestorben ist. Sie können sagen: »Meine Mutter will mich besuchen« oder berichten, daß die Mutter oder Großmutter zu Besuch kam. Vielleicht ist die Erinnerung an Personen stärker als die Erinnerung an den Tod; vielleicht haben sich Vergangenheit und Gegenwart vertauscht.

Vermeiden Sie sowohl ein Dagegenreden als auch ein Mitspielen. Versuchen Sie, ein allgemeines Gefühl des Verlustes mit dem Betreffenden zu teilen, sofern Sie bemerken, daß dies der wesentliche Punkt ist, den er betonen möchte.

Manchmal empfinden die Angehörigen solche Ideen als »spukhaft« oder glauben, daß die behinderte Person in der Lage sei »Tote« zu sehen. Viel wahrscheinlicher ist aber, daß es sich um eines vieler anderer Symptome handelt wie Vergeßlichkeit, Umherwandern oder akute Erregungsreaktion.

Sicher sind auch Sie der Meinung, daß solche Äußerungen keinen Streit wert sind.

8.7.5 Mißtrauen

Ist ein Mensch mißtrauisch oder »paranoid«, so muß man an die Möglichkeit denken, daß ein gezeigtes Mißtrauen tatsächlich auch begründet sein kann. Ist ein Mensch für ungewöhnliches Mißtrauen bekannt, so dürfen wirkliche Gründe für dieses nicht übersehen werden. Es ist durchaus möglich, daß der Kranke verfolgt, beraubt oder angegriffen wurde. Es kommt aber auch vor, daß Demenzkranke ein nicht situationsgerechtes Mißtrauen entwickeln.

Paranoia und Mißtrauen sind nicht schwierig zu verstehen. Jeder kann einmal mißtrauisch sein. Dies ist für unser Überleben notwendig. Die angeborene Naivität eines Kindes wird durch ein gesundes Mißtrauen ersetzt. Wir haben gelernt, mißtrauisch gegenüber Fremden zu sein, die uns Süßigkeiten anbieten, gegenüber von Haus zu Haus ziehenden Verkäufern und Menschen mit unstetem Blick. Einigen von uns wurde schon als Kind beigebracht, mißtrauisch gegenüber Menschen anderer Rasse oder anderer Religion zu sein. Manche Menschen waren immer mißtrauisch, andere immer vertrauend. Eine zur Demenz führende Erkrankung kann diese Züge verstärken.

Frau H. geht in ihr Büro und findet, daß eine Geldbörse verschwunden ist. Zwei andere Geldbörsen verschwanden bereits in dieser Woche. Sie verdächtigt den neuen Angestellten, daß er sie gestohlen habe.

Als Herr S. abends ein Restaurant verläßt, wird er von drei Teenagern angesprochen, die Wechselgeld zum Telefonieren erbitten. Sein Herz klopft. Er nimmt an, daß sie ihn berauben wollen.

Frau B. rief dreimal ihre Freundin wegen eines gemeinsamen Abendessens an und jedesmal lehnte die Freundin mit der Entschuldigung ab, daß sie besonders viel zu tun habe. Frau B. hatte den Eindruck, daß ihre Freundin sie nicht sehen wolle.

Situationen wie diese kommen immer wieder vor. Der Unterschied zwischen den Reaktionen einer gesunden Person und jenen eines zerebral behinderten Menschen liegt darin, daß die Fähigkeit des letzteren zur gedanklichen Aufarbeitung durch übermäßiges Mißtrauen oder eine Unfähigkeit, Zusammenhänge zu durchschauen, gestört ist.

Frau H. suchte ihre Geldbörse und erinnerte sich schließlich, daß sie diese in der Caféteria liegen gelassen hat. Dort wurde sie gefunden und an der Kasse für sie aufbewahrt.

Der Verwirrte hat seine Erinnerungsfähigkeit verloren, deshalb wird er seine Geldbörse niemals finden und ständig den Angestellten verdächtigen, wie dies auch Frau H. getan hätte, wäre sie nicht fähig gewesen, sich an das Liegenlassen zu erinnern.

Da Herr S. weiß, daß er sich in einer gut beleuchteten Umgebung mit Leuten in der Nähe aufhält, unterdrückt er seine Panik und schenkt den drei Teenagern 20 Pfennig. Sie danken ihm und eilen zum Telefon.

Der Verwirrte verliert die Fähigkeit, eine Situation realistisch einzuschätzen und die aufkommende Panik zu kontrollieren. Er schießt oft über das Ziel hinaus. Aus diesem Grund wird er vielleicht laut geschrien haben, die Jungen wären davon gerannt, die Polizei hätte eingegriffen.

Frau B. diskutierte ihre Befürchtung mit einem gemeinsamen Freund und hörte, daß ihre Freundin krank gewesen war, dadurch sehr viel aufzuarbeiten hatte und ihre Mahlzeiten regelmäßig im Büro einnahm.

Die verwirrte Person verliert die Fähigkeit, ihr Mißtrauen mit der Meinung anderer zu vergleichen und hierdurch zu einer realistischen Beurteilung zu kommen.

Ein »paranoider« Demenzkranker sollte nicht als Verrückter gelten. Er lebt in einer Welt, mit der er sich jeden Augenblick ohne Erinnerungsvermögen an eben Vorangegangenes auseinandersetzen muß, in einer Welt, in der Dinge verschwinden, Erklärungen nicht gefunden werden und Unterhaltungen mit anderen keinen Sinn ergeben. In einer solchen Welt kann auch ein vorher gesundes Mißtrauen schließlich außer Kontrolle geraten. Ein Demenzkranker vergißt z. B., daß eine neue Hausangestellte tätig werden soll. Da er die notwendige Information zur richtigen Einschätzung der Situation nicht hat, reagiert er so, als ob er plötzlich eine fremde Person im Haus vorfindet, die möglicherweise ein Dieb ist.

Der erste Schritt, mit übermäßigem Mißtrauen fertig zu werden, besteht in der Einsicht, daß es sich um ein Verhalten handelt, das der Betreffende nicht kontrollieren kann. Zweitens macht es Dinge nur noch schlimmer, wenn man mit dem Kranken über den Wahrheitsgehalt der Beschwerde streitet. Versuchen Sie nicht zu sagen: »Ich habe dir doch 20mal gesagt, daß deine Gegenstände auf dem Dachboden sind. Niemand hat sie gestohlen«. Vielleicht könnten Sie besser eine Liste anfertigen mit Hinweisen, wo sich die einzelnen Dinge befinden: »Das Sofa wurde an deine Cousine Marie gegeben. Die Kommode ist auf Annes Dachboden«.

Sagt der Kranke: »Du hast meine Zahnprothese gestohlen«, antworten Sie nicht: »Niemand hat deine Prothese gestohlen, du hast sie nur wieder verlegt«, sagen Sie statt dessen: »Ich suche sie dir«. Wird der verlorene Artikel wieder gefunden, ist das Problem von selbst gelöst. Dinge, die verlegt wurden, scheinen für den Betreffenden, der sich nicht erinnert, wo er sie hingelegt hat, und der sich nicht vorstellen kann, daß niemand an seiner Prothese Interesse haben könnte, gestohlen zu sein.

Ein Sohn befestigte einen Schlüssel an eine Erinnerungstafel, die seine Mutter nicht entfernen und verstecken konnte. Jedesmal, wenn sie ihn anklagte, ihre Möbel gestohlen zu haben, antwortete er freundlich: »Alle deine Dinge sind auf dem Dachboden eingeschlossen. Hier ist dein Schlüssel zum Dachboden, wo alles liegt.«

Manchmal kann man einen Menschen von mißtrauischen Ideen ablenken. Finden Sie die verlorenen Gegenstände für ihn; versuchen Sie, eine Ausfahrt mit ihm zu machen oder geben Sie ihm eine Aufgabe. Versuchen Sie, die wahren Gründe der Klagen zu ermitteln, und antworten Sie mit Sympathie und beruhigenden Worten auf sein Gefühl des Verlustes und der Verwirrtheit.

Müssen viele Besitztümer eines Menschen weggegeben werden, wenn ein Umzug in das Haus der Kinder oder in ein Pflegeheim nötig wird, so beharrt der Betreffende vielleicht darauf, daß er bestohlen wurde. Besitzen Sie die Erlaubnis, die finanziellen Dinge des Kranken zu regeln, so kann er sie des Diebstahls beschuldigen. Manchmal helfen wiederholte Erklärungen oder Auflistungen. Oft ist dies aber vergeblich. Der Betreffende versteht die Erklärungen nicht oder vergißt sie. Solche Anklagen können sehr entmutigend sein, insbesondere wenn Sie Ihr Bestes tun, dem andern zu helfen. Beschuldigungen sind oft ausschließlich oder wenigstens teilweise Ausdruck des überwältigenden Gefühls von Verlust, Verwirrtheit und Kummer. Die Anklagen haben keinerlei Folgen, außer, daß Sie sich hierdurch unglücklich fühlen. Haben Sie aber verstanden, daß ursächlich eine Gehirnschädigung vorliegt, so werden Sie sich vielleicht weniger betroffen fühlen.

Es gibt wenige Dinge, die uns ärgerlicher machen, als fälschlicherweise angeklagt zu werden. Aus diesem Grund können Anschuldigungen von Verwirrten Pflegepersonal, andere Familienangehörige, Nachbarn und Freunde entfremden und das Ende der nur zu sehr benötigten Verbindungen und Hilfen bedeuten. Lassen Sie alle wissen, daß Sie niemanden verdächtigen und erklären Sie, daß die Anklagen mit der Unfähigkeit des Kranken zusammenhängen, die Wirklichkeit regelrecht einzuschätzen. Ihr Vertrauen muß ohne Einschränkung so klar gemacht werden, daß die Anschuldigungen des Behinderten dagegen an Bedeutung verlieren. Manchmal ist es hilfreich, Nachbarn und Freunden Literatur, wie dieses Buch, zu zeigen, aus der hervorgeht, wie eine Behinderung der Denkfähigkeit das Verhalten des Kranken beeinflußt.

Teil des Problems ist, daß der Verwirrte nach außen hin gesund und geistig unbeeinträchtigt wirkt. Auf den ersten Blick scheint es, daß er voll hinter seinen Anschuldigungen steht. Da die Demenz oft nicht richtig verstanden wird, schätzen viele Außenstehende die wirkliche Lage nicht richtig ein.

8.7.6 Dinge verstecken

Für einen Menschen, der in einer Welt lebt, die für ihn undurchsichtig ist und in welcher Dinge plötzlich verschwinden, ist es verständlich, daß wichtige Gegenstände an einen sicheren Platz gelegt werden. Der Unterschied zwischen dem Klardenkenden und dem bezüglich der Gedächtnisleistung Behinderten ist, daß der Letztere viel öfter als der Gesunde vergißt, wo sich dieser sichere Platz befindet. Die Neigung, Dinge zu verstecken, ist oft von Mißtrauen begleitet. Verstecken stellt aber ein besonderes Problem dar, das in Kapitel 7.5 speziell besprochen wurde.

8.7.7 Wahnvorstellungen und Halluzinationen

Wahnideen sind falsche Vorstellungen, die von einem Menschen nicht abgelegt werden können. Oft ist er von Natur aus mißtrauisch (»Die Mafia ist hinter mir her« oder »sie haben mein Geld gestohlen«) oder selbstanklagend (»Ich bin ein schlechter Mensch« oder »ich verfaule von innen und verbreite eine schreckliche Krankheit«). Die Art dieser Wahnideen kann Ärzten helfen, die richtige Diagnose zu stellen. Selbstanklagende Ideen finden sich z. B. oft bei Menschen, die zur Depression neigen. Auf der anderen Seite treten Wahnideen bei Menschen auf, die eine Gehirnschädigung durch Schlaganfall, Alzheimersche Krankheit oder durch andere Ursachen erlitten haben.

Es kann frustrierend sein, einen Menschen um sich zu haben, der falsche Vorstellungen erinnert, aber reale Informationen vergißt.

Manchmal erscheinen Wahnvorstellungen mit Fehlinterpretationen der Umwelt zu tun zu haben. Gelegentlich sind sie an frühere Erlebnisse gekoppelt. (Achtung: Nicht alle eigenartigen Dinge, die ältere Menschen sagen, sind Wahnideen.)

Halluzinationen sind dagegen sinnliche Wahrnehmungen, die real erscheinen, die aber von anderen nicht nachvollzogen werden können. Stimmen hören oder Dinge sehen sind häufig, obgleich gelegentlich Erlebnisse des Fühlens, Riechens oder Tastens vorkommen.

Frau S. sah immer wieder einen Hund in ihrem Bett schlafen. Sie rief dann nach der Tochter und bat sie, den Hund aus dem Bett zu jagen.
Herr D. sah kleine winzige Menschen auf dem Boden. Sie lenkten ihn ab, und er mußte immer wieder hinschauen, anstatt an den Aktivitäten des Seniorenzentrums teilzunehmen.
Frau F. hörte vor dem Haus Einbrecher, die sich darüber unterhielten, wie man sie verletzen könnte. Sie rief mehrere Male die Polizei an und war bald als »Verrückte« bekannt.
Frau V. schmeckte Gift in aller Nahrung. Sie hörte zu essen auf und verlor so an Gewicht, daß sie ins Krankenhaus eingewiesen werden mußte.

Halluzinationen sind ein Symptom wie Fieber oder Halsschmerzen und können viele Gründe haben. Bestimmte Medikamente können in sonst gesunden Menschen Halluzinationen erzeugen. Verschiedene Krankheiten können Halluzinationen erzeugen. Ähnlich wie bei Fieber oder Halsschmerzen muß als erstes die Ursache der Halluzination ermittelt werden. Bei älteren Menschen ist Halluzination nicht ohne weiteres als Hinweis auf eine zur Demenz führende Erkrankung zu werten. Zahlreiche andere Gründe sind bekannt und einige sprechen auf Behandlung an. Delirium ist ein Beispiel. Kommt es bei einem Menschen, der vor kurzem wohlauf war, zu Halluzinationen oder Wahnideen, so hängen sie aller Wahrscheinlichkeit nach nicht mit einer Demenz zusammen. Lassen Sie sich von Ihrem Arzt nicht einreden, es handele sich um »Senilität«. Die Beispiele, die wir gegeben haben, betrafen nicht nur Demenzkranke.

Entwickeln sich Halluzinationen als Teilsymptom einer zur Demenz führenden Erkrankung, wird Ihr Arzt helfen können. Oft sprechen diese Symptome auf Medikamente an, was das Leben für Sie und den Patienten angenehmer und einfacher macht.

Treten Wahnideen und Halluzinationen auf, so reagieren Sie ruhig. Auf diese Weise vermeiden Sie, den Verwirrten noch zusätzlich aufzuregen. Obgleich keine Notfallsituation vorliegt, sollten Sie sich doch sobald als möglich mit Ihrem Arzt in Verbindung setzen. Geben Sie dem Kranken das Gefühl, daß Sie die Situation übersehen, und daß Sie sich darum kümmern, daß alles wieder in Ordnung kommt.

Vermeiden Sie, die Erscheinungen zu leugnen oder darüber einen Streit vom Zaun zu brechen. Dies wird den Betreffenden nur noch mehr aufregen. Erinnern Sie sich, daß die Erscheinungen als Realität empfunden werden. Gleichzeitig sollten Sie aber auch nicht die Verkennung der Wirklichkeit oder die Halluzinationen, so wie sie vorgebracht werden, akzeptieren. Es ist nicht erforderlich, daß Sie zustimmen oder leugnen; hören Sie nur zu, und geben Sie eine unverbindliche Antwort. Sie können sagen: »Ich höre zwar die Stimme nicht, die du wahrnimmst, aber es muß für dich sehr erschreckend sein«. Dies bedeutet nicht, daß Sie an die Erscheinungen glauben. Manchmal können Sie den Kranken ablenken, so daß er seine Halluzinationen vergißt. Sagen Sie: »Laß uns in die Küche gehen und eine Tasse warme Milch trinken«. Wenn der Kranke in sein Schlafzimmer zurückkehrt, wird er vielleicht den Hund nicht mehr in seinem Bett sehen, und Sie haben eine belastende Auseinandersetzung vermieden.

Es ist oft tröstend, den Betreffenden körperlich zu berühren, dies aber natürlich nur, solange es nicht als Festhalten gewertet wird. Sagen Sie: »Ich weiß, daß du aufgeregt bist, würde es dir helfen, daß ich deine Hand halte oder dich in den Arm nehme?«

9. Kapitel: Spezielle Vorkehrungen, wenn Sie krank werden

Jeder kann einmal krank werden oder einen Unfall haben. Sind Sie übermüdet, oder stehen Sie unter Streß durch die anspruchsvolle Pflege eines chronisch kranken Menschen, so ist das Risiko einer Krankheit oder eines Unfalls erhöht. Der Ehepartner eines Demenzkranken ist oft selbst nicht jung und zunehmend anfällig für Krankheiten aller Art.

Was geschieht mit dem verwirrten, vergeßlichen Menschen, wenn Sie, die Pflegeperson, verunfallen oder krank werden? Es ist wichtig, daß Sie hierfür vorplanen. Vielleicht wird es niemals erforderlich sein, diesen Plan in die Wirklichkeit umzusetzen, aber da Demenz einen Menschen so behindert, daß er nicht mehr für sich selbst sorgen kann, müssen Sie zu seinem und Ihrem Schutz Vorplanungen treffen.

Sie benötigen hierzu einen Arzt, der Ihren Gesundheitszustand kennt und den Sie im Krankheitsfall konsultieren können. Der Arzt sollte in solchen Fällen schnell zur Verfügung stehen. Darüberhinaus brauchen Sie eine Vorplanung für verschiedene möglicherweise auftretende Probleme: die plötzliche ernste Situation, daß Sie eine Herzattacke erleiden, einen Schlaganfall durchmachen oder fallen und sich etwas brechen. Weniger akute Probleme entstehen im Fall einer längeren Krankheit, einer Hospitalisation oder eines chirurgischen Eingriffs; weiterhin können Schwierigkeiten entstehen, wenn Sie eine Grippe bekommen oder für einige Tage zu Hause krank werden.

Frau B. bekam plötzlich Herzschmerzen und wußte, daß sie ruhig im Bett bleiben mußte. Sie bat ihren verwirrten Ehemann, zu Nachbarn zu gehen, aber ihr Mann zog sie nur am Arm und rief laut um Hilfe. Als sie schließlich in der Lage war, telefonisch Hilfe zu erbitten, verweigerte er den Pflegern des Krankentransports Eintritt in das Haus.

Selbst wenn ein Behinderter nach außen gesund erscheint, kann er übermäßig aufgeregt und unfähig sein, Dinge, die sonst möglich sind, zu tun. Sollten Sie plötzlich krank werden und selbst Hilfe benötigen, wird der Verwirrte möglicherweise unfähig sein, für Sie Hilfe anzufordern. Er mißversteht dann, was passiert, und behindert Maßnahmen, die Hilfe bringen sollten.

Es gibt verschiedene Wege, wie Sie Hilfe herbeiholen können. Ist ein Notruf bekannt, wie 112, versuchen Sie, dem Kranken beizubringen, diese Nummer zu wählen. Befestigen Sie die Nummern in großen Zahlen über dem Telefon. Heften Sie die Nummern von Verwandten, die in der Nähe wohnen und die auf den Anruf des Verwirrten adäquat reagieren können, ebenfalls über dem Telefon.

Schließlich gibt es in einigen Städten eine Notfalleinrichtung (sogenannte »Funkfinger«), wobei ein kleiner Apparat um den Hals getragen wird. Dieser hat die Größe eines Taschenrechners. Preßt man einen Knopf auf diesen Apparat, so wird automatisch eine Notfallzentrale angerufen, und man kann über Lautsprecher mit der Leitstelle sprechen.

Leben Sie bei jemandem in der Nähe, der bereit ist, im Notfall zu helfen, so können Sie auch preiswerte Walke-Talkies anschaffen. Diese werden als Kinderspielzeug verkauft. Komplizierte Apparate werden von der Polizei und Wach- und Schließgesellschaften benutzt. Teuere Ausführungen haben bis zu mehreren Kilometern Reichweite. Hierfür ist aber von der Post eine spezielle Genehmigung einzuholen.

Viele Gebiete haben spezielle Programme für ältere Mitbürger, wobei täglich einmal bei den Betreffenden angerufen wird, um sicher zu gehen, daß alles in Ordnung ist. Dies bedeutet zwar eine mögliche Verzögerung der Hilfe, ist aber besser als nichts.

Wichtig ist, daß derjenige, der Ihnen in Notfällen zu Hilfe kommt, auch einen Haustürschlüssel hat. Der verwirrte, aufgeregte Angehörige könnte den Eintritt verweigern.

Müssen Sie selbst in ein Krankenhaus oder zu Hause liegen, ist es wichtig, für den Verwirrten vorzuplanen. Veränderungen werden ihn aufregen. Deshalb ist es notwendig, diese so gering wie möglich zu halten. Die vertretende Pflegeperson sollte dem Kranken bereits bekannt sein. Sie sollte über die tägliche Routine informiert sein. Vergewissern Sie sich, daß Namen und Telefonnummern der Ärzte von Ihnen und vom Patienten, des Apothekers, des Rechtsanwalts sowie naher Familienangehöriger an einem Ort aufzufinden sind, wo sie von der vertretenden Pflegeperson im Notfall gefunden werden können.

Einige Familien haben ein Verhaltensbüchlein angelegt, in welchem Dinge zur Eintragung kommen, die der Behinderte in bestimmten Situationen braucht. Z. B.: Dr. Braun 82 48 78, mein Vater bekommt ein rosa Dragee eine Stunde vor dem Mittagessen, er nimmt sie am liebsten mit Orangensaft. Der Herd kann nur in Betrieb gesetzt werden, wenn ein Schalter, der hinter dem Toaster liegt, umgelegt wird. Mein Vater beginnt vor dem Abendbrot herumzuwandern und muß um diese Zeit beobachtet werden.

9.1 Im Falle Ihres Todes

Hat jemand, der Ihnen nahesteht, eine zur Demenz führende Erkrankung, so obliegt Ihnen eine besondere Verantwortung der Versorgung auch im Falle Ihres Ablebens. Wahrscheinlich werden Ihre Vorausplanungen niemals zur Anwendung kommen. Sie müssen aber im Interesse des Kranken aufgestellt werden.

Kann sich ein Familienangehöriger nicht selbst versorgen, so sollte ein Testament vorhanden sein, aus dem hervorgeht, wer sich um ihn kümmert. Suchen Sie einen Rechtsanwalt Ihres Vertrauens auf und lassen ein Testament sowie weitere juristische wichtige Dokumente anfertigen. Es gibt Richtlinien, wie Ihr Besitztum verteilt wird, sofern Sie kein Testament machen oder Ihr Testament ungültig ist. Dies entspricht aber möglicherweise nicht Ihren Wünschen. Neben der Möglichkeit, daß einige Personen kein Erbteil erhalten, müssen folgende Fragen geklärt und entsprechende Planungen durchgeführt werden.

Welche Vorkehrungen haben Sie für Ihr Begräbnis getroffen, und wer wird sich hierum kümmern? Sie könnten bereits jetzt mit einer Beerdigungsfirma Kontakt aufnehmen und Verabredungen über die Art des Begräbnisses und was es kostet treffen. Dies ist weit von allem Makabren entfernt. Es ist ein überlegter und verantwortlicher Schritt, der sicher macht, daß die Dinge nach Ihrer Vorstellung durchgeführt werden, und der es Ihrer erschütterten Familie erspart, sich im Zustand der Trauer auch noch hierum zu kümmern. Begräbnisse können teuer sein, und Vorplanungen machen es möglich, daß nur dort Geld ausgegeben wird, wo Sie es wollen.

Welche sofort fällig werdenden Vorkehrungen haben Sie für den Demenzkranken getroffen? Wer wird verantwortlich dafür sein, daß diese ausgeführt werden? Irgendjemand muß freundlich und tröstend sofort zur Stelle sein.

Wissen diejenigen, die für den Kranken sorgen werden, über den Charakter seiner Demenz Bescheid? Kennen sie die Diagnose und den Arzt, und sind sie über die Wege, Ihren Angehörigen adäquat zu versorgen, instruiert?

Welche finanzielle Vorsorge besteht für den Demenzkranken und wer wird sie ausführen? Da er nicht seine eigenen Angelegenheiten ordnen kann, muß jemand mit dem entsprechenden Sorgerecht zur Stelle sein. Sie sollten einen Menschen benennen, dem Sie vertrauen, und derartig wichtige Entscheidungen nicht einem Gericht überlassen.

Manchmal kümmert sich ein Ehemann oder eine Ehefrau über Jahre um den demenzkranken Ehepartner und legt Wert darauf, daß weder die Söhne noch die Töchter mit der Kenntnis um das Wesen der Krankheit belastet werden.

Sagte eine Tochter: »Ich hatte keine Vorstellung, daß mit Mutter irgendetwas nicht in Ordnung war, da Vater sie so gut versorgte. Dann hatte er eine Herzattacke, und wir fanden sie, so wie sie jetzt ist, vor. Ich muß jetzt seinen Tod und ihre Krankheit gleichzeitig verarbeiten. Es wäre so viel leichter gewesen, wenn er uns früher etwas gesagt hätte. Wir wußten auch gar nichts über Demenz. Wir mußten alles, auch die Dinge, die er schon kannte, neu für uns herausfinden. Es war eine extrem schwierige Zeit für uns.«

Alle Familienangehörigen müssen wissen, an welcher Art Krankheit der Behinderte leidet und welche Pläne für die Zukunft gemacht wurden. Das oben geschilderte Erlebnis ist ein Beispiel, wie man andere Mitglieder der Familie aus Gründen falscher Rücksichtnahme und durch Verschweigen der Wahrheit später umso mehr belastet.

Sie sollten eine klar geführte Liste aller Ihrer Besitzgegenstände für denjenigen, der diese später übernehmen soll, zur Verfügung haben. Die Aufstellung muß Informationen über den Ort des Testaments, der Vermächtnisse, der Ersparnisse, des Friedhofplatzes und Einzelheiten über die Betreuung des verwirrten Menschen enthalten.

10. Kapitel: Auswärtige Hilfen

Immer wieder wurde in diesem Buch betont, daß es wichtig für Sie ist, einmal aus der Verantwortlichkeit des Pflegenden herauszukommen. Es sind aber auch andere Arten von Hilfen erforderlich: Jemand, der darauf achtet, daß der Kranke seine Mahlzeit einnimmt, jemand, der dem Betreffenden Hilfe beim Baden gibt, jemand, der aufpaßt, während Sie einkaufen, sich ausruhen oder eine andere Art von Pause machen, jemand, der Ihnen bei der Hausarbeit hilft oder mit dem man einmal Schwierigkeiten besprechen kann. Einige dieser Hilfen können direkt von Familienmitgliedern kommen, andere von Freunden oder Nachbarn.

Zu manchen Zeiten wird ein Nachbar einen Blick auf den verwirrten Angehörigen werfen, der Apotheker sich um die laufenden Rezepte kümmern, der Pfarrer Ihnen zuhören, wenn Sie mutlos sind, und ein Freund sich im Notfall um den Kranken kümmern. Es ist wichtig, daß Sie diese Möglichkeiten mit in Ihrer Vorausplanung berücksichtigen. Es gibt aber auch Situationen, in denen Familien auswärtige Informationen einholen, Entscheidungen treffen und Planungen für eine Dauerversorgung des Kranken vornehmen. Manche Familien finden die Hilfe, die sie brauchen, und kommen ohne professionelle Unterstützung aus. Die Bürde, für einen dementen Menschen zu sorgen, kann aber unglaublich schwer sein.

Manchmal erscheint die Inanspruchnahme von auswärtigen Hilfen unangenehm. Auch wenn Sie sich darüber klar sind, daß Sie Hilfe benötigen, machen Sie sich vielleicht Sorgen darüber, daß eine andere Person die Pflege nicht so effektiv durchführt oder daß ein neues Gesicht den verwirrten Kranken zu sehr aufregt. Auch machen Sie sich vielleicht über die Höhe der zusätzlichen Kosten Gedanken.

Die Entscheidung, Hilfe von außerhalb heranzuholen, sollte von allen Familienangehörigen mitgetragen werden. Es ist hierbei häufig, daß verschiedene Meinungen vertreten werden. Größere Mißverständnisse lassen sich dann vermeiden, wenn jeder informiert ist, welche Formen der Hilfe möglich sind, was sie kosten und woraus sie bestehen. Benötigen Sie Hilfe, so werden Sie sich darüber Gedanken machen, welche Form für Sie und den Verwirrten adäquat ist. So ist es zum Beispiel oft schwieriger, eine Pflegehilfe für Kranke zu finden, die angriffslustig sind oder zum Umherwandern neigen. Hier sollte man sich mit dem Arzt in Verbindung setzen, um die Eigenwilligkeit des Kranken so weit zu mildern, daß eine Unterstützung von außen möglich wird.

Es gibt eine ganze Anzahl von Personen, Arbeitsvermittlungen und Organisationen (z. B. Sozialstationen), die Hilfe anbieten. Diese kann privat, öffentlich, kirchlich oder städtisch sein. Das Lokalisieren derartiger Stellen ist manchmal schwierig und langwierig. Wahrscheinlich führen auch die ersten Kontakte noch nicht zu den benötigten Informationen oder erwünschten Hilfen bzw. Sie erfahren, daß eine ideal angepaßte Unterstützung überhaupt nicht erhältlich ist. Vielleicht werden Sie bei viel Betrieb auch einmal barsch abgewiesen. Ein Sozialarbeiter kann für Sie sehr hilfreich sein. Er weiß, wie man die Probleme anfaßt und wo Hilfe zu bekommen ist. Er kann in der Regel Ihre Probleme realistisch einschätzen und mit den möglichen Angeboten in der Gemeinde in Einklang bringen (s. hierzu Kapitel 2).

10.1 Besorgen von Hilfen

Steht Ihnen kein Sozialarbeiter für eine Beratung zur Verfügung, so können die folgenden Vorschläge dazu dienen, selbst Hilfen zu organisieren.

Sehen Sie sich nach einer Hilfe um, so bedenken Sie als erstes, welche Form der Hilfe erforderlich ist und welche Informationen Sie hierzu benötigen. Schreiben Sie einige wichtige Fragen auf. Dies läßt klarere Vorstellungen gewinnen. Man kann auch fortlaufend ein Heft für Tagebucheintragungen anlegen. Machen Sie sich eine Liste aller Ihnen bekannter Stellen, die in Frage kommen. Notieren Sie, was diese zu tun in der Lage sind, was sie berechnen und welche Vor- und Nachteile bedacht werden müssen. Verlängern Sie diese Liste, sobald Sie von weiteren Möglichkeiten hören. Frau C. schrieb folgendes auf:

Notwendigkeiten	Ideen	Dafür	Dagegen
Jemand, der bei Berthold ist, während ich einkaufe	Tante Marie	sie würde es tun, kostet nichts	sie ist mir gegenüber sehr kritisch
	Seniorenzentrum	gute Betreuung, nette Leute. B. kommt aus dem Haus und wird aktiv.	Kostenpunkt. Der Transport regt ihn auf.
	Sozialstation anrufen	(habe mit Frau Johann telefoniert unter Nr. 12 34 56. Sie rät, mit Sozialamt Kontakt aufzunehmen)	
	Sozialamt, Tel. 65 43 21, Frau Schmidt	Teilnahme nicht möglich für Patienten mit Demenz	

Es ist wichtig, sich Notizen über Gespräche zu machen und insbesondere die Namen der Personen, mit denen Sie gesprochen haben, zu notieren (genieren Sie sich nicht, Menschen, mit denen Sie sprechen, zu bitten, ihren Namen zu buchstabieren). Sprechen Sie mit jemanden in einem bestimmten Amt und bitten um detailliertere Informationen, so ist es oft hilfreich, Notizen zur Hand zu haben, aus denen frühere Kontaktaufnahmen hervorgehen. Dies führt schneller zum Ziel. Haben Sie keine Angst, nochmals zurückzutelefonieren, weil Sie bestimmte Dinge nicht verstanden haben. Manchmal kann auch der erste Sachbearbeiter, mit dem Sie sprechen, noch nicht die gewünschte Auskunft geben.

Fragen Sie nach jemandem, der Ihre Fragen beantworten kann. Ein Abteilungsleiter sollte Auskünfte geben oder Sie an jemanden verweisen können, der hierzu in der Lage ist. Es bedarf oft vieler Telefonanrufe und persönlicher Kontakte, bis man einen Sachbearbeiter erreicht, der die Art von Hilfe anbietet, die Sie benötigen. Es ist wichtig, sich ständig umzusehen und herumzufragen, bis man die richtige Person oder Organisation findet.

Selbst wenn ein Amt nicht in der Lage ist, Hilfe zu vermitteln, bitten Sie um andere Adressen, über die Sie vielleicht doch noch Unterstützung bekommen können. Seien Sie gleichzeitig geduldig und hartnäckig.

Vielleicht finden Sie das, was Sie benötigen, selbst nach einer langen ermüdenden Suche nicht. Lassen Sie sich hierdurch nicht zu sehr entmutigen. Qualität und Quantität der angebotenen Hilfen sind von Ort zu Ort sehr unterschiedlich.

Es ist eine traurige Erfahrung, daß oft für Familien, die Demenzkranke betreuen, keine adäquate Unterstützung zu bekommen ist. Manche Zentren haben Wartelisten oder sie nehmen nur bestimmte Schweregrade, andere Anbieter sind zu teuer. Ungenügende Hilfsmöglichkeiten und Angebote erschweren die Lage bedeutend. Eine Änderung dieser Situation ist nur dann zu erwarten, wenn Demenz besser verstanden wird und die damit verbundene Not der Familien realistisch eingeschätzt wird. Es ist nicht Ihr Fehler, wenn dort, wo keine Angebote vorhanden sind, auch keine Hilfe zu erhalten ist.

Möglicherweise entschließen Sie sich, angebotene Hilfeleistungen anzunehmen, auch wenn diese nicht ideal sind. Oft ist eine geringe Hilfe besser, als völlig allein vor den Aufgaben zu stehen.

10.2 Hilfe von Freunden und Nachbarn

Oft sind Freunde und Nachbarn zur Hilfe bei der Betreuung verwirrter Angehöriger bereit. Wieviel Hilfe können Sie annehmen oder von Freunden und Nachbarn fordern? Die meisten Menschen freuen sich, wenn sie helfen können; werden aber zu große Anforderungen gestellt, so ziehen sie sich nach einer gewissen Zeit oft zurück

Wollen Sie Freunde oder Nachbarn um Hilfe bitten, so gibt es verschiedene Möglichkeiten, eine gute Resonanz zu finden. Da die Erscheinungen einer Demenz für viele Menschen ungewöhnlich sind, müssen die Helfer verstehen, warum sich der Kranke so verhält, wie er es gerade tut. Geben Sie über das Befinden der kranken Person ausreichende Information.

Manche Menschen fühlen sich fehl am Platz, wenn sich ein Mensch übermäßig aufregt. Schütten Sie deshalb nicht Ihren ganzen Kummer vor den sich zur Hilfe anbietenden Menschen aus. Ihre nahen Freunde sind wahrscheinlich besser gerüstet, einige der emotionalen Lasten mit Ihnen zu teilen.

Bitten Sie fernstehende Menschen um Hilfe, so lassen Sie den Zeitpunkt hierfür genügend früh wissen. Die Hilfewilligen können sich dann ihre Zeit besser einteilen. Vergessen Sie nie, sich zu bedanken. Vermeiden Sie Kritik bei Dingen, die nicht ganz so gelaufen sind, wie Sie es sich vorgestellt haben.

Suchen Sie herauszufinden, was freiwillige Helfer durchführen können, ohne sich überlastet zu fühlen. Nachbarn sehen z. B. gerne einmal nach dem Rechten. Weiter entfernt lebende Freunde könnten dagegen längere Autofahrten ablehnen.

Schlagen Sie Tätigkeiten vor, die auf den Helfer einen nützlichen und produktiven Eindruck machen und die er erledigen kann, ohne den verwirrten Menschen zu sehr aufzuregen bzw. eine akute Erregungsreaktion auszulösen.

10.3 Fremde Hilfe im Haus

Viele Familien können unter der Voraussetzung, daß hin und wieder jemand ins Haus kommt und hilft, die Betreuung eines Kranken zu Hause aufrechterhalten. Eine derartige Person kann ein Familienangehöriger, ein Freund, ein Nachbar, eine Gemeindemitglied, bezahlte oder unbezahlte Betreuer, eine Angestellte, eine Haushaltshilfe oder eine Krankenschwester sein. Unglücklicherweise sind Haushilfen nur begrenzt zu bekommen bzw. sind sehr teuer. Ist schließlich ein Helfer bereit zu kommen, so kann dieser beim Ansinnen, einen sogenannten senilen Menschen zu betreuen, Zurückhaltung zeigen. Ein Sozialarbeiter hilft Ihnen, derartige Schwierigkeiten zu glätten.

Es ist wichtig, daß Helfer die Art der Behinderung kennen und wissen, wie man akute Erregungssituationen vermeidet bzw. ihnen begegnet. Helfer müssen wissen, wo Sie oder ein anderer Verantwortlicher im Falle einer Notsituation zu erreichen sind. Lassen Sie den Helfer wissen, was dem Kranken zugemutet werden kann und welche besondere Form der Pflege er benötigt. Bedenken Sie, daß der Kranke dem Helfer unrichtige Informationen geben kann.

Weist der Kranke komplizierende Gesundheitsprobleme auf, wie Herz- oder Lungenerkrankungen, Atemnot, Fallneigung oder ein Anfalleiden, so müssen die Fähigkeiten der Person, der Sie den Kranken anvertrauen, gründlich bedacht sein.

Ist der Kranke besonders leicht erregbar, ist mit dem Arzt zu besprechen, wie eine Änderung dieser Situation herbeigeführt werden kann. Auf Seite 137 haben wir bereits darüber gesprochen, welche Probleme entstehen, wenn ein verwirrter Mensch Helfer von draußen ablehnt.

Gemeinden und Sozialhilfeträger organisieren Einsätze von Helfern, und in den meisten Fällen sorgen sie auch für Mahlzeiten in Form von »Essen auf Rädern« (z. B. wenn Sie einmal krank sein sollten).

Hin und wieder finden sich Personen, die sich einen Teil des Tages um Behinderte kümmern und sogar Mahlzeiten herrichten. Oft sind dies ältere Frauen, die sich etwas hinzuverdienen möchten, aber keine entsprechende Ausbildung durchgemacht haben.

Geeignete Menschen finden sich nicht selten durch Mund-zu-Mund-Information. Fragen Sie Freunde, ob diese irgendjemanden wüßten. Eine Frau, die bereits in der Krankenpflege arbeitet, kann vielleicht eine andere ihr bekannte Person für eine gleiche Aufgabe benennen. Es ist auch möglich, eine Zeitungsanzeige aufzugeben. Weiterhin stehen manchmal Studenten zur Verfügung, deren Adressen über die studentische Arbeitsvermittlung zu erhalten sind.

Ein Student, der sonst als Babysitter arbeitet, kümmerte sich um eine verwirrte ältere Dame, wenn deren Familie abends einmal ausging. Die verwirrte Kranke wanderte im Haus herum, setzte sich aber sofort hin, wenn der Student Kirchenchoräle auf dem Klavier spielte.

Eine ganze Reihe von Studenten sind sanft und freundlich, haben Erfahrungen mit eigenen Großeltern und brauchen dringend Arbeit.

Es ist selbstverständlich, daß Sie nach den Referenzen eines Menschen schauen müssen, der in Ihr Haus kommt. Vergewissern Sie sich, daß der Pflegende über die speziellen Bedürfnisse des zu Pflegenden informiert und auch willig ist, einen Verwirrten zu versorgen. Die zur Pflege ausgewählte Person sollte mehrere Male in Ihrer Anwesenheit in Ihrem Haus tätig sein, bevor Sie ihr erlauben, diese Aufgabe alleine durchzuführen. Ein solches Vorgehen hilft einem Menschen mit Gedächtnisverlust, sich an die Gegenwart eines Fremden zu gewöhnen.

Diskutieren Sie Bezahlung und Verantwortlichkeit, bevor Sie eine definitive Anstellung ins Auge fassen. Die Ausgaben variieren beträchtlich. Sie sind in der Stadt meist höher als auf dem Lande.

Es ist unrealistisch zu erwarten, daß eine Frau für einen Hausputzlohn gleichzeitig sauber macht und einen Kranken beaufsichtigt. Man kann nicht fordern, daß eine Hilfe sowohl Aufsicht über einen Verwirrten führt und gleichzeitig das Haus herrichtet. Für Sie selbst kann dies eine Herausforderung sein. Einem Fremden, der in Ihrem Haus nicht Bescheid weiß und den Behinderten nicht kennt, kann eine derartige Belastung aber zu viel sein. Wahrscheinlich müssen Sie sich entscheiden, ob Sie eine gute Aufsicht oder ein sauberes Haus haben wollen.

Gelegentlich teilen sich Familien die Aufgaben. Derartige Planungen können einfach oder kompliziert sein. Meist ist es so, daß sich zwei oder drei Familien für eine abwechselnde Beaufsichtigung verabreden. So können Sie einen Nachmittag in der Woche zwei verwirrte Menschen in Ihrer Wohnung beaufsichtigen. In der nächsten Woche, wenn Sie einen freien Nachmittag haben, übernimmt diese Aufgabe ein anderer. Diese Betreuungsart geht am besten, wenn die Kranken nicht zu sehr aufgeregt sind und nicht umherwandern. Kontakte dieser Art werden oft auch von den Kranken selbst als positiv empfunden. Die »Austauschregeln« sollten zu Beginn der Aktion klar formuliert werden. Ein Familien-Kooperationsverband kann auch einen oder zwei auswärtige Helfer für die Arbeit gewinnen und entsprechend vorbereiten. Diese Helfer betreuen dann auf Ganztagsbasis mehrere Verwirrte nacheinander.

Sozialstationen setzen ausgebildete Kräfte wie Schwestern, Sozialarbeiter und Therapeuten zur Pflege und Beratung ein. Die Schwester kann z. B. den Gesundheitszustand des Patienten überwachen, einen Blasenkatheterwechsel vornehmen, einen Kranken baden und Injektionen verabreichen. Ein Logopäde kann Sprachstörungen behandeln und ein Krankengymnast gezielte Übungen vornehmen. Medizinisch nicht ausgebildete Hilfen sind nützlich beim Anziehen, Einkaufen und Essenanrichten. Medizinisch ausgerichtete Betreuungen können unter Umständen von der Krankenkasse finanziert werden.

11. Kapitel: Sie und der Behinderte als Teil der Familie

In den Kapiteln 2 bis 10 wurden Möglichkeiten abgehandelt, einem Kranken zu helfen und ihn zu pflegen. Darüber hinaus sollten aber auch die Familienangehörigen selbst berücksichtigt werden. Eine chronische, zur Demenz führende Erkrankung bedeutet eine schwere Bürde für die Familie, viel Arbeit und finanzielle Opfer. Sie fordert ein Akzeptieren der Tatsache, daß ein geliebter Mensch nie mehr so werden wird, wie er früher war und daß sich sein Zustand immer weiter verschlechtert. Diese Situation beinhaltet, daß sich Verantwortlichkeiten und Beziehungen innerhalb einer Familie ändern. Sie bedeutet Meinungsverschiedenheiten innerhalb der Familie. Sie bedeutet, daß Sie überlastet, entmutigt, isoliert, ärgerlich und depressiv werden. Sie selbst, der Kranke und die ihm Nahestehenden bilden innerhalb der Familie ein beziehungsreiches Netzwerk verschiedenster Interaktion. Dieses System kann durch Auftreten einer demenzerzeugenden Krankheit von Grund auf erschüttert werden. Manchmal hilft es, die Situation anderer Familien, die einen Chronischkranken versorgen, mit den eigenen Schwierigkeiten zu vergleichen. Oft hilft es zu wissen, daß andere mit ähnlichen Problemen fertig werden müssen. Das Bewußtmachen von schwierigen Verhältnissen ist nicht selten der erste Schritt auf dem Wege, Verbesserungen zu erdenken.

Es ist wichtig, zu wissen, daß sich, solange dies möglich ist, nahezu alle Familien ihrer alten und kranken Angehörigen annehmen. Es ist sicher nicht richtig zu behaupten, daß die meisten ihre alten Angehörigen einfach in Pflegeheimen abladen und verlassen. Studien haben gezeigt, daß, obgleich viele ältere Menschen nicht mit ihren Kindern zusammenleben, dennoch ein enger Kontakt bestehen bleibt und eine ausreichende Versorgung gewährleistet ist. Bevor um auswärtige Hilfe nachgesucht wird, tun Familien in der Regel unter großen persönlichen Opfern alles, was sie können, um für kranke ältere Angehörige zu sorgen. Sicherlich gibt es auch Familien, die sich nicht um kranke Angehörige kümmern, bzw. solche, die wegen zusätzlicher Krankheit oder anderer Probleme hierzu nicht in der Lage sind. Ferner haben einige Familien auch gar nicht den Wunsch, dies zu tun. Weiterhin gibt es ältere Menschen, die keine helfende Familie besitzen. In der Mehrzahl der Fälle ist es aber so, daß Familien sich im höchsten Grade bemühen, das Beste für ihre alten Angehörigen zu leisten.

Die meisten Familien entwickeln ein besonderes Zusammengehörigkeitsgefühl und eine Kameradschaft, wenn sie zusammen für einen Demenzkranken arbeiten.

Manchmal können durch den psychischen Druck, welcher bei der Betreuung von Demenzkranken entsteht, Familienkonflikte und alte Streitigkeiten aufbrechen.

Herr H. klagte: »Wir können uns nicht untereinander einigen. Ich möchte Mutter zu Hause behalten. Meine Schwester möchte, daß sie in ein Pflegeheim geht. Wir sind uns nicht einmal einig, was nicht richtig ist.«
Frau T. sagte: »Mein Bruder ruft nicht mehr an und spricht nicht mehr mit mir. Ich muß mich um Mutter ganz alleine kümmern.«

Die Bürde der Versorgung eines Demenzkranken kann erschöpfen und krank machen.

Frau Sch. sagte: »Ich werde depressiv. Ich weine. Ich liege nachts wach und mache mir Sorgen. Ich fühle mich hilflos.«

Es ist eine quälende Erfahrung, den Niedergang eines Menschen, dem man nahesteht, zu beobachten. Das vorliegende Kapitel diskutiert einige Probleme, mit denen Familien konfrontiert werden, und Kapitel 12 geht auf begleitende seelische Aspekte ein.

Es ist wichtig, sich daran zu erinnern, daß nicht alle Erlebnisse traurig gefärbt sind. Viele Menschen sind stolz, mit schwierigen Situationen fertig zu werden. Indem sie zusammen für einen kranken Menschen arbeiten, finden manche Familienangehörige wieder zueinander zurück. Indem Sie einem vergeßlichen Menschen dazu verhelfen, sich an der Welt um ihn herum zu erfreuen, empfinden auch Sie hierbei Freude über kleine Dinge, wie mit einem jungen Hund zu spielen oder sich über Blumen zu unterhalten. Die meisten Demenzformen entwickeln sich so langsam, daß Sie und der Betroffene noch viele gute Jahre vor sich haben können.

Frau M. sagte: »Obgleich es hart gewesen ist, sehe ich doch auch einiges Gute. Es gab mir Vertrauen und das Bewußtsein, daß ich Dinge bewältigen kann, die früher nur von meinem Mann wahrgenommen wurden. In gewisser Weise sind in der Zeit, als er krank war, meine Kinder und ich uns näher gekommen.«

Da dieses Buch dazu beitragen soll, Ihnen bei der Lösung realer Probleme zu helfen, hatten die meisten angeschnittenen Themen mit Gefühlen des Unglücks und mit Schwierigkeiten zu tun. Wir wissen aber, daß dieses ein einseitiger Blickwinkel ist, der nur teilweise das wiedergibt, was sich in Ihrem Leben abspielt.

Die Gefühle und Probleme, mit denen Sie und Ihre Familie zu tun haben, beeinflussen sich gegenseitig und sind innig miteinander verwoben. Aus Gründen der Einfachheit haben wir sie in verschiedene Themenkreise eingeteilt: Rollenwechsel in der Familie; Möglichkeiten, mit diesen und evtl. folgenden Konflikten fertig zu werden; Ihre eigene Gefühlswelt; Möglichkeiten der Ausspannung.

11.1 Rollenwechsel

Rollen, Verantwortlichkeiten und Erwartungen innerhalb der Familie ändern sich, wenn ein Mitglied krank wird.

Eine Ehefrau sagte: »Das Schlimmste sind die Bankangelegenheiten. Wir sind 35 Jahre verheiratet, und jetzt muß ich lernen, mit den Geldgeschäften fertig zu werden.«
Ein Ehemann sagte: »Ich fühle mich so ungeschickt, Frauenunterwäsche im Waschautomaten zu waschen.«
Ein Sohn sagte: »Mein Vater war immer das Familienoberhaupt. Wie soll ich ihm klarmachen, daß er nicht mehr Auto fahren kann?«
Eine Tochter sagte: »Warum kann mein Bruder nicht mithelfen und die Mutter auch einmal übernehmen?«

Rollen müssen von Verantwortlichkeiten getrennt werden. Es ist wichtig, sich klarzumachen, welche Rolle für wen in der Familie Bedeutung besitzt. Verantwortlichkeit hat dagegen mit den Aufgaben, die der betreffende Angehörige in der Familie erfüllt, zu tun. Rollen beinhalten, wer Sie sind, wie Sie gesehen werden, was von Ihnen erwartet wird. Mit »Rolle« meinen wir den Platz einer Person in der Familie (z. B. Vorstand des Haushaltes, Mutter oder »jemand, der bei allen beliebt ist«). Rollen sind oft durch besondere Tätigkeitsmerkmale symbolisiert. In den obigen Beispielen beschreiben Angehörige, was sie an neuen Dingen lernen mußten (Waschen, Bankangelegenheiten ordnen) und wie sich ihre Rollen ändern (Geldverwalter, Hausfrau, Haushaltsvorstand).

Eine neue Verantwortlichkeit zu lernen, wie Schecks ausschreiben oder Waschen, kann schwierig sein, insbesondere wenn man zusätzlich noch mit den vielen anderen täglichen Bedürfnissen des Verwirrten, Ihrer eigenen Person oder Ihrer Familie konfrontiert wird. Rollenwechsel sind oft schwierig zu akzeptieren bzw. es ist schwierig, sich an sie zu gewöhnen. Die Kenntnis, daß sich Verantwortlichkeit, Rolle und Erwartung einzelner Beteiligter ändern, kann helfen, die Gefühle und Probleme anderer Menschen innerhalb der Familie besser zu verstehen. Es ist wichtig, sich daran zu erinnern, daß Sie auch schon früher Rollenwechsel vollzogen haben und damit fertig geworden sind. Diese Erinnerung hilft, sich an die neue Verantwortung zu gewöhnen.

Beim Einsetzen einer Demenz gibt es viele Möglichkeiten des Rollenwechsels. Hier sind vier Beispiele:

11.1.1 Bei der Erkrankung eines Partners ändert sich das Verhältnis zwischen Mann und Frau

Solche Veränderungen können traurig und schmerzhaft sein, aber auch eine bereichernde Erfahrung darstellen.

Als Johannes krank wurde, waren Johannes und Marie 41 Jahre verheiratet. Johannes war immer der bestimmende Teil in der Familie gewesen. Er hatte das Geld verdient, die Rechnungen bezahlt, die meisten der großen Entscheidungen getroffen. Marie sah sich selbst eher als ein Mensch, der sich an ihren Ehemann anlehnte. Als Johannes krank wurde, wurde sie gewahr, daß sie nicht wußte, wieviel Geld auf dem Konto war, welche Versicherungen bezahlt wurden, und wie man Bankgeschäfte erledigte. Rechnungen blieben unbezahlt, und wenn sie Johannes deswegen fragte, schrie er sie an.
Für ihren Hochzeitstag hatte Marie einen Truthahn hergerichtet und einige ruhige Stunden geplant, während derer man die schweren Zeiten vergessen konnte. Als sie das elektrische Geflügelmesser vor Johannes aufbaute, warf er es auf den Boden und schrie sie an, daß das Messer nicht in Ordnung sei, und daß sie den Truthahn verdorben habe. Um des lieben Friedens Willen nahm Marie das Messer. Dann fiel ihr aber ein, daß sie keine Ahnung hatte, wie man einen Truthahn zerlegt. Marie fing an zu weinen, und Johannes schimpfte. Keiner von ihnen hatte mehr Lust zu essen.

Daß sie den Truthahn selbst zerlegen sollte, brachte für Marie das Faß zum Überlaufen. Sie wurde sich darüber klar, daß Johannes hierzu tatsächlich nicht mehr in der Lage war, und daß er auch die Finanzen nicht mehr übersehen konnte. Sie fühlte sich plötzlich überwältigt und verloren. In ihrer Ehe hatte Marie immer zu Johannes aufgeblickt und erwartet, daß er alle Probleme löste. Nun hatte sie zu lernen, Dinge, die er selbst früher getan hatte, zu übernehmen. Zur gleichen Zeit mußte sie sich mit seiner Krankheit abfinden.

Neue Fähigkeiten zu entwickeln und Verantwortlichkeiten zu übernehmen, benötigt Energie und Anstrengung. Es bedeutet, zusätzliche Arbeit zu dem, was man bisher tat. Möglicherweise sind Sie nicht bereit, neue Aufgaben zu übernehmen. Wenige Ehemänner haben Interesse für Wäschewaschen, und mehr als einer ist mit eingelaufenen Sweatshirts und roten Unterhosen herumgelaufen, bevor er herausfand, daß man rote Sweater nicht mit weißem Unterzeug waschen darf. Auf der anderen Seite wird eine Ehefrau, die sich noch niemals mit Bankangelegenheiten abgegeben hat und merkt, daß ihr Mann hierzu nicht mehr fähig ist, Angst haben, Fehler zu machen.

Die Tatsache, daß Sie nicht nur diese neue Tätigkeit übernehmen, sondern diese Ihrem Mann auch gleichzeitig wegnehmen müssen, kennzeichnet die traurige Veränderung, die sich ergeben hat. Für Marie ist das Zerlegen des Truthahns gleichbedeutend mit einem Statusverlust ihres Mannes als Vorsteher der Familie.

Ein Ehepartner wird sich nach und nach darüber klar, daß er mit seinen Problemen alleine dasteht - er hat ja seinen Partner, mit dem er sich besprechen könnte, verloren. Für Marie war ihr Mann keine Stütze mehr. Sie fand sich plötzlich mit 60 Jahren ohne sichtbare Hilfe ganz allein auf sich selbst gestellt. Kein Wunder, daß sie sich von diesen Aufgaben überwältigt fühlte.

Auf der anderen Seite gab ihr das Lernen neuer Tätigkeiten ein Gefühl der Vervollkommnung. Sie sagte: »Ich war über mich selbst überrascht, daß ich solche Dinge schaffte. Trotz der Aufregung war es gut für mich zu erkennen, daß ich vieles meistern konnte.«

Manchmal erscheinen Probleme unüberwindbar, da sie sowohl einen Rollenwechsel als auch die Notwendigkeit, eine neue Tätigkeit zu erlernen, beinhalten. Die Lernfähigkeit ist herabgesetzt, wenn man aufgeregt und übermüdet ist. In gleichem Maße wie man die Schwierigkeit des Rollenwechsels erfährt, wächst das Bedürfnis nach praktischen Ratschlägen für die neuen Aufgaben.

Müssen Sie lernen, einen Haushalt zu führen, so kann dies stufenweise, mit langsamer Zunahme der neuen Aufgaben geschehen. Sie können sich die Enttäuschung über angebrannte Speisen und ruinierte Wäsche ersparen, wenn Sie sich von Erfahrenen vorher beraten lassen.

Frau S. sagt: »Ich weiß, daß mein Mann die Geldgeschäfte nicht mehr übersieht. Es scheint mir aber, daß die Wegnahme des Scheckheftes den letzten Rest seiner männlichen Würde beseitigt hat.«

Dieses Symbol der Unabhängigkeit jemandem, den man liebt, wegzunehmen, ist schwer. Es wird noch schwerer, wenn Sie nicht gelernt haben, mit Geld umzugehen.

Hatten Sie noch niemals Schecks ausgeschrieben oder Rechnungen bezahlt, so wird es Ihnen schwer werden, diese neue Verantwortlichkeit zu übernehmen. Eigentlich ist das Buchführen auch für zahlenunbegabte Menschen einfach. Die meisten Banken haben Angestellte, die Sie gebührenfrei beraten. Sie erhalten auch Anweisung, wie man Schecks ausfüllt und abrechnet. Hierüber kann man auch in Büchern nachlesen. Die Tatsache, daß Sie die Rolle Ihres Mannes übernehmen müssen, wiegt oft schwerer als die Übernahme der daran geknüpften Tätigkeit.

Banken oder Rechtsanwälte helfen Ihnen, sich über Ersparnisse und Schulden des verwirrten Kranken klar zu werden. Manchmal kommt es vor, daß Menschen über bestimmte finanzielle Regelungen nicht gesprochen haben, weshalb sich auch niemand mehr daran erinnert.

Können Sie nicht Auto fahren bzw. fahren ungern und müssen dennoch diese Aufgabe übernehmen, ist ein Auffrischkurs in einer Fahrschule empfehlenswert. Lassen Sie sich über defensives Fahren unterrichten. Das Leben wird viel einfacher, wenn Sie sich hinter dem Steuerrad wohlfühlen.

11.1.2 Das Verhältnis zwischen einem demenzkranken Elternteil und seinen erwachsenen Kindern ändert sich

Die Veränderungen, die eintreten, wenn ein erwachsenes Kind Verantwortung und Pflege für einen Elternteil übernehmen muß, entspricht oft einer Rollenumkehr. Vielleicht sollte man besser von Rollen- und Verantwortungsänderungen sprechen. Der erwachsene Sohn oder die erwachsene Tochter übernehmen nach und nach zunehmende Aufgaben für einen Elternteil, wobei sich die Rolle des Letzteren entsprechend verändert. Dies kann Schwierigkeiten mit sich bringen. Sie, der erwachsene Sohn oder die erwachsene Tochter, fühlen sich traurig und unglücklich über den Verlust eines Menschen, den Sie lieben und zu dem Sie aufblicken. Sie können im Zuge dieser »Übernahme« auch Schuldgefühle entwickeln.

»Ich kann meiner Mutter nicht sagen, daß sie nicht mehr alleine leben darf«, sagte Frau R. »Ich weiß, daß ich es muß, aber jedesmal, wenn ich es versuche, läßt sie mich fühlen, daß ich ein kleines Kind bin, das etwas Schlimmes ausgefressen hat.«

Wir fühlen in unterschiedlicher Stärke, daß unsere Eltern Eltern sind, und daß wir Kinder noch nicht das nötige Selbstgefühl haben, daß wir noch nicht genügend Fähigkeiten besitzen und daß wir »noch nicht erwachsen sind«. In einigen Familien scheinen die Eltern auf einem früher zurecht bestehenden Kind-Eltern-Verhältnis zu bestehen und halten dieses Verhältnis aufrecht, auch wenn die Kinder längst eigenverantwortliche Erwachsene geworden sind.

Nicht jeder hat ein gutes Verhältnis zu seinen Eltern. War ein Elternteil nicht in der Lage, seine Kinder zu Erwachsenen heranreifen zu lassen, stellen sich Schwierigkeiten und Konflikte ein. Entwickelt dann ein Elternteil eine zur Demenz führende Erkrankung, kann es scheinen, daß er unangemessene Forderungen stellt und Sie zu manipulieren versucht. Sie fühlen sich in die Enge getrieben und kommen sich ausgenutzt, ärgerlich und schuldbewußt zugleich vor.

Was Ihnen fordernd vorkommt, kann ein Behinderter völlig anders empfinden. Er kann der Meinung sein, daß er mit »nur kleinen Hilfen« noch seine Unabhängigkeit bewahren kann und vielleicht sogar weiterhin alleine zu leben vermag. Indem er seinen eigenen Niedergang empfindet, ist dies vielleicht die einzige Möglichkeit, auf den Verlust zu reagieren.

Ältere Kinder fühlen sich bei der körperlichen Betreuung eines Elternteils oft unangenehm berührt - z. B. beim Baden der Mutter oder beim Wechseln des väterlichen Unterzeugs. Versuchen Sie, während Sie die benötigte Pflege geben, die Würde Ihrer Eltern zu bewahren.

11.1.3 Ein Kranker muß sich an den Rollenwechsel in der Familie gewöhnen

Dies heißt oft Aufgabe von Unabhängigkeit, Verantwortlichkeit und Führungsanspruch und ist für alle Beteiligten schwierig (s. hierzu auch Kapitel 4). In dem Maße, wie der Kranke gewahr wird, daß seine Fähigkeiten abnehmen, wird er mutlos und depressiv.

Die Rolle, die ein Mensch in der Vergangenheit in der Familie eingenommen hat, und seine eigene Wesensart sind für die neue Rolle, die sich aus seiner Krankheit ergibt, von Bedeutung. Sie als Betreuender können ihm helfen, seine frühere Position als ein wichtiger Teil der Familie auch dann aufrecht zu erhalten, wenn er nicht mehr in der Lage ist, früher erfüllte Aufgaben voll wahrzunehmen. Sprechen Sie mit ihm, beraten Sie sich mit ihm, und hören Sie ihm zu, selbst wenn das, was er sagt, verwirrt ist. Lassen Sie ihn wissen, daß er noch respektiert wird.

11.1.4 Indem die Rolle des Kranken sich ändert, ändert sich auch die Erwartungshaltung jedes einzelnen Teils der Familie in Bezug aufeinander

Das Verhältnis zueinander und die damit verbundenen Erwartungshaltungen basieren auf Familienrollen, die sich über Jahre entwickelt haben. Änderungen führen oft zu Konfliktsituationen, Mißverständnissen und Enttäuschungen der einzelnen im Bezug auf die anderen. Gleichzeitig kann aber auch die Anpassung an neue Situationen und das damit verbundene Ausleben von Konfliktsituationen eine Familie, selbst wenn in früheren Jahren keine engen Beziehungen bestanden, zusammenrücken lassen.

11.2 Wie Familienkonflikte entstehen

Frau E. sagte: »Mein Bruder will nichts mehr mit Mutter zu tun haben – und er war doch immer ihr Lieblingskind. Er kommt nicht einmal mehr, um sie zu besuchen. Alle Bürde liegt auf meiner Schwester und mir. Weil die Ehe meiner Schwester brüchig ist, habe ich es nicht gerne, daß Mutter lange bei ihr bleibt. So bin ich es schließlich immer wieder, die fast alles für Mutter tun muß.«
Herr C. sagte: »Mein Sohn rät, sie in einem Pflegeheim anzumelden. Er versteht nicht, daß ich sie nach einer Ehe von 30 Jahren nicht einfach in einem Pflegeheim abgeben kann.« Sein Sohn sagt: »Vater ist nicht realistisch, und er kann Mutter nicht in einem großen zweistöckigen Haus betreuen. Sie wird an einem der nächsten Tage fallen. Vater hat eine Herzerkrankung, über die er mit mir nicht spricht.«
Herr V. sagte: »Mein Bruder meint, wenn ich sie mehr aktiv hielte, würde es ihr besser gehen. Er sagt, wenn sie Beschuldigungen äußert, solle ich diese mit Deutlichkeit zurückweisen. Aber das macht die Dinge nur noch schlimmer. Er lebt nicht mit ihr. Er sitzt nur in seiner Wohnung und kritisiert.«

11.2.1 Teilung der Verantwortung

Das Verantwortungsbewußtsein hinsichtlich der Sorge für einen behinderten Menschen ist in der Familie oft nicht gleichmäßig verteilt. Wie im Fall von Frau E. werden Sie vielleicht auch das Gefühl haben, daß die Bürde der Versorgung eines Demenzkranken hauptsächlich auf Ihren Schultern liegt. Es gibt viele Gründe, warum es schwierig ist, Verantwortung gleichmäßig zu teilen. Manche Familienangehörige leben vielleicht weit entfernt, sind krank oder finanziell nicht in der Lage zu helfen, oder sie haben Probleme mit Kindern oder ihrer Ehe.

Manchmal akzeptieren Familien stereotype Vorstellungen, wer zur Hilfe verpflichtet ist, ohne zu bedenken, was wirklich das Beste ist. Eine derartige Stereotypie ist, daß Töchter (und Schwiegertöchter), normalerweise »die Sorge für Kranke zu tragen haben«. Die Tochter oder Schwiegertochter können aber bereits durch andere Verantwortungen schwer belastet und nicht mehr fähig sein, diese Aufgabe zu übernehmen. Vielleicht sind kleine Kinder vorhanden, oder es muß ganztägig gearbeitet werden. Vielleicht handelt es sich auch um eine alleinstehende Mutter.

Langbestehende Rollenverteilungen, Verantwortlichkeiten und Erwartenshaltungen besitzen, selbst wenn sich der Einzelne dessen nicht bewußt ist, eine hinsichtlich der neuen Umschichtung von Verantwortlichkeiten wichtige Bedeutung.

»Meine Mutter hat mich aufgezogen; nun muß ich für sie sorgen.«
»Sie war eine gute Frau, und sie hätte dasselbe für mich getan.«
»Ich habe ihn erst spät geheiratet. Was ist meine Verantwortung, und welche Verantwortung tragen seine Kinder?«
»Er war immer hart zu mir, verließ meine Mutter, als ich zehn Jahre alt war, und hat sein ganzes Geld an Organisationen gegeben. Was schulde ich ihm also noch?«

Manche Erwartungen sind nicht logisch und widersprechen den praktischen oder einfachen Wegen, Dinge zu bewältigen.

Manchmal versäumen Familienangehörige, eine notwendige Hilfe anzubieten, weil es für sie schwierig ist, die Realität der Krankheit anzuerkennen. Manchmal kann man das wahre Gesicht der Krankheit nicht ertragen. Wie Sie wissen, ist es schmerzlich, den Niedergang eines geliebten Menschen zu beobachten. In anderen Fällen bleiben Familienmitglieder, selbst wenn sie keine anderweitigen Verpflichtungen haben, weg, da sie der Anblick des zunehmenden Verfalls traurig macht. Andere in der Familie beurteilen dies als Flucht vor der Realität einer sich verschlimmernden Krankheit.

In einigen Fällen übernimmt ein Familienangehöriger fast die gesamte Bürde der Pflege. Er vermeidet es, die anderen über den Stand der Schwierigkeiten zu informieren. Er will sie nicht damit belasten, oder er möchte nicht, daß sie mithelfen.

Herr N. sagt: »Ich bin zurückhaltend, meine Söhne anzusprechen. Sie sind zwar willens zu helfen, aber sie haben ihre eigenen beruflichen Verpflichtungen und Familien.«
Frau K. sagt: »Ich mag meine Tochter nicht darauf ansprechen. Sie erzählt mir immer nur, was ich falsch mache.«

Oft haben Sie und andere Familienangehörige klar umrissene, aber abweichende Vorstellungen, wie bestimmte Dinge getan werden sollten. Dies hängt manchmal damit zusammen, daß nicht alle Angehörigen verstehen, was einem Demenzkranken fehlt, warum er sich so verhält, wie es der Fall ist oder was weiter für die Zukunft erwartet werden kann.

Familienangehörige, die nicht die Erfahrung des täglichen Zusammenlebens mit Demenzkranken haben, können nicht wissen, wie die Verhältnisse wirklich sind und können kritisch und unfreundlich sein. Es ist für Nichtbeteiligte schwierig, sich vorzustellen, wie ermüdend die täglichen Bürden und die ständige Pflege sein können. Oft ist es auch so, daß man sich nicht über Ihre Seelenlage im klaren ist, es sei denn, Sie sprechen darüber. Manchmal gibt es lang etablierte Meinungsverschiedenheiten, Ressentiments oder Konflikte in der Familie, die mit Aufkommen der krankheitsbedingten Schwierigkeit plötzlich wieder aufbrechen.

11.3 Ihre Ehe

Ist der Erkrankte ein Elternteil, ein Schwiegervater oder eine Schwiegermutter, so sollten Sie den Einfluß der Krankheit auf Ihre Ehe bedenken. Eine gute Ehe zu halten, ist oft nicht einfach, und die Sorge für einen Demenzkranken kann das Verhältnis noch schwieriger gestalten. Die neue Lage bedeutet finanzielle Bürden und weniger Zeit, miteinander zu sprechen, auszugehen und sich zu lieben. Es bedeutet, sich in die Besonderheiten der Schwiegereltern einzuleben, manchmal verschiedene Meinungen zu haben, oft müde zu sein und weniger Zeit für die Kinder aufbringen zu können. Es kann bedeuten, eine schwierige, unbequeme, scheinbar fordernde und kranke Person in Ihrer beider Leben eintreten zu lassen.

Den Verlauf einer zur Demenz führenden Erkrankung zu beobachten, kann schmerzlich sein. Es ist verständlich, wenn man auf seine behinderten Schwiegereltern blickt und sich fragt, ob der Ehepartner später auch einmal so werden wird, und ob man dann nochmals mit allen diesen Schwierigkeiten konfrontiert wird.

Ein Sohn oder eine Tochter können sich zerrissen fühlen zwischen den Bedürfnissen eines behinderten Elternteils, den Erwartungen von Brüdern und Schwestern (oder dem anderen Elternteil) sowie den Bedürfnissen und Forderungen des Ehepartners und der Kinder. Auch der Ehepartner eines kranken Patienten kann Probleme bieten. Er kann aufgeregt, kritisch oder krank sein. Er kann seinen kranken Ehepartner verlassen haben. Solche Schwierigkeiten tragen zu Spannungen in Ihrer Ehe bei und sollten, wenn möglich, mit jedem Beteiligten diskutiert werden. Es ist manchmal einfacher, wenn ein Sohn eine Lösung innerhalb seiner eigenen Familie oder eine Tochter mit ihren direkten Angehörigen findet.

Ein gutes Verhältnis kann für eine Weile Streßsituationen und Schwierigkeiten überleben. Aber wir glauben, daß es für den Ehemann und seine Frau wichtig ist, Zeit und Energie füreinander aufzusparen, um miteinander zu sprechen, auszugehen und sich an einem Zusammensein, so wie es immer gewesen ist, zu erfreuen.

11.4 Rollenwechsel und Familienkonflikt

Kann sich eine Familie nicht einigen oder liegt die Verantwortung der Pflege ganz auf einer Person, so bedeutet dies eine Steigerung der Belastung. Die Bürde, für einen chronisch kranken Menschen zu sorgen, ist oft für einen Menschen zu viel. Es ist wichtig, daß auch andere zum Helfen bereit sind und Ihnen damit »Verschnaufpausen«, Ermutigung, Unterstützung sowie Hilfe bei Ihrer Arbeit und entstehenden finanziellen Problemen geben.

Werden Sie ständig kritisiert und bekommen Sie nicht genügend Hilfe von Ihrer Familie, so sollten Sie Ihren Ärger nicht schmoren lassen. Es liegt an Ihnen, diese Dinge in der Familie zu ändern. Bestehen langanhaltende Meinungsverschiedenheiten oder Konflikte, so stehen diese selbstverständlich einer solchen Initiative im Wege.

Wie bewältigen Sie den oft komplexen und schmerzvollen Rollenwechsel, der durch eine chronische, zur Demenz führende Krankheit in Gang gesetzt wird? Zunächts betrachten Sie diesen als allgemeinen Teil des Familienlebens. Schon das Eingeständnis, daß es komplexe Rollenspiele in der Familie gibt, daß diese oft verkannt und unbearbeitet bleiben und daß Änderungen dieser Rollenspiele schmerzvoll sind, hilft Ihnen, Panik und das Gefühl des Überfahrenwerdens zu vermeiden. Bedenken Sie, daß verschiedene Aufgaben Symbolcharakter besitzen, und daß es der Rollenwechsel und weniger die Änderung spezifischer Tätigkeitsmerkmale sind, welche einen derartig schmerzhaften Charakter besitzen.

Versuchen Sie, möglichst viel über die Krankheit herauszufinden. Das, was Familienangehörige glauben, über die Krankheit zu wissen, entscheidet über das Engagement, für den Befallenen zu sorgen, und hat Einfluß auf Meinungsverschiedenheiten hinsichtlich der besten Betreuung des behinderten Menschen.

Denken Sie darüber nach, welche Verantwortlichkeiten und Aufgaben ein behinderter Angehöriger aufzugeben hat, und welche Rollen er noch beibehalten kann. Die Krankheit von Johannes z. B. beinhaltet, daß er nicht länger einen Truthahn zerlegen oder eine wichtige Entscheidung fällen kann. Seine *Rolle* als Maries geliebter und respektierter Ehemann bleibt hiervon aber unberührt.

Seien Sie sich darüber klar, was der behinderte Angehörige noch zu tun vermag und was für ihn zu schwierig ist. Selbstverständlich möchte man den

Kranken so lange unabhängig sehen wie möglich. Eine Erwartungshaltung, die seine Fähigkeiten übersteigt, kann ihn aber aufgeregt oder deprimiert machen (manchmal stammen derartige Erwartungen von Fremden, manchmal kommen sie aber auch von dem behinderten Menschen selbst). Kann eine bestimmte Aufgabe nicht mehr unabhängig durchgeführt werden, versuchen Sie, diese einfacher zu gestalten, so daß eine teilweise Beteiligung dennoch möglich bleibt.

Bedenken Sie, daß Rollenwechsel nicht einmalige Ereignisse sondern fortschreitende Prozesse darstellen. In dem Maße, wie die Krankheit voranschreitet, werden Sie immer neue Verantwortung auf sich nehmen müssen. Jedesmal werden Sie wahrscheinlich neue Gefühle der Trauer und Niedergeschlagenheit durchmachen. Dies ist Teil einer kontinuierlichen Bewältigung der Trauer, ausgelöst durch das Miterleben einer chronischen, fortschreitenden Erkrankung.

Besprechen Sie Ihre Situation mit anderen Familien. Dies kann im Rahmen von Familienselbsthilfegruppen geschehen. Vielleicht finden Sie es beruhigend, davon zu hören, daß andere Familien mit ähnlichen Schwierigkeiten zu kämpfen haben.

Lachen Sie sich auch einmal selbst aus. Sehen Sie für einen Augenblick das Komische in der Situation, wenn Ihr Essen anbrennt oder der Truthahn ungeschickt aufgeschnitten wird. Kommen Familien, die für Demenzkranke sorgen müssen, zusammen, so können sie unter Tränen und Lachen ihre Erfahrungen miteinander vergleichen.

Versuchen Sie, sich gegenseitig zu helfen. Hat die Ehefrau die Hauptverantwortlichkeit der täglichen Pflege für einen behinderten Angehörigen übernommen, so braucht sie die Hilfe ihres Mannes für so untraditionelle Aufgaben wie Hausarbeit oder, wenn sie einmal das Haus verläßt, Beaufsichtigung der Eltern. Sie wird mit Sicherheit seine Zuneigung und Ermutigung brauchen, und diese Stärkung kommt der ganzen Familie zugute.

Vielleicht kommen Sie an einen Punkt, an dem die Ansprüche übermächtig werden. Sie müssen dies rechtzeitig erkennen und eine Umstrukturierung Ihrer Aufgaben vornehmen. Ihre Verantwortlichkeit für Entscheidungen kann auch beinhalten, daß Sie Ihre Rolle als erster Pfleger aufgeben.

11.4.1 Familienkonferenz

Wir glauben, daß eine Familienkonferenz der beste Weg ist, mit Schwierigkeiten, welche die Familie betreffen, fertig zu werden. Setzen Sie ein Familientreffen unter Umständen zusammen mit einer professionellen Pflegekraft und einem Arzt an. Hier sollten Probleme diskutiert und Pläne geschmiedet werden. Zusammen können klare Entscheidungen bezüglich Aufgabenteilung und finanzieller Mittel getroffen werden.

Es gibt Grundregeln für Familienkonferenzen, die zu Beginn klar herausgestellt werden sollten: Jeder nimmt teil (einschließlich Kinder, die durch die anstehenden Entscheidungen betroffen werden), jeder darf ohne Unterbrechung sprechen, und jeder muß zuhören, was der andere zu sagen hat (selbst wenn er nicht übereinstimmt).

Sind Meinungsverschiedenheiten hinsichtlich dessen, was der verwirrte, vergeßliche Angehörige noch leisten kann, oder in welcher Form er zu versorgen ist, vorhanden, so kann es hilfreich sein, Ihren Angehörigen dieses Buch oder andere schriftliche Unterlagen zu geben, in denen die vorliegende Krankheit erläutert wird, bzw. einen Arzt zu benennen, der mit ihnen spricht. Es ist überraschend, daß dieses Vorgehen meist die Spannungen innerhalb der Familie löst.

Hier sind einige Fragen, die man sich bei der Zusammenkunft gegenseitig stellen kann: Um welche Probleme handelt es sich? Was tut der jeweilige zum jetzigen Zeitpunkt? Was müßte getan werden, und wer kann es tun? Wie kann man sich gegenseitig helfen? Was werden diese Veränderungen für den Einzelnen bedeuten? Einige praktische Fragen, die evtl. besprochen werden müßten, sind: Wer ist für die tägliche Pflege verantwortlich? Muß der eigene Privatbereich eingeschränkt werden? Werden Freunde ausbleiben? Wird man auf Urlaub verzichten müssen? Heißt dies, daß Eltern von ihren Kindern mehr Reife erwarten als bisher, da die Eltern sich wesentlich mehr um den Kranken kümmern müssen? Wer wird die Entscheidung über einen eventuellen Umzug in ein Pflegeheim treffen? Wer wird für die Geldangelegenheiten des Erkrankten verantwortlich sein?

Übersiedelt der Ehepartner eines behinderten Menschen zusammen mit dem Kranken in die Wohnung des Sohnes oder der Tochter, was wird seine Rolle in der Familie sein? Muß er auch auf die Enkel aufpassen? Werden plötzlich zwei Frauen eine Küche teilen müssen? Eine Großfamilie kann etwas Schönes sein, aber es können auch Spannungen auftreten. Vorausschau und das Besprechen möglicher Spannungen kann Dinge später einfacher gestalten.

Es ist auch wichtig, verschiedene andere praktische Bereiche anzusprechen, über die sich Zwistigkeiten in der Familie entwickeln könnten. An Geld- oder Erbangelegenheiten zu denken, erscheint gefühllos, wenn ein Angehöriger krank geworden ist. Aber finanzielle Probleme sind wichtig, und die Frage, wer eine Erbschaft bekommt, ist ein realer, wenn auch oft verdeckter Faktor bei der Zuteilung von Verantwortlichkeit. Geld- und Erbangelegenheiten können Grund für viel Bitternis sein. Finanzielle Dinge müssen in aller Öffentlichkeit diskutiert werden. Stellen Sie sich die folgenden Fragen:

Weiß jeder, wieviel Geld und sonstiges Vermögen vorhanden ist? Es ist überraschend, wie oft ein Sohn denkt: »Vater hat vor 20 Jahren Aktien gekauft, er besitzt ein Haus, er bekommt eine Rente, er sollte gut ausgestattet sein.« Der andere Sohn, der für seinen Vater sorgt, weiß: »Das Haus benötigt ein neues Dach und neue Schornsteine. Eine Reihe von Aktien sind wertlos geworden, und seine Rente reicht kaum für das Nötigste. Ich muß selbst Geld zulegen, um alle nötigen Medikamente zu kaufen.«

Gibt es ein Testament? Weiß jemand oder glaubt jemand zu wissen, daß er benachteiligt wurde? Haben einige Familienmitglieder das Gefühl, daß andere neidisch auf das vererbte Geld, Eigentum oder persönliche Besitztümer sind? Dies ist nicht ungewöhnlich und wird durch ein offenes Gespräch am besten bewältigt. Verborgene Ressentiments bleiben oft untergründig und können bei der täglichen Versorgung eines Angehörigen als Konflikt aufbrechen.

Was kostet es, eine kranke Person zu versorgen, und wer bezahlt die Rechnungen? Versorgt eine Familie den Angehörigen zu Hause, so gibt es viele »verborgene« Kosten, die bedacht werden müssen: besondere Nahrungsmittel, Medikamente, Sicherheitstürgriffe, eine Aufsichtsperson, Transport, Spezialbett, eine Ankleidekommode im Erdgeschoß, Haltegriffe für das Badezimmer, möglicherweise auch der Verdienst der Ehefrau, die nun nicht mehr arbeitet, weil sie sich um den verwirrten Menschen kümmert.

Weiß jeder, was es kostet, einen Demenzkranken in einem Pflegeheim zu versorgen, und weiß jeder, wer gesetzmäßig für die Kosten aufkommen muß? Sagt eine Tochter vielleicht gelegentlich: »Mutter muß Vater in ein Pflegeheim geben«, so wird sie vielleicht nicht daran denken, daß dies das gemeinsame Einkommen aufbraucht, und die Mutter fast mittellos zurückläßt.

Fühlen einige Angehörige, daß in der Vergangenheit Geld ungleich verteilt wurde?

»Vater hat das Studium meines Bruders bezahlt und hat ihm auch beim Hausbau geholfen. Jetzt will mein Bruder ihn aber nicht nehmen. So muß ich eben die Pflege übernehmen – und die Kosten tragen.«

Manchmal sagen Familien: »Es gibt keine Möglichkeit, alle Mitglieder zusammenzubekommen, um diese Dinge zu bereden. Mein Bruder ist nicht einmal bereit, am Telefon darüber zu sprechen, und wenn wir uns treffen, gibt es jedesmal den größten Streit.«

Haben Sie den Eindruck, daß Ihre Familie so geartet ist, dann werden Sie bald mutlos. Sie fühlen sich in einer Falle, da Sie die Hilfe der Familie benötigen, diese aber nicht bekommen. Es ist nicht ungewöhnlich, in dieser Situation einen nicht zur Familie gehörenden, mit Altersfragen vertrauten, sachkundigen Geistlichen oder Sozialarbeiter einzuladen. Diese können möglicherweise die anstehenden Probleme besser bewerten.

Einer der Vorteile, die Hilfe eines außerfamiliären Helfers in Anspruch zu nehmen, liegt darin, daß dieser objektiv zuhört und die Familie anhält, ohne alte Streitigkeiten aufzuwärmen, sachlich zu diskutieren. Ihr Arzt, ein Sozialarbeiter oder ein anderer Fachkundiger kann vielleicht für Sie sprechen und die Beteiligten davon überzeugen, daß eine Familie die anstehenden Fragen sachlich und effizient behandeln muß. Manchmal kann auch ein Rechtsanwalt helfen. Sollten Sie die Hilfe eines Rechtsanwalts in Anspruch nehmen, so versichern Sie sich, daß er tatsächlich daran interessiert ist, die anstehenden Probleme zu lösen, und nicht in erster Linie gerichtliche Auseinandersetzungen innerhalb der Familie anstrebt. Ist eine Familie in Schwierigkeiten und bitten Sie eine dritte Partei auszuhelfen, so muß sichergestellt sein, daß die in Frage stehende dritte Partei sich nicht schon vorher mit einer Seite oder einer Person verbündet hat.

Sie haben Ihre Familie nötig. Es ist jetzt eine gute Zeit, im Interesse des behinderten Angehörigen, alte Streitigkeiten beizulegen. Selbst wenn nicht alle Unstimmigkeiten bereinigt werden können, so findet man vielleicht doch ein oder zwei Dinge, in denen man übereinstimmt. Dies wird alle ermutigen und die nächste Unterhaltung vereinfachen.

11.5 Ihre Kinder

Kinder zu Hause können besondere Probleme bieten. Auch sie haben eine Beziehung zur erkrankten Person aufgebaut, haben gemischte Gefühle über die anstehende Krankheit und Rollenverteilung innerhalb der Familie, die sie vielleicht nicht ausdrücken können. Eltern machen sich oft Gedanken, welche Auswirkung das Miterleben der zur Demenz führenden Erkrankung auf Kinder haben kann. Es ist schwierig, Kinder über das »eigenartige« Verhalten eines Elternteils oder eines Großelternteils aufzuklären. Manchmal haben Eltern Angst, daß Kinder ein unerwünschtes Verhalten des Demenzkranken annehmen bzw. diesen imitieren.

Kinder wissen meistens, was vorgeht. Sie sind hervorragende Beobachter und selbst, wenn man Dinge sorgfältig vor ihnen verbirgt, ahnen sie, daß etwas nicht in Ordnung ist. Glücklicherweise sind Kinder unverwüstlich. Auch kleine Kinder können von einer ehrlichen Erklärung dessen, was es mit einem Demenzkranken auf sich hat, profitieren - selbstverständlich in einer Sprache, die sie verstehen können. Dies hilft ihnen, Angst zu überwinden. Lassen Sie das Kind wissen, daß die anstehende Krankheit nicht ansteckend ist wie Röteln, und daß weder die Kinder noch die Eltern von der Krankheit bedroht sind. Sagen Sie dem Kind direkt, daß die Krankheit nicht durch etwas verursacht wurde, das mit dem Kind zu tun hat. Manchmal fühlen Kinder insgeheim Schuldgefühle für Dinge, die sich in ihrer Familie abspielen.

Ein Vater häufte getrocknete Bohnen auf den Tisch und gab dem Sohn eine nach der anderen mit folgender, die Krankheit des Großvaters erklärenden Ansprache: »Das Verhalten von Großvater hängt mit seiner Krankheit zusammen. Sie ist nicht ansteckend. Keiner von uns wird so wie Großvater. Es ist, als ob man ein Bein gebrochen hat. Im Falle des Großvaters sind kleine Teile des

Gehirns gebrochen. Davon wird es sich nicht erholen. Dieses kleine Stückchen von Großvaters Gehirn ist gebrochen. Deshalb kann er sich nicht erinnern, was du ihm gerade erzählt hast. Dies kleine Stückchen ist auch gebrochen, deshalb vergißt er, wie man Bestecke am Tisch handhabt. Auch dieses kleine Stück ist gebrochen. Deshalb wird er manchmal wütend. Aber dieses Stückchen, das mit Liebhaben zu tun hat, ist bei Großvater immer noch völlig in Ordnung.«

Es ist meistens das Beste, Kinder aktiv mit in das Geschehen einzubeziehen, und vielleicht sogar Wege herauszufinden, in denen sie helfen können. Kleine Kinder kommen oft gut mit behinderten, verwirrten Menschen aus und können ein besonders inniges Verhältnis mit ihnen aufrecht erhalten. Versuchen Sie, eine Atmosphäre herbeizuführen, in welcher das Kind Fragen stellt und seine Gefühle öffentlich zeigt. Vergessen Sie nicht, daß auch Kinder Traurigkeit und Kummer fühlen können. Auf der anderen Seite sind sie aber auch in der Lage, kindhaftes Verhalten des Behinderten ohne Sentimentalität zu genießen. Je besser Sie die Krankheit Ihres Angehörigen verstehen, desto einfacher ist es, dem Kinde Rede und Antwort zu stehen.

Kinder benötigen Hilfe, damit sie wissen, was sie ihren Spielgefährten antworten, sofern diese sie wegen des »lustigen« Eltern- oder Großelternteils verspotten. Es ist unwahrscheinlich, daß Kinder unangenehme Verhaltensweisen eines Demenzkranken lange Zeit nachahmen, insbesondere dann, wenn Sie keine große Sache daraus machen und das Kind genügend Liebe und Aufmerksamkeit erhält. Erklären Sie klar und möglichst mehrere Male, daß der Eltern- oder Großelternteil erkrankt ist und für sein Verhalten nichts kann. Erklären Sie weiterhin, daß das Kind dies aber vermag und daß man von ihm im Gegensatz hierzu erwartet, ein normales Verhalten an den Tag zu legen.

Junge Menschen fühlen sich oft durch unerklärliches und eigenartiges Verhalten geängstigt. Manchmal haben sie Angst, daß etwas Selbstverschuldetes den Zustand eines anderen Menschen verschlechtert hat. Es ist daher wichtig, über diese Besorgnis zu sprechen und dem jungen Menschen beizustehen.

Eine Familie mit Kindern zwischen 10 und 16 Jahren berichtete uns über folgende Erkenntnisse, die auf eigenen Erlebnissen basierten:

- Was im Kopf eines Kindes vorgeht, ist von dem, was wir denken, verschieden! Jeder, der mit Kindern zu tun hat, kann Beispiele hierfür bringen. Glaube nicht, daß du immer weißt, was ein kleines Kind denkt.
- Kinder, besonders wenn sie klein sind, fühlen auch Mitleid, Traurigkeit und Sympathie.
- Müßten wir alles noch einmal erleben, so würden wir mehr mit den Kindern sprechen.
- Selbst nach Übersiedlung eines verwirrten Menschen in ein Pflegeheim sind die Auswirkungen der Erkrankung noch für lange Zeit zu spüren. Trefft Euch immer wieder mit den Kindern und diskutiert die Ereignisse.

- Versuchen Sie, alle Kinder gleichmäßig an der Pflege des betroffenen Kranken zu beteiligen. Kinder finden es oft hart, nicht beteiligt zu sein. Beteiligung gibt Kindern ein Gefühl der Verantwortlichkeit.
- Der Elternteil, welcher der erkrankten Person am nächsten steht, sollte besonders an die Kinder denken und an die Auswirkungen seines Kummers und seiner Verzweiflung auf diese. Manchmal kann ein Mensch so vom eigenen Kummer überwältigt werden, daß er die Kinder vergißt. Sein Verhalten kann sich ebenso hart auf die Kinder auswirken, wie die in Rede stehende Krankheit selbst.

Vielleicht ist die Tatsache, daß Zeit und Energie der Eltern zwischen dem Kranken und den Kindern aufgeteilt werden und man hierbei niemandem voll gerecht werden kann, das größte Problem. Um mit dieser doppelten Belastung fertig zu werden, benötigen Sie jede Hilfe, die sich anbietet - die Hilfe des Restes der Familie, Hilfe der Gemeinde und Zeit für Sie, um die emotionellen und physischen Energien wieder aufzufüllen. Sie werden sich zwischen der Vernachlässigung der Kinder und der Vernachlässigung eines »kindischen« und fordernden dementen Angehörigen zerrissen fühlen.

Mit Verschlechterung der Krankheitssituation wird auch Ihr Dilemma größer werden. Der betreffende Angehörige benötigt immer mehr Pflege. Dies kann zerstörerische Ausmaße annehmen, so daß sich die Kinder zu Hause nicht mehr wohlfühlen. Möglicherweise haben auch Sie selbst nicht mehr die physischen und emotionellen Energien, um den Kindern oder Heranwachsenden und dem kranken Angehörigen gerecht zu werden. Kinder, die in einer derartigen Situation aufwachsen, geraten unter einen erheblichen Leidensdruck.

Um für die Kinder eine bessere Entfaltungsmöglichkeit herzustellen, müssen Sie vielleicht die schmerzliche Entscheidung fällen, den Erkrankten in ein Pflegeheim abzugeben. Sind Sie mit einer derartigen Entscheidung belastet, so müssen Sie und Ihre Kinder diskutieren, was zu tun ist und was diese Alternative für jeden Familienangehörigen bedeutet. »Wir werden weniger Geld fürs Kino haben, aber wir müssen nicht mehr die ganze Nacht das Rufen von Vater hören.« »Wir müssen umziehen und für euch eine andere Schule suchen, wir können aber eure Freunde weiterhin nach Hause einladen.«

Die Unterstützung Ihres Arztes, Pfarrers oder einer anderen fachkundigen Persönlichkeit ist in solchen Zeiten wichtig. Familien finden es oft einfacher, derartige Entscheidungen zu treffen, wenn sie wissen, daß sie nicht alleine stehen.

Versichern Sie sich, daß der Heranwachsende die Art der Erkrankung und was vor sich geht, versteht. Seien Sie ehrlich mit ihm über das, was sich abspielt. Erklärungen, die mit Einfühlungsvermögen und Takt gegeben werden, helfen am meisten. Kinder gewinnen durch den fehlerhaften Versuch, sich abzuschirmen, nichts. Heranwachsende sollten in Familiendiskussionen und Beratungen mit Fachkundigen einbezogen werden. Nur so werden sie verstehen, was sich ereignet. Entziehen Sie dem erkrankten Angehörigen etwas Zeit (speziell wenn Sie noch nicht zu erschöpft und gereizt sind) und investieren Sie diese in Ihre heranwachsenden Kinder. Versuchen Sie, eine gute Beziehung zu Ihren Kindern aufzubauen und sich ihren Interessen zu widmen. Denken Sie daran, daß Kinder Anspruch auf ein von der Krankheit des Angehörigen und der sich ergebenden Situation unabhängiges Leben haben. Versuchen Sie, einen Raum möglichst entfernt von dem behinderten Angehörigen für die Teenagerfreunde zu finden.

Denken Sie daran, daß Sie wegen der vielen Verpflichtungen vielleicht zu wenig Geduld aufbringen oder zu aufbrausend sind. Nochmals, Ruhepausen helfen, mit Ihren Kindern mehr Geduld zu haben.

Zieht ein Großvater oder eine Großmutter in Ihr Haus bzw. in Ihre Wohnung, so ist es wichtig, daß Großeltern und Kinder wissen, wer die Regeln des Zusammenlebens aufstellt und wer die Kinder straft. Ist ein Großelternteil vergeßlich, so sollten die Kinder *von Ihnen* erfahren, wie Konflikte vermieden werden können in Fällen wie: »Großmutter sagt, ich dürfe keinen Freund haben.« »Großvater sagt, ich solle das Fernsehen abschalten.«

12. Kapitel: Die Wirkung der Pflege eines Behinderten auf Sie selbst

Familienmitglieder erzählen, daß sie eine ganze Skala gefühlsmäßiger Erregungen bei der Pflege eines Demenzkranken durchmachen. Sie fühlen sich traurig, entmutigt und allein; sie fühlen sich ärgerlich, schuldig oder hoffnungsvoll; sie fühlen sich ermüdet oder sind deprimiert. Unter den gegebenen Bedingungen ist eine emotionale Verstimmung normal und verständlich. Manchmal werden Familien mit Angehörigen, die an einer zur Demenz führenden Erkrankung leiden, auch von ihren Gefühlen überwältigt.

Menschliche Gefühle sind komplex und sie variieren von Person zu Person. In diesem Kapitel haben wir versucht, Gefühle nicht unnötig zu vereinfachen oder Einfachlösungen anzubieten. Unser Ziel ist es, klar zu machen, daß ein Durchleben zahlreicher und gleichzeitig vorhandener Stimmungen etwas vollkommen Natürliches ist.

12.1 Emotionale Reaktionen

Menschen steuern ihre Emotionen verschiedenartig. Einige durchleben jedes Ereignis sehr gefühlvoll, andere weniger. Manche meinen, bestimmte Gefühle seien unerlaubt, man dürfe sie nicht ausleben und daß, wenn sie dennoch vorhanden seien, von niemandem verstanden würden. Mit Gefühlen kann man einsam sein.

Gelegentlich bestehen gemischte Gefühle. Man kann denselben Menschen gleichzeitig gern haben und ablehnen, man kann einen Angehörigen gern zu Hause haben und ihn zur gleichen Zeit in ein Pflegeheim wünschen. Gemischte Gefühle scheinen unlogisch zu sein, kommen aber häufig vor. Menschen realisieren oft nicht, daß gemischte Gefühle möglich sind.

Starke Gefühle können auch Angst machen. Der Grund hierfür liegt darin, daß manche Gefühle unbequem sind, daß Furcht vor unüberlegten Handlungen oder Unbehagen bei dem Gedanken besteht, was andere hierüber denken könnten. Derartige Reaktionen auf eigene Gefühlsregungen sind häufig. Jeder von uns wird wenigstens gelegentlich solche Erfahrungen machen.

Wir sind nicht der Meinung, daß es eine »richtige« Art gibt, Emotionen zu steuern. Da Ihr Urteilsvermögen von Gefühlen beeinflußt wird, glauben wir aber, daß ein Bewußtsein des jeweiligen Gefühls und ein Verständnis der Gründe für dieses Gefühl von großer Bedeutung sind. Unerkannte und verdrängte Gefühle können die Entscheidungen eines Menschen so beeinflussen, daß er sie nicht mehr versteht und durchschaut. Machen Sie sich Ihre

Gefühle bewußt - Ihnen und anderen gegenüber. Nur dann haben Sie die Entscheidung, wann, wo oder ob Sie diesen Gefühlen nachgeben bzw. sich von ihnen leiten lassen wollen.

Manchmal hört man die Meinung, daß sich, wenn Gefühle nicht ausgelebt werden, Streßkrankheiten entwickeln. Stellen Sie sich vor, daß Sie oft über das Verhalten eines dementen Angehörigen ärgerlich wären und sich zwingen würden, da dies die Krankheitserscheinungen nur noch schlimmer machen könnte, jegliches laute Wort zu unterdrücken. Werden Sie nun Magengeschwüre, Migräne oder Hochdruck bekommen? Forscher sind sich bezüglich der Beziehung von unterdrückten Gefühlen und daraus sich entwickelnden Krankheiten noch nicht völlig im klaren. Zur Zeit muß man sich eingestehen, daß die Ursachen derartiger Krankheiten wie Magenulcus, Migräne und Hochdruck noch nicht sicher bekannt sind. Unsere Erfahrung zeigt, daß diese Krankheiten nicht überhäufig in Familien vorkommen, die Demenzkranke pflegen. Wir glauben allerdings, daß Familien, die erkannt haben, daß irritierendes Verhalten eines verwirrten Menschen als Krankheitssymptom zu werten ist, weniger frustriert und ärgerlich bzw. besser in der Lage sind, für den Verwirrten zu sorgen. Wenn Sie diesen Abschnitt lesen, denken Sie daran, daß jeder Mensch und jede Familie etwas Besonderes darstellt. Bei Ihnen sind derartige Gefühle vielleicht gar nicht vorhanden. Wir haben aber darüber gesprochen, um Angehörigen, die häufig ärgerlich, verzweifelt, müde oder traurig sind, zu helfen. Sie müssen nicht alle Abschnitte dieses Buches lesen, sollten sich aber vorwiegend in jene vertiefen, die Ihre Probleme in besonderem Maße behandeln.

12.1.1 Ärger

Es ist verständlich, daß Sie frustriert und ärgerlich werden: ärgerlich über Ihr Schicksal, ärgerlich, daß Sie Pfleger sein müssen, ärgerlich mit anderen, die nicht helfen wollen, ärgerlich mit dem Kranken wegen störenden Verhaltens, ärgerlich, daß Sie mit dieser Situation in einer Falle sitzen.

Manche Demenzkranke entwickeln Verhaltensweisen, die extrem irritierend sind und mit denen man nicht glaubt, längere Zeit leben zu können. Ihr Ärger ist dann verständlich, und Sie reagieren mit Streit und lauten Worten.

Frau P. fühlte, daß sie mit ihrem Ehemann nicht ärgerlich sein dürfe. Sie hatte eine gute Ehe gehabt, und sie wußte, daß er sich in seiner Krankheit nicht helfen konnte. Sie berichtete: »Wir besuchten meine Schwiegertochter zum Abendbrot. Ich habe nie ein gutes Verhältnis mit meiner Schwiegertochter gehabt, und ich glaube auch nicht, daß sie die Situation von Hans richtig einschätzen kann. Sobald wir in die Tür gekommen waren, schaute Hans herum und sagte: ›Laß' uns nach Hause gehen‹. Ich versuchte, ihm zu erklären, daß wir nur zum

Abendbrot hier seien, aber alles was er sagte war: ›Ich war hier niemals gerne, laß uns nach Hause gehen‹.
Wir setzten uns hin und jeder fühlte sich ungemütlich. Hans wollte überhaupt mit niemandem sprechen und auch nicht seinen Hut abnehmen. Sobald das Abendbrot fertig war, drängte er nach Hause. Meine Schwiegertochter ging in die Küche, schloß die Tür und fing an, überlaut mit Tellern zu klappern. Mein Sohn führte uns in einen anderen Raum, während Hans die ganze Zeit brüllte: ›Laß' uns raus hier, bevor sie uns vergiftet.‹
Mein Sohn sagt, Vater ruiniere mein Leben, es gebe keinen Grund, daß Vater sich so aufführe, daß es keine Krankheit, sondern eine Altersboshaftigkeit sei. Er sagt, ich müsse jetzt handeln.
So stiegen wir ins Auto, um nach Hause zu fahren, und den ganzen Weg schimpfte Hans über meinen Fahrstil, so wie er es immer tut. Sobald wir zu Hause waren, begann er, mich nach der Zeit zu fragen. Ich sagte zu Hans: ›Bitte, beruhige dich, stell doch das Fernsehen an.‹ Und er sagte: ›Warum sprichts du niemals mit mir?‹ Dann begann ich, ihn anzubrüllen, und ich brüllte und brüllte.«

Episoden wie diese können auch die geduldigsten Menschen mitnehmen. Es scheint, als ob diese meist dann dekompensieren, wenn sie besonders müde sind.

Oft sind es die kleinen Dinge, die am meisten irritieren – und kleine Dinge können sich addieren, Tag um Tag.

Frau J. erzählt: »Ich bin niemals besonders gut mit meiner Mutter ausgekommen, und seit sie bei uns lebt, ist es schrecklich. Mitten in der Nacht steht sie auf und fängt an, ihre Sachen zu packen. Ich stehe auch auf und sage ihr: Es ist mitten in der Nacht, Mutter. Ich versuche, ihr zu erklären, daß sie jetzt hier lebt, und gleichzeitig denke ich daran, daß ich, wenn ich jetzt nicht meinen Schlaf bekomme, morgen nur mit Mühe meiner Arbeit nachkommen kann. Sie sagt, sie müsse nach Hause gehen, und ich sage, sie lebe hier, und jede Nacht beginnt um 2 Uhr morgens der gleiche Streit.«

Manchmal kann ein Demenzkranker einige Dinge noch sehr gut ausführen und dabei andere scheinbar gleiche Aufgaben vernachlässigen. Wenn Sie glauben, daß die kranke Person mehr tun könnte bzw. sich nur unfähig stellt, um Sie zu ärgern, macht Sie dies wütend.

Frau G. sagt: »Sie kann die Geschirrspülmaschine füllen und die Teller, wie es sich gehört, einsetzen. Sie tut dies aber nur im Haus meiner Schwester. Bei mir lehnt sie es ab oder macht ein schreckliches Durcheinander. Jetzt weiß ich, daß sie dies nur tut, weil ich arbeite und müde nach Hause komme.«

Oft bemerkt der die Pflegeverantwortung Tragende, daß andere Familienangehörige nicht genügend helfen wollen, überkritisch sind oder überhaupt nicht zu Besuch kommen. Solche Beobachtungen sind ärgerlich.

Sie können auch von Ärzten oder anderen Fachkräften irritiert werden. Manchmal ist Ihr Ärger gerechtfertigt. In anderen Fällen wissen Sie, daß diese ihr Bestes tun. Dies hält Sie aber nicht davon ab, ärgerlich zu sein.

Menschen, die sich religiös gebunden fühlen, können die Frage stellen, wie Gott all dies erlauben kann. Sie können empfinden, daß es eine schreckliche Sünde ist, mit Gott zu hadern und fürchten, daß Sie Ihren Glauben verloren haben. Solche Gefühle nehmen Ihnen Kraft und Selbstbewußtsein zu einer Zeit, in der sie diese besonders brauchen. Es gehört zur Glaubenserfahrung, sich mit diesen Problemen auseinanderzusetzen.

Ein Geistlicher sagt: »Ich verstehe nicht, wie Gott mir dies antun kann. Ich bin kein Engel, aber ich tue alles, so gut ich kann, und liebe meine Frau. Aber dann denke ich, daß Gott nicht angezweifelt werden darf. Für mich ist dies der härteste Teil. Ich glaube, ich bin ein schwacher Mensch, daß ich an Gott zweifle.«

Lassen Sie es nicht zu, daß Ihnen irgend jemand wegen Ihres Haderns mit Gott Schuldgefühle einflößt. Es gibt viele tiefsinnige und bedeutungsvolle Bücher, die sich mit Ärger über Gott oder der Frage, wie er solche Dinge geschehen lassen kann, beschäftigen. Lektüre eines solchen Buches oder ein ehrliches Gespräch mit Ihrem Pfarrer, Priester oder Rabbiner tröstet vielleicht.

Bedenken Sie, daß es nur allzu menschlich ist, Ärger gegenüber den Bürden und Verlusten zu empfinden, die eine zur Demenz führende Erkrankung mit sich bringt.

Lassen Sie den Kranken Ihren Ärger fühlen, so wird sich sein Befinden nur noch mehr verschlechtern. Die Krankheit macht es ihm unmöglich, Ihrem Ärger in irgendeiner rationalen Weise zu begegnen. Sie werden herausfinden, daß sich das Befinden des Kranken bessert, wenn andere Wege der Frustrations- und Problembewältigung beschritten werden. Der erste Schritt, sich mit Ärger auseinanderzusetzen, besteht darin, daß man sich klar macht, was vernünftigerweise von einem Demenzkranken erwartet werden kann, und was in dem Gehirn eines Kranken mit störendem Verhalten vor sich geht. Sind Sie nicht sicher, ob sich der Betreffende noch zu ändern in der Lage ist, so sprechen Sie mit Ihrem Arzt oder anderen Sachkundigen.

Ein Beschäftigungstherapeut entdeckte, daß Frau G.s Schwester eine alte Geschirrspülmaschine besaß, an die ihre Mutter von früher gewöhnt war, bevor sie krank wurde. Frau G. hatte aber eine neue Geschirrspülmaschine. Diese konnte die Mutter nicht bedienen, da ihre zerebrale Behinderung jeden auch noch so einfachen Lernvorgang unmöglich machte.

Manchmal gelingt es, Verhaltensstörungen durch einen Umgebungswechsel oder einen Wechsel der täglichen Routine zu ändern. Aber auch allein die Vorstellung, daß die Verhaltensstörung auf einer Krankheit beruht, für die der

Betreffende nicht zur Rechenschaft gezogen werden kann, ist manchmal beruhigend.

Hin und wieder ist es hilfreich, über den Unterschied nachzudenken, der darin besteht, daß man mit dem *Verhalten* einer Person ärgerlich ist, aber nicht mit der betreffenden *Person* selbst. Ihr Angehöriger ist krank und kann sein Verhalten nicht ändern. Zugegeben, das Verhalten kann Sie zur Verzweiflung treiben. Es ist aber nicht gegen Sie persönlich gerichtet.

Ein Demenzkranker, der die Fähigkeit zu gezielten Aktionen verloren hat, kann aus diesem Grund auch keine gegen Sie gerichtete Feindseligkeit planen. Frau P.s Mann hatte nicht willentlich seine Familie beleidigt. Sein Verhalten war lediglich das Resultat seiner Krankheit.

Oft hilft es, zu wissen, daß andere Familien und auch professionelle Pfleger mit gleichen Problemen konfrontiert sind.

Frau K. sagt: »Ich wollte meinen Ehemann ursprünglich nicht auf die Pflegestation geben. Ich tat es aber dennoch. Hierbei half es mir, festzustellen, daß auch trainierte Pfleger durch die ständigen Fragen ärgerlich wurden. Ich war es also nicht alleine.«

Viele Familien finden, daß ein Zusammentreffen und Diskutieren gegenseitiger Erfahrungen Frustration und Ärger abbauen.

In manchen Fällen können andere Ventile benutzt werden: Mit jemandem sprechen, Schränke auswischen, Holz hacken – es gibt viele Wege, Ihre Frustration abzureagieren. Weitere Möglichkeiten zu Entspannung sind ein anstrengendes Trimm-Dich-Programm, ein langer Spaziergang oder einige Minuten Unterhaltung.

12.1.2 Hilflosigkeit

Es ist nicht ungewöhnlich, daß sich Angehörige im Angesicht einer chronischen, zur Demenz führenden Krankheit hilflos, schwach und demoralisiert fühlen. Dieses Gefühl wird noch schlimmer, wenn man keine Ärzte oder andere Gesprächspartner, die etwas von einer Demenz verstehen, findet. Wir meinen aber, daß sowohl Familien wie auch demenzkranke Menschen Kräfte in sich aktivieren können, die das Gefühl der Hilflosigkeit überwinden. Auch wenn Sie die Krankheit nicht heilen können, bleiben Sie nicht völlig hilflos.

Es gibt viele Wege, die Lebensqualität sowohl der vergeßlichen Person als auch der Familie zu bessern. Hier sind einige Vorschläge dazu:

- Dinge sehen immer schlimmer aus, wenn man sich mit vielen Sachen zur gleichen Zeit beschäftigt. Statt dessen versuchen Sie, sich auf eine Schwierigkeit, die möglicherweise geändert werden kann, zu konzentrieren.
- Konzentrieren Sie sich nur auf den heutigen Tag.

- Informieren Sie sich über die Krankheit. Lesen und sprechen Sie über Wege, wie andere mit den Schwierigkeiten fertig werden.
- Sprechen Sie mit anderen Familien, die gleiche Probleme haben. Versuchen Sie, zu einem Meinungsaustausch zu kommen. Interessieren Sie sich für wissenschaftliche Untersuchungen und versuchen Sie, hierüber mit anderen in Kontakt zu treten.
- Diskutieren Sie Ihre Sorgen mit dem Arzt, Sozialarbeiter, Psychologen oder einem Geistlichen.

12.1.3 Verlegenheit

Manchmal macht das Verhalten eines Demenzkranken verlegen, und Fremde verstehen oft nicht, was hierfür zugrunde liegt.

Frau M. sagt: »Ich erkläre, daß mein Mann an der Alzheimerschen Krankheit leidet. ›Altenheimkrankheit?‹ fragen sie. ›Nein, Alzheimer Krankheit‹, sage ich und buchstabiere das Wort. Hätte mein Mann einen Gehirntumor, wären sie orientiert. Ich wünschte, er hätte nicht eine Krankheit, von der kaum jemand etwas gehört hat!«
Ein Ehemann sagt: »Wenn wir im Kolonialwarengeschäft sind, nimmt sie Dinge von den Regalen wie ein Kleinkind, und die Leute erstarren.«
Eine Tochter sagt: »Immer wenn wir versuchen, Mutter zu baden, öffnet sie das Fenster und ruft um Hilfe. Was sollen wir bloß den Nachbarn erzählen?«

Solche Erfahrungen sind unangenehm und machen verlegen. Sobald Sie Ihre Erfahrungen mit anderen Familien besprechen, wird sich Ihre Verlegenheit aber geben. Hat sich einmal eine solche Gruppe etabliert, so können Familien auch einmal über Dinge wie diese lachen.

Eine sorgfältige Erklärung der Lage verhilft manchmal Nachbarn, die Situation besser zu verstehen. Man kann ihnen z. B. Kopien von Handzetteln über die Erkrankung geben. Es gibt auch noch einen anderen Grund, warum dies wichtig ist. Obgleich zur Demenz führende Erkrankungen häufig sind, denken viele Leute immer noch, daß »Senilität« das natürliche Resultat des Alters darstellt. Indem Sie Ihren Nachbarn die Krankheit erklären, helfen Sie gleichzeitig der Krankheit aus ihrem Versteck. Ihr Nachbar wird sofort an andere Bekannte denken, die eine gleichartige Krankheit haben und Behandlung benötigen. Gelegentlich kann ein gefühlloser Mensch taktlose Fragen stellen wie: »Warum macht er das« oder »ist der ganz richtig im Kopf?« Manchmal ist es dann am besten zu erwidern: »Was in aller Welt geht Sie das an!«

Ein mutiger Ehemann sagt: »Ich gehe mit meiner Frau immer noch zum Essen aus. Ich koche ungern, und sie geht gerne aus. Ich kümmere mich einfach nicht um die Blicke der anderen Leute. Wir tun etwas, was wir immer gerne getan haben, und wir werden das auch weiter so machen!«

12.1.4 Schuldgefühle

Familienangehörige fühlen sich häufig schuldig. Schuldig für die Art, mit der sie den Angehörigen früher behandelt haben, schuldig, daß sie sich abgestoßen gefühlt haben, schuldig, daß sie die Verantwortung nur zögernd angenommen haben, schuldig, daß sie daran gedacht haben, den Angehörigen in ein Pflegeheim zu geben, und was es sonst noch für Gründe gibt - einige klein, andere riesengroß.

»Die Krankheit meiner Mutter ruinierte meine Ehe, und ich kann ihr das nicht verzeihen.«

Vielleicht fühlen Sie sich auch schuldig, weil Sie in Ihrer Frustration hin und wieder mit dem Behinderten wütend geworden sind.

»Ich konnte mich nicht mehr beherrschen und ohrfeigte Dieter. Auf der anderen Seite weiß ich, daß er krank ist und sich nicht selbst helfen kann.«

Sie mögen sich auch schuldig fühlen, weil Sie mit Freunden ausgegangen sind und ihn, den Sie lieben, allein gelassen haben. Dies trifft besonders dann zu, wenn der Betreffende Ihr Ehepartner ist und Sie daran gewöhnt waren, alle Dinge zusammen zu tun.

Sie können sich auch in ungewisser Weise schuldig fühlen, ohne zu wissen warum. Manchmal fühlen Menschen, daß Demenzkranke sie schuldig werden *lassen.* »Versprich mir, daß du mich niemals in ein Pflegeheim bringst.« Oder: »Du würdest mich nicht so behandeln, wenn du mich wirklich liebtest.« So etwas kann der Verwirrte sagen und Ihnen dadurch Schuldgefühle vermitteln.

Hin und wieder fühlen wir uns schuldig, wenn uns nahestehende Personen, die wir aber immer innerlich abgelehnt haben, eine zur Demenz führende Krankheit durchmachen.

»Ich habe meine Mutter nie leiden können, und nun hat sie diese schreckliche Krankheit. Hätte ich doch ein näheres Verhältnis gehabt, als dies noch möglich war.«

Manchmal fragen Familien, ob nicht irgend etwas, was sie getan haben oder nicht getan haben, die Krankheit ausgelöst haben könnte. In einigen Fällen fühlen sich die Pflegenden für Verschlechterungen im Krankheitsverlauf verantwortlich. Vielleicht denken sie, daß, wenn sie sich mehr Zeit genommen oder den Behinderten mehr zur Aktivität angehalten hätten, eine solche Verschlechterung nicht eingetreten wäre. Sie denken vielleicht auch, daß eine Operation oder ein Krankenhausaufenthalt seinen Zustand »verursacht« hätte.

Das Schlimme an Schuldgefühlen ist, daß diese, wenn sie nicht richtig eingeordnet werden, vernünftige Entscheidungen für die Zukunft, für den Kranken und den Rest der Familie unmöglich machen. Werden solche Gefühle aber erkannt und als das beurteilt, was sie sind, so läßt man sich von ihnen nicht überraschen und wird mit ihnen fertig.

Der erste Schritt ist zuzugeben, daß Schuldgefühle ein Problem darstellen. Sie werden in dem Augenblick zu einem Problem, in welchem sie Ihre Handlungen beeinflussen. Werden Sie von Schuldgefühlen beeinflußt, steht folgende Entscheidung an: Wollen Sie sich in Zukunft im Kreis bewegen, mit einem Fuß in der Falle »Schuld«, oder wollen Sie sagen: »Was geschehen ist, ist geschehen«, und einen neuen Start machen? Oft ist es so, daß wenn wir realistisch sind, es keinen Trost dafür gibt, daß wir unsere Mutter niemals geliebt oder einen kranken Menschen geschlagen haben. Auf der anderen Seite lassen uns Schuldgefühle ständig darüber grübeln, wie Vergangenes wieder gutgemacht werden kann. Dies hindert uns, mit der Vergangenheit fertig zu werden und wichtige Entscheidungen und Pläne für die Zukunft zu schmieden.

Frau D. hat ihre Mutter nie gemocht. Sobald wie möglich war sie von zu Hause weggezogen und war nur an besonderen Festtagen zu Besuch gekommen. Als die Mutter eine Demenz entwickelte, überredete sie diese, mit ihr zusammenzuleben. Die verwirrte Frau zerstörte dann das ganze Familienleben, hielt nachts alle wach, regte die Kinder auf und erschöpfte Frau D. vollständig. Als der Arzt die Übersiedlung in ein Pflegeheim vorschlug, geriet Frau D. außer sich. Sie konnte sich nicht dazu durchringen, die Mutter in ein Pflegeheim zu geben, obgleich dieses für alle Beteiligten die richtige Entscheidung gewesen wäre.

Werden Schuldgefühle in derartigen Beziehungen nicht erkannt, so können sie sich destruktiv auf zukünftige Entscheidungen auswirken. Vielleicht ist es im Angesicht einer chronischen Erkrankung die richtige Zeit, mit sich über Sympathien und Antipathien ins Reine zu kommen. Sie müssen sich entscheiden, ob Sie einem Menschen Pflege und Respekt zukommen lassen können, ohne gleichzeitig ein inniges Verhältnis mit ihm zu haben. Wir besitzen wenig Kontrolle über unsere Zuneigungen oder Abneigungen. Manche Menschen sind schwierig zu lieben. Auf der anderen Seite können wir aber unser Verhalten ihnen gegenüber kontrollieren. Als Frau D. erkannte, daß sie ihre Mutter nicht liebte und daß sie sich aus diesem Grund schuldig fühlte, war sie in der Lage, eine richtige Entscheidung bezüglich eines guten Pflegeheimplatzes zu treffen.

Sagt ein Demenzkranker Dinge wie : »Versprich mir, daß du mich nicht in ein Pflegeheim steckst«, so sollte man sich daran erinnern, daß Menschen mit derartigen Erkrankungen *oft nicht in der Lage sind,* vernünftige Entscheidungen zu treffen. Sie müssen stattdessen diese Planung übernehmen und zwar unbeeinflußt von Schuldgefühlen und getragen von Verantwortlichkeit.

Nicht alle Schuldgefühle beziehen sich auf große Probleme und halten von richtigen Entscheidungen ab. Manchmal fühlen Sie sich lediglich für Kleinigkeiten schuldig - Ungeduld mit einer verwirrten Person oder unfreundliche Worte, wenn Sie ermüdet sind. Ein »es tut mir leid« macht oft alles wieder gut und läßt Sie beide wieder fröhlich werden. Oft wird der verwirrte Mensch, da er zur Vergeßlichkeit neigt, schon kurze Zeit danach nicht mehr daran denken.

Glauben Sie, daß Sie für den schlechter werdenden Zustand verantwortlich sind, so sollten Sie alles nur mögliche über die Art der bestehenden Krankheit in Erfahrung bringen und sich darüber mit dem Arzt unterhalten.

Normalerweise nimmt die Alzheimersche Krankheit einen progredienten Verlauf. Weder Sie noch Ihr Arzt kann das Fortschreiten verhindern. Das gleiche gilt für die Multiinfarktdemenz. Auch körperliche Aktivitäten verlangsamen die Krankheit nicht, können aber dazu dienen, daß der Kranke die noch verbliebenen Fähigkeiten so weit wie möglich auslebt.

Oft ist es so, daß der chronische Verlauf erst richtig nach einer akuten Krankheit oder Hospitalisation erkennbar wird. Blickt man dann zurück, so wird klar, daß die ersten Stadien der Krankheit schon Monate oder Jahre früher begonnen haben. Nach jetziger Kenntnis kann die Krankheit selbst bei frühzeitigem Erkennen weder verlangsamt noch in ihrem destruktiven Verlauf gemildert werden.

Haben Sie das Gefühl, daß es unangemessen ist, Ihr eigenes Leben ausreichend zu berücksichtigen, so denken Sie daran, daß Ihr erfülltes und sinnvolles Dasein auch für das Wohlergehen des behinderten Angehörigen bedeutsam ist. Ruhepausen und das Zusammensein mit Freunden können viel dazu beitragen, Ihrer Aufgabe besser gerecht zu werden.

Hält Sie ein Schuldgefühl von klaren Entscheidungen ab, ist es vielleicht richtig, die anstehenden Probleme mit einer verständnisvollen, in der Krankheit erfahrenen Vertrauensperson durchzusprechen. Dies kann z. B. ein Pfarrer oder Mitglieder anderer Familien sein. Danach ist es oft leichter möglich, weiterzumachen. Die Erfahrung, daß viele Menschen die gleichen Dinge durchstehen, hilft, die zehrenden Schuldgefühle wieder ins richtige Licht zu setzen.

12.1.5 Lachen, lieben, fröhlich sein

Eine zur Demenz führende Erkrankung beendet nicht urplötzlich die Fähigkeit eines Menschen, Liebe oder Freude zu empfinden. Es bringt auch nicht das Ende des Vermögens, einmal zu lachen. Auch Ihre Fähigkeit für Fröhlichkeit muß nicht verloren gehen, obgleich soviel Müdigkeit, Frustration und Kummer auf Sie zugekommen ist. Fröhlichkeit erscheint manchmal unangemessen im Angesicht eines großen Unglücks. Tatsächlich bricht sie aber manchmal unerwartet hervor. Die Worte eines Liedes, das Schwester Myriam Theresa Winter von den Medical Mission Sisters geschrieben hat, lauten:

»Ich sah Regentropfen auf meinem Fenster.
Freude ist wie Regen.
Gelächter überflutet meine Schmerzen,
Verebbt und kommt wieder.
Freude ist wie Regen.«

Lachen ist im Angesicht von Unglück eine Möglichkeit, die eigene Identität zu bewahren. Es gibt keinen Grund, sich schlecht vorzukommen, wenn man über die Ungereimtheiten eines verwirrten Menschen lacht. Dieser wird vielleicht sogar in das Lachen einfallen, selbst wenn er nicht genau weiß, was die Ursache der Fröhlichkeit ist.

Glücklicherweise hat Liebe nichts mit Denkfähigkeit zu tun. Blicken Sie auf die Möglichkeiten, wie Sie und andere eine liebevolle Zuwendung zum behinderten Menschen aufrecht erhalten können.

12.1.6 Trauer

Mit dem Fortschreiten der Erkrankung und den damit verbundenen Persönlichkeitsveränderungen geht nicht selten ein Verlust von Besuchen und sozialen Kontakten, die Ihnen wichtig waren, einher. Sie können auch Kummer über das, was er oder sie einmal war, empfinden. Sie mögen sich traurig und mutlos vorkommen. Manchmal sind es kleine Dinge, die Sie traurig machen oder zum Weinen bringen. Sie fühlen dann, daß Tränen und Traurigkeit in Ihnen hochsteigen. Manchmal gehen und kommen solche Stimmungen, so daß Sie zwischen Traurigkeit und Hoffnung hin und her geworfen werden. Traurigkeit ist oft vermischt mit Depression und Müdigkeit. Dieses sind normale Begleiter der Trauer.

Oft meinen wir, daß Trauer ein emotionaler Zustand ist, der dem Tod folgt. In Wirklichkeit ist Trauer aber eine Antwort auf Verlust, und deshalb ist es eine normale Reaktion für Menschen, die einen Angehörigen mit fortschreitender chronischer Erkrankung lieben.

Trauer in Verbindung mit Tod kann zu Beginn überwältigend sein, dann aber schließlich auch nachlassen. Trauer in Verbindung mit einer chronischen Erkrankung scheint dagegen nicht enden zu wollen. Ihre Gefühle werden hin und hergerissen zwischen Hoffnung, daß es dem Betreffenden besser geht und Zorn und Kummer über einen nicht besser werdenden Zustand. Gerade in dem Augenblick, in dem Sie meinen, Sie hätten sich »angepaßt«, kann sich der Zustand des Angehörigen verändern, und Sie werden erneut in einen Zustand größter Niedergeschlagenheit geworfen. Trauer ist ein Gefühl, das im Zusammenhang steht mit dem Verlust von Eigenschaften eines geliebten Menschen, der wichtig für Sie war. Dieses Gefühl stellt sich nach einem Todesfall oder im Verlauf einer zur Demenz führenden Erkrankung ein.

Familien berichten oft, daß die entstehende Traurigkeit damit zusammenhängt, daß sie gezwungen sind, eine ständige Verschlechterung der Krankheit zu beobachten.

Frau O. sagt: »Manchmal wünsche ich, daß er stürbe und alles vorbei sei. Es scheint, als ob er stückweise stürbe, Tag um Tag. Wenn wieder eine neue Verschlechterung eintritt, glaube ich, daß ich es nicht mehr aushalten könne, und wenn ich mich daran gewöhnt habe, kommt wieder ein neues Unglück dazu, und ich hoffe immer wieder auf einen neuen Arzt oder eine neue Behandlung, vielleicht auf ein Wunder. Es scheint, als ob ich mich in einer emotionalen Tretmühle befinde, die immer herum und herum geht und mich langsam zugrunde richtet.«

Es gibt verschiedene Veränderungen bei einer chronischen zur Demenz führenden Erkrankung, die schwer zu ertragen sind. Besondere Eigenschaften eines Menschen, den wir lieben, sind für uns Symbole dessen, was er darstellt: »Er hat immer Entscheidungen gefällt« oder »sie war immer solch ein freundlicher Mensch«. Wenn sich diese Dinge ändern, stellt sich ein Gefühl der Trauer ein, das oft von Menschen, die den Problemen ferner stehen, schlecht verstanden wird. Ist z. B. ein Angehöriger unfähig zu sprechen oder zu verstehen, so wird dies von der Familie als Verlust der Zusammengehörigkeit empfunden.

Ein Ehemann oder eine Ehefrau hat den Ehepartner, so wie er war, verloren, ist jetzt aber trotzdem nicht alleinstehend. Dieses bringt spezielle Probleme mit sich, die weiter unten in dem Abschnitt 12.4.1 »Verheiratet, aber allein« abgehandelt sind.

Ein anderes Problem besteht darin, daß die einem Tod folgende Trauer von der Umwelt verstanden und akzeptiert wird, während die Trauer, die im Zusammenhang mit einer chronischen Erkrankung steht, von Freunden und Nachbarn oft mißverstanden wird, insbesondere dann, wenn der Kranke noch äußerlich gut in Form ist. Der Verlust, den Sie erleiden, ist hier nicht so klar ersichtlich, wie dies in einem Todesfall deutlich wird. »Seien sie dankbar, sie haben immer noch ihren Mann« oder »Reißen sie sich zusammen«, pflegen Menschen dann zu sagen.

Es gibt keine einfachen Gegenmittel für Trauer. Möglicherweise werden Sie herausfinden, wie es auch andere vor Ihnen getan haben, daß ein Austausch mit anderen Menschen, die ebenfalls die einzigartige Tragik einer zur Demenz führenden Erkrankung erleben, hilft. Sie meinen vielleicht, daß es besser wäre, Trauer und Gram bei sich zu behalten und andere nicht damit zu belasten. Das Sich-anderen-Anvertrauen kann aber trösten und Ihnen die Stärke zurückgeben, die Sie benötigen, um in der Pflege eines Chronischkranken weiterzumachen.

12.1.7 Depression

Depression ist mit Trauer und Entmutigung verbunden. Es ist oft schwierig, zwischen Depression und Trauer zu unterscheiden bzw. zwischen Depression und Ärger oder Depression und Kummer. Familien Chronischkranker fühlen sich oft traurig, depressiv, entmutigt und niedergeschlagen und dies Tag für Tag, Woche für Woche. Oft fühlen Sie sich auch apathisch und lustlos. Depressive Menschen sind ängstlich, nervös und reizbar. Manchmal verlieren sie ihren Appetit oder haben Schlafstörungen. Das Erlebnis einer Depression ist schmerzvoll. Wir fühlen uns unwohl und wünschten, daß unsere Traurigkeit vorüberginge.

Eine chronische zur Demenz führende Erkrankung wirkt sich auf unsere Stimmungen aus und kann Grund für eine tiefe Niedergeschlagenheit sein. Manchmal können sachgemäße Ratschläge die Depression, die Sie durchmachen, günstig beeinflussen. Aber auch die beste Beratung bessert die eigentliche Situation, die zur Depression geführt hat, meist nicht. Sie kann allenfalls helfen, dieser Situation gefaßter entgegenzutreten. Viele Familien finden, daß es hilfreich ist, Erfahrungen und Emotionen innerhalb von Selbsthilfegruppen zu teilen. Andere meinen, daß es hilft, wenn man wenigstens für einige Zeit den Kranken verläßt, um Hobbys nachzugehen oder Menschen zu treffen, die man gerne hat. Wenn Sie zu wenig Ruhe finden, kann Ihre Müdigkeit die Niedergeschlagenheit noch verstärken. Eine gelegentliche Aushilfe, die Ihnen ein Ausruhen ermöglicht, mag Sie wieder aufrichten. Dennoch können Mutlosigkeit und Depression verständlicherweise oft nicht abgeschüttelt werden.

Bei einigen Menschen bildet sich eine Depression aus, die über das hinausgeht (bzw. sich von dem unterscheidet), was noch als einsehbare Reaktion auf die Mutlosigkeit angesehen werden kann. Dann ist es wichtig, einen Arzt zu konsultieren. Dieser ist in der Lage, derartige übersteigerte Formen der Depression erfolgreich zu behandeln. Sollten einige oder mehrere Dinge, die auf Seite 204 aufgelistet sind, bei Ihnen oder jemand anderem in der Familie vorkommen, so sollten Sie einen Arzt finden, der Ihnen hilft oder Sie einem fachkundigen Berater zuführt.

12.1.8 Isolation; das Gefühl des Alleinseins

Manchmal merkt ein Angehöriger, daß er den anstehenden Aufgaben vollkommen allein gegenüber steht. »Verzweiflung!«, sagte eine Ehefrau zu uns. »Schreiben Sie über dieses Gefühl, alleine damit leben zu müssen. Sie können sich sehr allein fühlen, wenn der einzige Mensch, mit dem Sie Dinge besprechen konnten, eine so krankhafte Veränderung durchgemacht hat. Es ist, als ob Sie seine Krankheit vollkommen alleine bewältigen müßten.«

Dieses ist eine schreckliche Empfindung. Wir sind alle Einzel-Individuen, und eigentlich kann niemand außer uns richtig verstehen, was auf uns lastet. Das Gefühl, alleine zu sein, ist nicht ungewöhnlich, wenn Menschen vor einer Demenzerkrankung stehen. Kontakte mit anderen - Ihrer Familie, Ihren Freunden, anderen Menschen mit kranken Angehörigen - kann das Gefühl des Alleinseins mindern. Das Austauschen von Erfahrungen läßt einsehen, daß andere ähnliche Stimmungen der Einsamkeit durchmachen. Obgleich Sie wissen, daß die enge Verbundenheit, die früher zu einem jetzt verwirrten Menschen bestand, durch niemanden ersetzt werden kann, finden Sie dennoch nach und nach heraus, daß Freunde und die Familie Liebe und Unterstützung beisteuern können.

12.1.9 Sorgen

Wer macht sich keine Sorgen? Wir könnten viele Seiten schreiben über Dinge, die einer Familie Sorgen bereiten, aber hierüber wissen Sie selbst genug. Es gibt reale Sorgen, ernste Beunruhigungen. Sorge kann sich mit Depression und Müdigkeit verbinden und ist oft für Familien eine Lebenserfahrung. Jede Person hat ihren eigenen Weg, mit Sorgen fertig zu werden: einige schütteln ernste Probleme einfach ab, andere scheinen sich ständig auch mit kleinsten Dingen zu beschäftigen. Die meisten von uns liegen bezüglich dieser Eigenschaft wohl in der Mitte. Sie haben entdeckt, daß ein ständiges Grübeln, insbesondere wenn es ihnen nachts den Schlaf raubt, keine Probleme löst und nur noch müder macht. Einige Sorgen sind unausweichlich. Kommen Sie aber gar nicht mehr davon los, so sollten Sie sich selbst zur Ordnung rufen und für Wege Ausschau halten, auf denen Ihre Probleme in angemessener Weise bewältigt werden können.

Eine Frau, die bedrückende Aussichten vor sich sieht, versucht in folgender Weise mit ihren Sorgen fertig zu werden: »Ich frage mich, was das Allerschlimmste sein kann. Wir könnten verarmen und unser Haus verlieren. Aber ich weiß, daß die Menschen uns nicht verhungern oder ohne Obdach zurücklassen würden. Seit ich mich mit dem Schlimmsten, das passieren kann, vertraut gemacht habe, mache ich mir nicht mehr so viel Sorgen.«

12.1.10 Hoffnung und Realismus

In der Auseinandersetzung mit einer zur Demenz führenden Krankheit jagen Sie manchmal allen noch möglichen Hoffnungen auf eine Heilung nach. Zu anderen Zeiten fühlen Sie sich entmutigt und angeschlagen. Sie sind dann unfähig, schlechte Nachrichten des Arztes zu verarbeiten. Unter großen Geldausgaben, die Sie und der Kranke zu tragen haben, erfragen Sie eine zweite und dritte ärztliche Meinung. Sie werden möglicherweise nicht glauben, daß etwas nicht in Ordnung ist. Vielleicht wird Ihnen plötzlich bewußt, daß Sie kichern oder sich albern benehmen, selbst wenn es nichts zu lachen gibt. Solche Gefühle sind normal und, wenn sich etwas abzeichnet, von dem wir wünschten, daß es nicht stattfindet, in der Regel aus der geistigen und seelischen Anspannung zu erklären.

Es kann auch Fälle geben, in denen das ständige Ignorieren von Problemen den kranken Menschen selbst gefährdet (z. B. wenn der Kranke Auto fährt oder alleine lebt, was in Wirklichkeit nicht mehr möglich ist). Das Konsultieren sehr vieler Ärzte kann nutzlos, erschöpfend und kostspielig sein. Allerdings ist das Einholen einer zweiten ärztlichen Meinung oft anzuraten.

Diese Mischung von Hoffnung und Entmutigung wurde von vielen Familien erlebt. Sie ist besonders kompliziert, wenn Sachverständige widerstreitende Auskünfte über die Demenzerkrankung abgeben.

Die meisten Familien kommen zu einem erträglichen Kompromiß, der zwischen Hoffnung und Realismus liegt. Was sollen Sie tun?

Sie sollten sich klar machen, daß wir wahrscheinlich noch weit von einem wissenschaftlichen Durchbruch entfernt sind, obgleich man auch dicht davorstehen könnte. Wunder sind möglich - kommen aber selten vor.

Fragen Sie sich selbst, ob das ständige von Arzt zu Arzt laufen und Ihre eigenen Reaktionen Dinge nicht noch schwieriger machen, als sie sind, bzw. sogar ein Risiko für den verwirrten Menschen bedeuten. Ignorieren Sie nicht deutlich zutagetretende Behinderungen? Gefährdet sich Ihr Angehöriger nicht selbst durch Autofahren, Kochen oder Alleineleben?

Lassen Sie den Kranken von einem Arzt Ihres Vertrauens behandeln. Vergewissern Sie sich, daß dieser Arzt Kenntnisse über Demenzerkrankungen hat und sich bezüglich neuerer Ergebnisse auf dem laufenden hält. Lassen Sie sich nicht auf Quacksalberei ein.

Orientieren Sie sich durch Lesen über Fortschritte der seriösen Forschung. Treten Sie Vereinigungen bei, die sich mit der Alzheimerschen Erkrankung oder anderen Formen der Verwirrtheit beschäftigen und über neuere Entwicklungen informiert sind.

12.2 Physische Reaktionen

12.2.1 Müdigkeit

Müdigkeit hängt oft mit Depression zusammen. Es ist schwierig, herauszufinden, was sich zuerst einstellte. Menschen, die für einen Demenzkranken sorgen, sind oft einfach deshalb müde, weil sie nicht genug Schlaf bekommen, wobei selbstverständlich Müdigkeit das Gefühl der Depression verstärkt. Auf der anderen Seite fühlt sich der Deprimierte auch in vermehrtem Maß müde.

Das ständige Gefühl einer Müdigkeit ist ein Problem für viele Menschen, die einen Demenzkranken pflegen.

Benutzen Sie kleine Tricks, um weniger müde zu sein.

Frau L. sagt: »Er steht nachts auf, setzt seinen Hut auf und sitzt auf dem Sofa. Bisher habe ich mich völlig erschöpft, ihn zurück ins Bett zu bekommen. Jetzt lasse ich ihn einfach da sitzen. Wünscht er seinen Hut zum Schlafanzug zu tragen, so habe ich nichts dagegen. Es ist mir egal. Früher habe ich immer geglaubt, daß ich meine Vorhänge zweimal im Jahr waschen und meinen Küchenboden jede Woche schrubben müßte. Jetzt tu ich nichts dergleichen mehr. Ich muß meine Energien sparen und wichtigeren Dingen zuwenden.«

Es ist zu Ihrer Gesunderhaltung wichtig, daß der Pflegebedürftige nachts schläft oder, wenn er wach ist, sich nicht gefährdet (wir diskutierten dieses Problem in Kapitel 7.3).

Sind Sie jede Nacht auf und dazu den ganzen Tag beschäftigt, so wird Ihr Körper dies mit vollständiger Erschöpfung quittieren. Sie werden dann auch nicht unbegrenzt in der Lage sein, diese Routine für lange Zeit aufrecht zu erhalten. Wir wissen, daß Sie selten ausreichend Schlaf bekommen. Deshalb ist es wichtig, daß Sie Ihre eigenen Grenzen kennen. Wir haben an verschiedenen Stellen dieses Buches Wege gezeigt, wie eine vollständige Erschöpfung zu vermeiden ist.

12.2.2 Krankheit

Krankheit ist oft die Folge von Depression und Müdigkeit. Entmutigte und ermüdete Menschen sind häufiger krank als andere, und Menschen, die sich nicht wohlfühlen, werden noch müder und entmutigter. Ist ein Angehöriger auf Ihre Pflege angewiesen, so kann die eigene Krankheit ein ernstes Problem werden. Wer kümmert sich um den verwirrten Menschen, wenn Sie Grippe haben? Sie wahrscheinlich. Sie werden vermutlich die Meinung vertreten, daß keine andere Möglichkeit vorhanden sei. Sie werden sich, so gut es geht, herumschleppen und hoffen, daß Sie dies alles heil überstehen.

Unsere körperlichen und geistig-seelischen Kapazitäten können nicht vollständig voneinander getrennt werden. Auf der anderen Seite ist die eine auch nicht Sklave der anderen. Beide Teile machen den ganzen Menschen aus, der sich zwar gegen Erkrankungen wehren kann, gleichzeitig aber eine gewisse unbeeinflußbare Anfälligkeit behält.

Tun Sie, was Sie können, die Müdigkeit zu bekämpfen und genügend Schlaf zu bekommen. Essen Sie nach einer gut ausgewogenen Diät. Versuchen Sie, sich genügend Bewegung zu verschaffen.

Gönnen Sie sich einmal Ferien oder wenigstens Ruhepausen von Ihrer Pflicht als Pfleger.

Vermeiden Sie zu viel Alkohol, Medikamente und Essen. Lassen Sie sich regelmäßig vom Arzt auf unbemerkte Störungen untersuchen, wie zu hoher Blutdruck, Anämie oder chronische unterschwellige Infektionen.

Selbst wenn wir von anderen drückenden Problemen frei sind, tun nur wenige von uns alles, was möglich ist, um unsere Gesundheit zu erhalten. Pflegen Sie einen Chronischkranken, so ist oft nicht genug Zeit, Energie und Geld da, um sich diesen Dingen zu widmen, und Sie kommen oft genug selbst zu kurz. Es ist aber für Sie und noch mehr für den kranken Angehörigen wichtig, daß Sie Ihrer Gesundheit Beachtung schenken.

12.3 Sexualität

Es kann den Eindruck der Gefühllosigkeit erwecken, wenn Sie neben so viel drückenden Kümmernissen wie chronische Krankheit, finanzielle Sorgen usw. auch noch an Ihre eigene Sexualität denken wollen. Es ist aber so, daß Menschen ein lebenslanges Bedürfnis besitzen, geliebt und berührt zu werden. Sexualität ist Teil unseres Erwachsenseins und verdient, beachtet zu werden. Manchmal wird Sexualität im Rahmen einer zur Demenz führenden Erkrankung zum Problem. In anderen Fällen bleibt es eins der guten Dinge, die ein Ehepaar immer noch miteinander teilen kann. Dieser Abschnitt ist für jene Ehepaare gedacht, bei denen bereits Probleme bestehen. Lesen Sie ihn nicht unter dem Gesichtspunkt, daß sich notwendigerweise auch bei Ihnen Schwierigkeiten ergeben müssen.

12.3.1 Ein Ehepartner ist behindert

Trotz der sogenannten sexuellen Revolution scheuen sich die meisten Menschen, inklusive Ärzte, über Sexualität zu sprechen. Dies trifft insbesondere zu, wenn ältere oder behinderte Menschen betroffen sind. Diese Verlegenheit, verbunden mit falschen Vorstellungen über die menschliche Sexualität, kann den Ehepartner oder Gefährten eines Demenzkranken alleine und ratlos zurücklassen. Viele Abhandlungen über Sexualität sind keine reelle Hilfe. Selbst mit Freunden kann dieses Thema oft nicht diskutiert werden, und wenn dennoch der Mut gefaßt wird, den Arzt um Rat anzugehen, wechselt dieser das Thema nur allzu schnell.

Sexuelle Probleme sind aber, wie auch viele andere Probleme, oft besser zu handhaben, wenn sie durchschaut werden, und man in der Lage ist, hierüber mit verständnisvollen Menschen zu sprechen.

Der Ehepartner eines in seiner Denkfähigkeit behinderten Menschen empfindet es eventuell als eine Zumutung, sexuelle Beziehungen aufrechtzuerhalten, da sich doch so viele andere Aspekte des Zusammenlebens drastisch geändert haben. Für viele Menschen ist eine sexuelle Beziehung nur dann gut, wenn das gesamte Einvernehmen in Ordnung ist. Sie werden vielleicht nicht mit einem Menschen sexuell verkehren können, mit dem Sie nicht mehr in der Lage sind, ein Gespräch zu führen. Es scheint nicht »richtig« zu sein, sich an Sexualität mit einem Menschen zu freuen, der sich so verändert hat.

Fühlen Sie sich vollständig überwältigt durch die Aufgaben und Sorgen, die eine Pflege mit sich bringt, und sind Sie ständig übermüdet und depressiv, so werden Sie sich gegenüber Sexualität absolut uninteressiert zeigen. Nicht selten ist auch ein Demenzkranker depressiv und launisch und hat jedes Interesse an Sexualität verloren. Geschieht dies frühzeitig, bevor eine exakte Diagnose möglich war, so kann es als Bruch der bisherigen Beziehung empfunden werden.

Manchmal verändert sich das sexuelle Verhalten eines Menschen mit zerebralen Störungen so, daß dies für den Partner schwer zu akzeptieren und handhaben ist. Erinnert ein in seiner Denkfähigkeit Behinderter vergangene Dinge nicht länger als wenige Minuten, so kann er dennoch zum sexuellen Verkehr fähig sein und dies auch wünschen. Er wird aber unmittelbar danach vergessen, was gewesen ist und den Ehepartner oder Gefährten mit gebrochenem Herzen alleine lassen. Erfahrungen dieser Art kann Sie wünschen lassen, diesen Lebensbereich für immer aufzugeben.

Manchmal sagt ein Kranker, den Sie den ganzen Tag betreut haben: »Wer bist du, was tust du in meinem Bett?« Solche Dinge können herzzerreißend sein.

Vergeßlichkeit kann einen früher rücksichtsvollen und zärtlichen Menschen dazu bringen, die fröhlichen Vorspiele auszulassen. Auch dieses kann für den Partner entmutigend wirken.

Hin und wieder kann eine Gehirnverletzung oder eine Gehirnerkrankung zu übermäßiger sexuellen Aktivität führen. Es kann für einen Ehepartner schrecklich sein, wenn ein Mensch, der so viel Pflege in vielen anderen Bereichen benötigt, ständig sexuelle Forderungen stellt. Ändert sich das sexuelle Verhalten eines Demenzkranken, so hängt dieses sehr wahrscheinlich mit der Gehirnschädigung zusammen, und ein derartig Kranker kann hierfür nicht zur Verantwortung gezogen werden. In diesem Fall handelt es sich nicht um eine willentliche Störung Ihrer Beziehung.

Oft ist, was Menschen am meisten vermissen, nicht der eheliche Verkehr, sondern das Berühren, Halten und andere liebevolle Äußerungen, die zwischen zwei Menschen existieren. Manchmal entschließt sich der gesunde Ehepartner aus praktischen Gründen, in einem separaten Raum zu schlafen. Manchmal wird ein früher liebevoller Mensch Liebesbeziehungen nach Einsetzen der Krankheit nicht mehr akzeptieren.

Herr B. sagt: »Wir haben uns immer beim Schlafen berührt. Nun ist es so, daß, wenn ich meinen Arm um sie lege, sie diesen wegstößt.«

Was können Sie bei derartigen Schwierigkeiten auf dem Gebiet der Sexualität tun? Wie viele andere Probleme so ist auch dieses schwierig zu lösen.

Es ist wichtig, daß Sie sich vom Arzt Ihres Ehepartners sagen lassen, welche Art von zerebraler Schädigung vorliegt und wie diese sein Verhalten beeinflußt. Wollen Sie von einem Sachkundigen Rat holen, so seien Sie sicher, daß dieser über den angesprochenen Bereich Bescheid weiß. Da Sexualität eine sehr sensible Angelegenheit ist, werden die Ansprechpartner gerne ausweichen oder ungeeignete Ratschläge erteilen. Der angesprochene Fachmann sollte Erfahrung mit sexuellen Problemen Behinderter haben und über zur Demenz führende Erkrankungen Bescheid wissen. Er sollte sich darüber hinaus über seine eigenen Ansichten hinsichtlich sexueller Betätigung Älterer oder Behinderter klar sein. Es gibt eine ganze Reihe hervorragender Fachleute, die mit Familien über Sexualität sprechen können und weder geschockt noch überrascht sind, wenn dieses Thema zur Sprache kommt. Es gibt aber auch uneinfühlsame Berater, die man in dieser Sache besser meidet.

12.3.2 Ein behinderter Elternteil lebt mit Ihnen

Bisher haben wir die Probleme diskutiert, die sich aus dem Zusammenleben mit einem dementen Ehepartner ergeben. Es kann aber auch sein, daß, wenn ein erkrankter Elternteil bei Ihnen lebt, sexuelle Bereiche Ihrer eigenen Ehe gestört und verschiedenste Bereiche dieser Beziehung beeinflußt werden. Vielleicht sind Sie zu müde für sexuellen Verkehr, oder Sie sind nicht mehr in der Lage, abends auszugehen. Dann fehlt das romantische Drum und Dran, das einem sexuellen Zusammensein vorangeht. Ihr verwirrter Elternteil kann im Hause nachts herumlaufen, gegen Dinge stoßen, an Ihre Tür klopfen oder laut rufen. Das geringste Geräusch kann den betroffenen Elternteil aufwekken, wobei Sie soviel Mühe verwendet haben, ihn zum Schlafen zu bringen. Die liebevolle Zuwendung kann sich in eiligen sexuellen Verkehr umwandeln, da Sie für ein zärtliches Vorspiel zu müde sind. Schließlich kann eine solche Beziehung auch vollkommen aufhören.

Erfüllte Beziehung wird durch alle Arten gemeinsamer Erlebnisse bereichert: Zusammen sprechen, zusammen arbeiten, Widrigkeiten teilen, sich lieben. Eine starke Beziehung kann überleben, wenn diese Dinge für eine Weile ausbleiben, aber nicht für einen unübersehbar langen Zeitraum. Es ist wichtig, daß Sie Muße und Energie haben, eine erfüllte Beziehung aufrechtzuerhalten. Überlesen Sie sorgfältig die Diskussionen in Kapitel 13. Finden Sie Wege, zu Zeiten, wenn keiner von Ihnen erschöpft ist, die Romantik Ihrer Ehe und die Privatatmosphäre, die Sie benötigen, weiter aufrechtzuerhalten.

12.4 Die Zukunft

Es ist wichtig, daß Sie für die Zukunft vorplanen. Die Zukunft wird Ihnen Veränderungen hinsichtlich des zu betreuenden Demenzkranken bringen, und viele diese Veränderungen werden weniger schmerzvoll sein, wenn Sie sich auf sie eingerichtet haben.

Die meisten Eheleute diskutieren die Zukunft in beidseitiger vollständiger Gesundheit. Wenn dies möglich war, werden Sie sich wesentlich sicherer fühlen, da Sie darüber orientiert sind, was Ihr Partner wünscht. Möglicherweise kann auch mit dem am Beginn seiner Erkrankung Stehenden über die Zukunft gesprochen und geplant werden, was getan werden soll, wenn er nicht mehr fähig ist, für sich zu sorgen bzw. was nach seinem Tod geschehen soll. Das Sprechen darüber, wer seine Besitztümer erhält, vermittelt dem Kranken den Eindruck, daß es sein Leben ist, das hier behandelt wird, und daß er bis zum Ende Kontrolle ausübt. Es gibt sicher manche, die es ablehnen, über diese Dinge nachzudenken, und in diesem Fall sollten Sie nicht insistieren.

Familienangehörige möchten vielleicht auch über die Zukunft diskutieren und diesen Punkt immer wieder einmal ansprechen. Manchmal ist das Nachdenken über die Zukunft für Familienangehörige zu schmerzvoll, und in diesem Fall müßten Sie alleine vorplanen.

Hier sind einige der Punkte, die beachtet werden müssen (wir haben hierüber an anderer Stelle dieses Buches bereits berichtet):

- Wie wird sich der Kranke mit Fortschreiten der Behinderung verändern?
- Welche Art von Pflege benötigt er? Was können Sie selbst nach ehrlicher Einschätzung dem Kranken auf längere Zeit geben?
- Welche anderen Verantwortlichkeiten haben Sie, die beachtet werden müssen?
- Haben Sie einen Ehepartner, Kinder oder einen Beruf, die Ihre Zeit und Energien benötigen?
- Welchen Effekt wird die zusätzliche Belastung auf Ihre Ehe, auf heranwachsende Kinder und Ihre berufliche Karriere haben?
- An wen können Sie sich um Hilfe wenden? Wieviel Hilfe wird Ihnen die übrige Familie zukommen lassen?
- Welche finanziellen Möglichkeiten sind für die Pflege des Kranken vorhanden?
- Was bleibt Ihnen zum Leben nach Abzug der Pflegekosten?
- Es ist wichtig, finanzielle Pläne für die Zukunft zu machen, selbst dann, wenn Sie und der Kranke nur ein begrenztes Einkommen haben. Die Pflege einer schwer erkrankten Person kann außerordentlich teuer sein.
- Welche rechtlichen Vorkehrungen sind in Bezug auf die Pflege des Kranken gemacht worden?

- Werden die häuslichen Gegebenheiten die Sorge für den Behinderten erschweren?

Leben Sie in einem Haus mit Treppen, die der Erkrankte möglicherweise nicht ersteigen kann? Leben Sie in einem großen Haus, das schwierig zu unterhalten ist? Haben Sie einen weiten Weg zu Einkaufsgeschäften? Leben Sie in einer Umgebung, in der mit Einbruch und Diebstahl gerechnet werden muß?

Im Laufe der Zeit können auch Sie, der Pfleger, sich verändern. Verglichen mit der Zeit vor der Erkrankung können Sie in gewisser Weise ein anderer werden. Sie mögen Freundschaften und Hobbys wegen Ihrer Verpflichtung für den Kranken aufgegeben haben, oder Sie können Ihre Weltanschauung im Prozeß des Akzeptierens einer chronischen Krankheit verändert haben. Was wird die Zukunft bringen? Wie sollen Sie sich darauf vorbereiten?

12.4.1 Verheiratet, aber allein

Der vorangehende Abschnitt war für uns besonders schwierig zu verfassen. Wir wissen, daß Eheleute über ihre Zukunft nachdenken, und daß wir kein »Recht« haben, Antworten aufzuzwingen. Jeder Mensch ist einmalig. Was für den einen richtig ist, kann für den anderen falsch sein, und nur Sie sind in der Lage, diese Entscheidung zu treffen. Trotzdem könnte es sein, daß die oben gemachten Ausführungen zu weiteren Überlegungen anregen.

Ihr eigener Status verändert sich. Manchmal hat ein Ehepartner das Gefühl, daß er keinen Partner mehr hat (ein Zusammenwirken oder Gespräch zu führen oder Verantwortlichkeiten zu teilen ist unmöglich geworden), auf der anderen Seite aber auch nicht verwitwet ist.

Oft bemerken Ehepaare, daß sich Freunde zurückziehen. Dies ist ein besonders schwieriges Problem für den gesunden Partner. Befreundete Ehepaare bleiben häufig aus, da die Freundschaft auf der Harmonie von vier Menschen beruhte und jetzt nicht mehr vorhanden war. Neue Freundschaften zu gründen kann äußerst schwierig werden, wenn Ihr eigener Ehepartner nicht mehr mitwirken kann, und Sie dazu noch die Verantwortung für seine Pflege tragen müssen. Es wäre auch verständlich, wenn Sie, als quasi Alleinstehender, keine neuen Freundschaften anknüpfen möchten.

Möglicherweise müssen Sie lernen, sich eine Zukunft ohne den erkrankten Menschen vorzustellen. Statistiken zeigen, daß zur Demenz führende Erkrankungen einen lebensverkürzenden Einfluß besitzen. Der Kranke kann vor Ihnen sterben oder so krank werden, daß nur noch die Betreuung in einem Pflegeheim möglich ist.

Wichtig ist, daß für die Zeit, in der Sie allein sein werden, Freunde und Interessen bestehen bleiben.

Ein Ehemann berichtete, er habe versucht, schriftlich zu fixieren, was es bedeutet, mit einer Demenzkranken zu leben. Er sagte: »Mir wurde klar, daß ich die

Geschichte meines eigenen Niedergangs schrieb. Ich gab meinen Beruf auf, um für sie zu sorgen, dann hatte ich keine Zeit mehr für Hobbys, und schließlich bekamen wir auch keine Besuche mehr von Freunden.«

Schreitet die Krankheit fort und benötigt der Betreffende immer mehr Pflege, so werden Sie auch immer mehr Teile Ihres eigenen persönlichen Lebens für die Pflege opfern. Freunde verlassen Sie. Es bleibt keine Zeit für Liebhabereien, und Sie sind mit dem Behinderten ganz allein.

Was wird mit Ihnen werden, wenn Ihr Angehöriger so krank wird, daß er in einem Pflegeheim betreut werden muß oder nachdem er gestorben ist? Haben Sie dann selbst ganz »abgebaut« - sind Sie isoliert ohne andere Interessen, einsam und aufgebraucht? Sie benötigen Ihre Freunde und Ihre Hobbys besonders im Verlauf der chronischen Krankheit, um sich selbst aufzurichten und Atempausen zwischen Ihrer Tätigkeit als Pfleger zu bekommen. Besonders als Hinterbliebener benötigen Sie Freunde und Interessengebiete.

Das eheliche Verhältnis zwischen Mann und Frau wechselt. Die Probleme des Alleinseins ohne alleinzustehen, sind reale Faktoren. Eine lebendige Beziehung zwischen zwei Partnern ist von großer Bedeutung. Für einige heißt dies ein anhaltendes Interesse unter geänderten Bedingungen zu bewahren, für andere, ein neues Verhältnis mit einem anderen Partner aufzubauen.

Ein Ehemann sagte: »Ich werde mich immer um sie kümmern, aber ich habe jetzt begonnen, auch wieder andere Frauen zu treffen. Sie hat aufgehört, diejenige zu sein, die ich geheiratet habe.«

Eine Frau sagte: »Es war eine schrecklich schwierige Entscheidung. Für mich war das Schuldgefühl am härtesten.«

Ein anderer Ehemann sagte: »Das Bedeutendste ist, für sie zu sorgen und mein Versprechen zu halten. Es ist richtig, daß sie sich verändert hat, aber dies gehört auch zu einer Ehe. Ich versuche dies als eine Herausforderung zu sehen.«

Manchmal kommt es vor, daß sich ein Mensch, der für seinen erkrankten Ehepartner sorgt, erneut verliebt. Trifft dies auch für Sie zu, dann werden schwierige Entscheidungen zu treffen sein, die mit Ihrer eigenen Weltanschauung und Wertvorstellung zu tun haben. Möglicherweise ist es hilfreich, dies mit anderen Menschen, die Ihnen nahestehen, zu besprechen. Wahrscheinlich ist die »richtige« Entscheidung jene, die »richtig« für Sie ist.

Nicht alle Ehen waren glücklich. Ist eine Ehe bereits so zerfallen, daß an Scheidung gedacht wurde und erkrankt dann ein Ehepartner, so ergeben sich erschwerende Gesichtspunkte. Ein mit diesen Problemen vertrauter Sachkundiger kann Ihnen vielleicht in diesem Zwiespalt helfen.

Auf jeden Fall sind Sie mit möglichen Fragen über Anknüpfen neuer Beziehungen, Scheidung und Wiederheirat nicht alleine. Viele andere haben sich in ähnlichen Schwierigkeiten befunden und diese in irgendeiner Form gelöst.

13. Kapitel: Denken Sie an sich selbst!

Das Wohlergehen der erkrankten Person beruht direkt auf Ihrer eigenen guten Gesundheit. Es ist wichtig, daß *Sie sich um sich selbst kümmern und die eigenen emotionalen und physischen Reserven nicht aufzehren.* Versorgen Sie einen Demenzkranken, so können Sie sich traurig, entmutigt, frustriert oder wie in einer Falle fühlen. Sie können ermüdet sein oder überlastet. Es gibt viele Gründe, sich müde zu fühlen. Der häufigste ist, daß man zuwenig Schlaf bekommt. Sie müssen im Interesse des Erkrankten daran denken, genügend Zeit für Ausruhen, Freunde und Selbstbesinnung herauszuschlagen.

In den vorangehenden Kapiteln haben wir Wege vorgeschlagen, um anstößige Verhaltensweisen zu beeinflussen. Das Abmildern derartiger Verhaltensweisen ist manchmal möglich. Oft ist es aber unmöglich, Änderungen von Dingen, die Ihnen zunehmend auf die Nerven gehen, herbeizuführen. Um damit fertig zu werden, benötigen Sie immer einmal wieder Ruhepausen und die Möglichkeit, sich von dem Erkrankten zu entfernen.

Familienangehörige fühlen sich im Kampf mit einer chronischen Erkrankung oft alleine. Freunde verschwinden und man kennt zuwenig Menschen mit gleichen Problemen. Es scheint unmöglich, das Haus zu verlassen, und das Leben verkürzt sich zu einem engen Kreis einsamen Unglücks. Kummer und Trauer sind besonders schmerzlich, wenn man mit ihnen alleine dasteht. Alles dies sind Gründe, sich mehr um Ihre eigene Person zu kümmern. Sie benötigen ausreichend Ruhe, Pausen in der Pflege und Freunde, mit denen Sie fröhlich sein und lachen können, und die auf Ihre Probleme eingehen. Sie werden herausfinden, daß, um mit Mutlosigkeit und Zwistigkeiten in der Familie fertig zu werden, zusätzliche Hilfen erforderlich sind. Vielleicht denken sie daran, daß es nützt, sich mit anderen Familien zu treffen, Kümmernisse auszutauschen, neue Menschen kennenzulernen und sich auch in der Öffentlichkeit für eine bessere Versorgung von Demenzkranken einzusetzen.

13.1 Freizeit

»Wenn ich doch nur von der ›Alzheimerschen Krankheit‹ los könnte«, sagte Frau M., »Wenn ich doch nur irgendwohin könnte, wo ich nicht ständig über die ›Alzheimersche Krankheit‹ nachdenken müßte«.

Sowohl für Sie als auch für den Demenzkranken ist es absolut notwendig, daß Sie regelmäßige »Freizeiten« einbauen, die Ihnen eine Pause in der 24-

Stunden-Pflege garantieren und Sie dazu in die Lage versetzen, einige Dinge für *sich selbst* zu tun. Dies kann bedeuten, einmal ohne Unterbrechung fernzusehen oder einmal eine Nacht durchzuschlafen. Es kann auch eine Woche Ferien bedeuten. Wir können solche Ruhepausen nicht hoch genug einschätzen. Die ständige Sorge für einen Demenzkranken kann eine aufzehrende Wirkung haben und einen verödenden Einfluß ausüben. Es ist durchaus möglich, unter dieser Last zusammenzubrechen.

Es ist wichtig, daß andere Menschen da sind, Ihnen zu helfen, mit Ihnen zu sprechen und sich Ihrer Probleme anzunehmen. Wir wissen, daß Selbstbesinnung schwierig ist. Vielleicht fehlen Ihnen verständnisvolle Freunde, vielleicht ist Ihre Familie nicht willens, Hilfe zu leisten, und vielleicht ist es auch nicht möglich, von Zeit zu Zeit die Pflege des Kranken zu unterbrechen. Möglicherweise lehnt der Verwirrte es ab, mit einem anderen zusammen zu sein, oder Sie sind aus finanziellen Gründen nicht in der Lage, Hilfe bereitzustellen. Das Aufspüren von Wegen, sich selbst Verschnaufpausen zu verschaffen, benötigt Anstrengung und Scharfsinn. Trotzdem ist es wichtig und muß durchgesetzt werden.

Sind Möglichkeiten, für sich selbst Zeit zu finden, nicht ohne weiteres gegeben, so sollten Sie trotzdem einen Plan zu Ihrer Entlastung aufstellen.

Herr C. überredete ein Seniorenzentrum, seine Frau für einen Tag in der Woche zu versorgen und instruierte die Betreuer über Einzelheiten der Pflege. Sein auswärtslebender Sohn fand sich bereit, die Kosten hierfür zu übernehmen. Eine Nachbarin bot sich an, herüberzukommen und an diesen Tagen beim Anziehen zu helfen.

Manchmal müssen Kompromisse gefunden und Pläne akzeptiert werden, die Ihnen vielleicht weniger zusagen. Die Pflege, die andere erteilen, ist Ihrer Pflege eventuell unterlegen. Der Verwirrte regt sich über Änderungen im Betreuungsmuster auf. Familienangehörige beklagen sich, daß sie zur Hilfe gerufen werden. Das Bezahlen von auswärtigen Pflegern bedeutet finanzielle Opfer. Seien Sie aber trotzdem stetig in Ihrer Suche nach Hilfe und willens, Kompromisse durch Kombination verschiedener Möglichkeiten zu schließen.

Das Pausieren in der Pflege eines verwirrten Menschen ist eines der wichtigsten Dinge und kann entscheidend für die Kraft sein, weiterhin kontinuierlich für einen Demenzkranken zu sorgen.

Frau M. fuhr fort: »Wir hatten schon vor längerer Zeit geplant, nach seiner Pensionierung Frankreich zu besuchen. Als mir klar wurde, daß er hierzu nie wieder in der Lage sein würde, ging ich alleine. Ich ließ ihn in der Betreuung meines Sohnes zurück. Ich war ängstlich, alleine zu gehen, schloß mich daher einer Reisegesellschaft an. Das wäre auch sein Ratschlag gewesen. Als ich zurückkam, war ich ausgeruht und bereit, allem, was auf mich zukäme, zu begegnen.«

13.1.1 Machen Sie sich selbst ein Geschenk

Brauchen Sie nicht hin und wieder eine Aufmunterung? Ein gelegentliches Selbstgeschenk kann auch ein Weg sein, Ihnen zu helfen, mit Ihren Aufgaben fertig zu werden. Einige Menschen kaufen sich selbst »Geschenke« - eine Illustrierte oder ein neues Kleid. Sie hören sich ein Sinfoniekonzert oder ein Fußballspiel an (Kopfhörer werden empfohlen), sie gehen hinaus und beobachten den Sonnenuntergang, oder sie genießen ihr Lieblingsgericht.

13.1.2 Freunde

Freunde können trösten, unterstützen und helfen. Die Unterstützung durch gute Freunde läßt Sie auch die härtesten Zeiten ertragen. Denken Sie an die Wichtigkeit, Verbindung mit Freunden und andere soziale Kontakte aufrecht zu erhalten. Sie sollten kein Schuldgefühl bekommen, wenn Sie Freundschaften aufrechterhalten oder neu begründen.

Manchmal können Freunde und Nachbarn nur mit Mühe verstehen, daß ein Mensch, der gesund *aussieht,* in Wahrheit krank ist. Hin und wieder trifft das Umgekehrte zu: Menschen schrecken vor einer Störung der Gehirnfunktion zurück. Viele wissen nicht, wie sie sich gegenüber einem Menschen, der vergeßlich ist und Verhaltensstörungen zeigt, benehmen sollen. Vielleicht ist es das beste, wenn Sie erklären, daß es sich um eine organische Krankheit handelt, die graduelle Denkstörungen nach sich zieht. Der betreffende Kranke kann nichts für sein Verhalten, auch ist er nicht »verrückt« oder »psychopathisch«. Es gibt keinen Beweis, daß die Krankheit ansteckend ist. Es handelt sich um einen Krankheitszustand und nicht um eine notwendige Begleiterscheinung des fortgeschrittenen Lebensalters. Selbst wenn ein Mensch noch verhältnismäßig vernünftig spricht und ein gelegentlicher Beobachter keine Zeichen einer psychischen Veränderung bemerkt, kann es dennoch sein, daß der Kranke weder Namen erinnert noch einer Unterhaltung wirklich folgt. Es ist wichtig, Freunden zu erklären, daß Vergeßlichkeit nichts mit schlechten Manieren zu tun hat, daß es sich vielmehr um etwas handelt, das außerhalb der Verantwortung des Betreffenden steht.

Es kann unangenehm sein, alten Freunden zu erklären, was vor sich geht, speziell jenen, die nicht in der Nähe leben, und die nicht in der Lage waren, die graduelle Verschlechterung der zur Demenz führenden Erkrankung zu beobachten. Manche Familien haben das Problem dadurch gelöst, daß sie in einem langen, von Zuneigung und Ehrlichkeit getragenen Weihnachtsbrief fernen Freunden über die Krankheit berichteten.

13.1.3 Vermeidung von Isolation

Was können Sie tun, wenn Sie merken, daß Sie in eine Isolation hineingedrängt werden? Es benötigt Energie und Anstrengung, neue Freunde zu einer

Zeit zu gewinnen, in der Sie sich übermüdet und entmutigt fühlen. Sie sollten aber unbedingt einen entsprechenden Versuch machen. Beginnen Sie, ein Interessengebiet zu pflegen. Kleine Dinge dienen als Leitschiene und vermitteln Energie, um mit anderen in Kontakt zu treten. Schließen Sie sich einer Familien-Selbsthilfegruppe an, oder gründen Sie selbst eine derartige Vereinigung.

Erneuern Sie die Verbindung mit Ihrer Kirche oder Synagoge. Ihr Priester, Pfarrer oder Rabbiner kann Ihnen Trost und Unterstützung geben. Freundschaften können sich innerhalb einer Gemeinde entwickeln, und viele Kirchen helfen auch praktisch. Haben Sie sich für gewisse Zeiten von den Pflegeaufgaben freigemacht, versuchen Sie, diese Zeiten für Kontakte zu anderen Menschen auszunutzen. Nehmen Sie ein Hobby wieder auf, oder schließen Sie sich einer Diskussionsgruppe an. Neue Freunde gewinnt man am besten, wenn man sich bei gemeinsamen Aktivitäten findet.

Wir wissen, daß es schwierig ist, Energien für irgend etwas anderes als die notwendige Pflege des erkrankten Angehörigen aufzubringen. Manche Aktivität kann man, während Sie durch die Pflege belastet sind, auf »kleinem Feuer schmoren« lassen. Eine vollkommene Unterbrechung ist ungünstig. Dies ist wichtig. Sie benötigen Freunde und Aktivitäten, wenn irgend einmal die Pflege des kranken Angehörigen zu Ende gegangen ist.

»Ich kam immer gerne zu den Vereinssitzungen. Jetzt gehe ich noch in größeren Abständen dorthin. Sollte Alice eines Tages in ein Pflegeheim kommen, werde ich diese Besuche wieder intensivieren – als Helfer bei weihnachtlichen Aktivitäten oder in anderer Form. Ich habe noch immer meine Freunde dort.«

»Ich spiele Geige. Ich kann zwar nicht mehr im Quartett spielen, aber ich halte den Kontakt mit meinen ehemaligen Mitspielern aufrecht und übe auch hin und wieder. Habe ich später mehr Zeit, kann ich in der Gruppe wieder mitspielen.«

Es ist auch möglich, daß Sie sich neuen Aufgaben zuwenden, wie Anschluß an eine Alzheimer-Selbsthilfegruppe. Mancher Ehepartner hat sich ganz bewußt neue Aktivitäten gesucht.

»Meine Frau erkrankte gerade zum Zeitpunkt, als ich pensioniert wurde. Meine gesamte Tätigkeit war auf ihre Pflege gerichtet. Ich dachte, ich sollte mich etwas mehr körperlich betätigen. So schloß ich mich einer Seniorengymnastikgruppe an. Für diese Zeiten bringe ich meine Frau in ein Tageszentrum.«

13.2 Organisieren Sie – wenn erforderlich – zusätzliche Hilfe

Frau S. sagt: »Ich fürchte, ich trinke zuviel. John und ich haben immer gerne einen Cocktail getrunken, wenn er abends nach Hause kam. Nun trinkt er natürlich nicht mehr. Ich meine aber, daß ich den einen oder anderen Drink abends verdient habe.«

Müdigkeit, Mutlosigkeit, Ärger, Trauer, Verzweiflung, Schuldgefühl und Zwiespältigkeit sind normale Gefühle, die sich während der Pflege eines chronisch kranken Menschen einstellen. Solche Stimmungen können überwältigen und einen ständig bedrückenden Charakter haben. Die Last, die Sie tragen, kann Ihre Leistungsfähigkeit fast übersteigen. Manchmal versagen alle Fähigkeiten, mit den anstehenden Problemen fertig zu werden und Dinge beginnen, unkontrolliert zu laufen. In solchen Fällen ist die Ratsuche bei einem mit den anstehenden Problemen vertrauten Sachkundigen angebracht.

13.2.1 Erkennen von Warnsignalen

Jedes Individuum ist verschieden, und jede Person hat seine eigene Art, auf Probleme zu reagieren. Eine bestimmte Reaktion kann für den einen richtig und für den anderen falsch sein. Fragen Sie sich selbst: fühle ich mich so traurig oder depressiv, daß ich die Dinge nicht mehr in den Griff bekomme? Liege ich nachts oft wach und gräme mich? Verliere ich an Gewicht? Fühle ich mich die meiste Zeit überbeansprucht? Fühle ich mich mit meinen Problemen isoliert und alleine? Depression und Mutlosigkeit in Familien, die sich um Menschen mit chronischen Erkrankungen kümmern, sind häufig. Liegen Sie aber nachts voller Unruhe wach, nehmen Sie an Gewicht ab, fühlen Sie sich vollständig isoliert und allein mit Ihren Problemen, und drohen Sie unter dieser Last zusammenzubrechen, dann benötigen Sie wahrscheinlich Hilfe, die Ihr Gleichgewicht wieder herstellt.

Trinke ich zuviel? Die Vorstellung, ab wann man alkoholabhängig ist, variiert. Ein Alkoholquantum, das für einen Menschen zu groß ist, muß für einen anderen noch keine Bedrohung bedeuten. Fragen Sie sich: hat mein Trinken Auswirkungen auf meine Familienpflichten, meinen Beruf oder andere Dinge. Ist dies der Fall, dann trinken Sie zuviel. Haben Sie schon jemals soviel getrunken, daß Sie nicht mehr in der Lage waren, den Ihnen anvertrauten kranken Angehörigen zu pflegen? Mußten andere - Ihre Mitarbeiter z. B. - schon einmal für Sie einspringen? »Anonyme Alkoholiker« (im Telefonbuch aufgeführt) ist eine gute Selbsthilfeorganisation. Oft kann man Probleme wie Transport und Aufsichtsperson lösen, so daß Sie an den Versammlungen teilnehmen können. Rufen Sie an, erklären Sie Ihre besonderen Umstände und bitten um Hilfe.

Muß ich Tabletten schlucken, um über den Tag zu kommen? Beruhigungs- und Schlafmittel dürfen nur unter sorgfältiger Überwachung eines Arztes eingenommen werden und nur für eine kurze Zeit. Aufputschende Medikamente sollten niemals benutzt werden. Nehmen Sie bereits Beruhigungs-, Schlaf- oder Aufputschmittel, so fragen Sie einen Arzt, wie man davon wieder loskommt. Einige dieser Medikamente können zur Sucht führen. Plötzliches Absetzen kann lebensbedrohende Auswirkungen haben und muß durch einen Arzt überwacht werden.

Nehmen wir an, Sie sind alkohol- oder tablettenabhängig. In diesem Fall befinden Sie sich in der Lage wie tausend andere ganz normale Menschen auch. Es gibt keinen Grund, sich zu schämen. Es ist allerdings ein Grund für *sofortige* Hilfe.

Trinke ich am Tag zuviel Kaffee? Obgleich nicht im entferntesten so gefährlich wie Aufputschmedikamente, kann doch ein exzessiver Kaffeegenuß für Ihren Körper schädlich werden und die Fähigkeit herabsetzen, Streßsituationen zu meistern (Coffein ist auch im Tee und in vielen nichtalkoholischen Getränken vorhanden).

Schreie oder brülle ich zu oft? Werde ich oft mit einem Behinderten ungeduldig? Schlage ich ihn? Werde ich noch ärgerlicher und frustrierter nach Gesprächen mit Freunden oder Angehörigen über diese Probleme? Bin ich reizbar gegenüber Freunden, Familien, Ärzten, Helfern - mit mehr als nur ein oder zwei Menschen in meinem Umkreis?

Wieviel Schreien oder Weinen ist zuviel? Einer mag glauben, daß jedes Weinen zuviel ist, während andere glauben, daß Weinen eine Möglichkeit darstellt »Dinge aus sich herauszubefördern«. Wahrscheinlich sind Sie sich aber schon darüber im klaren, welche Gefühlsausbrüche über das normale Maß hinausgehen.

Ärger und Frustration sind bei der Pflege von Menschen mit schwierigen Verhaltensstörungen normale Reaktionen. Wenn Ihr Ärger allerdings überschäumt und Beziehungen mit anderen gestört werden, oder wenn Sie Ihren Ärger am Kranken selbst auslassen, dann ist es wichtig, Wege zu beschreiten, die helfen, Ihrer Frustrationen Herr zu werden. Es wäre schlimm, wenn Menschen vor Ihnen flüchten müßten und sich das Befinden des behinderten Angehörigen verschlechtern würde.

Denke ich an Selbstmord?

Herr C. sagte: »Es gab eine Zeit, als ich mir überlegte, eine Pistole zu kaufen und mich und meine Frau umzubringen.«

Der Gedanke an Selbstmord kommt, wenn ein Mensch sich überwältigt, hilflos und alleine fühlt. Er schleicht sich ein, wenn man nicht mehr aus einer unmöglichen Situation herausfindet und fühlt, daß man für immer Dinge verloren hat, die das Leben lebenswert machen. An Selbstmord denkt man, wenn man glaubt, daß die Situation hoffnungslos ist und man weder selbst noch ein anderer eine Änderung herbeiführen kann. Die Gegenwart wird unerträglich und die Zukunft scheint verhangen, dunkel, leer und bedeutungslos.

Ein Familienangehöriger versuchte, Selbstmord zu begehen und sagte: »Wenn ich zurückblicke, verstehe ich eigentlich nicht mehr, was ich damals empfunden habe. Die Situation, in der ich mich befand, war unerträglich, aber ich bin froh, daß ich nicht gestorben bin. Meine Beurteilung der Lage muß verworren gewesen sein.«

Diese Beurteilung - der Eindruck, daß alle Dinge hoffnungslos geworden sind - ist ausschlaggebend. Fühlen Sie in dieser Weise, müssen Sie Menschen finden (mit der Krankheit Vertraute, wenn möglich), die einen anderen Blickwinkel besitzen und mit denen Sie sprechen können.

Glaube ich, daß ich meine Situation nicht mehr meistern kann oder am Ende aller Möglichkeiten angekommen bin? Sagt mir mein Körper, daß ich unter zuviel Spannung stehe? Fühle ich mich in Panik, nervös oder furchtsam? Würde es helfen, einmal alle Dinge mit jemanden zu besprechen, der mich versteht? Ist die Antwort zu einigen dieser Fragen ja, so ist Ihre Bürde zu schwer, und Sie benötigen Hilfe.

13.2.2 Beratung

Es könnte sein, daß alles, was Sie benötigen, ein zeitweiliger Abstand von einer scheinbar fordernden und schwierigen Persönlichkeit und mehr Hilfe für die Pflege ist. Vielleicht sehen Sie keinen Weg, Hilfe zu bekommen oder Zeit für sich zu gewinnen. Wir meinen, daß eine Diskussion über diese Schwierigkeiten mit einem versierten Fachkundigen Ihre Bürde etwas erleichtern würde. Besprechen Sie die anstehenden Schwierigkeiten im einzelnen mit ihm. Da der Beratende nicht selbst in die Probleme verstrickt ist, kann er vielleicht durchführbare Alternativen, an die Sie nicht gedacht haben, vorschlagen. Darüberhinaus wissen Sie, daß Sie in dieser Person eine Art Rettungsring haben, an dem Sie sich, wenn Sie sich später wieder einmal verzweifelt fühlen, festhalten können. Auch Familie oder Freunde stellen eine wichtige Hilfe dar. Sind diese aber ebenfalls durch die anstehenden Probleme belastet, so fehlt von dieser Seite oft die notwendige objektive Beurteilung.

Brauchen Sie Rat? Brauchen Sie »Hilfe«? Rat- und Hilfesuchende sind nicht »krank«, »verrückt« oder »neurotisch«. Es sind gesunde Individuen, die gelegentlich Schwierigkeiten haben, mit gewichtigen Problemen fertig zu werden. Man fühlt sich überwältigt und entmutigt, oder man findet, daß sich alles im Kreis dreht. Das Sprechen über Schwierigkeiten und eigene Reaktionen ist in solchen Fällen eine Hilfe, wieder Klarheit zu gewinnen.

Wir glauben, daß nicht viele Menschen ständig auf Ratschläge angewiesen sind. Auf der anderen Seite wissen wir, daß sachkundiger Rat manchmal eine große Hilfe für Familien, die mit einer zur Demenz führenden Erkrankung befaßt sind, bedeutet. Solche Hilfe kann von Gruppen, Geistlichen, Freunden, einem Sozialarbeiter, einer Schwester, einem Psychologen oder einem Arzt kommen.

Der erste Schritt, fachkundigen Rat zu erbitten, ist vielleicht der schwierigste. Alle Gedanken haben sich bisher im Kreise gedreht.

»Ich kann nicht aus dem Haus, da ich keine Hilfe bekomme. Er verhält sich zu allen außer mir unmöglich. Ich kann das Haus nicht verlassen, und eine Beratung würde mir auch sowieso nicht helfen.«

Diese Art, sich im Kreise zu drehen, hängt teilweise mit Ihrer Situation zusammen und teilweise mit der Art, wie Sie in Ihrer Mutlosigkeit auf die Schwierigkeiten reagieren. Ein guter, fachkundiger Berater hilft objektiv, indem er die Probleme ausbreitet und in Einzelteile zerlegt. In dieser Form können sie dann oft bewältigt werden. Zusammen mit ihm können Sie nach und nach kleine Veränderungen durchführen.

Manchmal glauben Menschen, daß es ein Zeichen der Schwäche oder des Versagens ist, Rat von außen einzuholen. Aber mit der Last, die Sie durch die Pflege eines Demenzkranken tragen, benötigen Sie alle nur mögliche Hilfe. Dies hat nichts mit Stärke oder Schwachheit zu tun.

Manche Menschen meiden das Gespräch mit einem Psychologen oder Psychiater, weil sie denken, daß diese psychische Probleme Ihrer Kindheit aufrühren und Sie möglicherweise analysieren wollen. Gute Therapeuten haben aber nur das Ziel, Ihnen zu helfen, mit den »Hier-und-Jetzt-Problemen« fertig zu werden. Versuchen Sie, im vorherein herauszufinden, wie der Therapeut, den Sie ausgewählt haben, eingestellt ist. Haben Sie sich für einen Termin entschlossen, so wird Ihre Wahl auch von den Kosten, die dafür berechnet werden, von der Art des Beraters sowie dessen Kenntnisse über eine Demenzerkrankung abhängen.

Psychiater sind Ärzte und können Arzneimittel für seelische Krankheiten verschreiben. Sie kennen körperliche Störungen, die mit psychischen Problemen im Zusammenhang stehen. Psychologen, Sozialarbeiter, Psychiater, ausgebildete Schwestern, Pfarrer und andere Sachverständige können ebenfalls hervorragende Fähigkeiten für eine adäquate Beratung besitzen. Sie sollten nur einen Sachverständigen auswählen, der ausreichende Kenntnisse über Demenzerkrankungen besitzt und Ihnen vertrauenswürdig vorkommt.

Es gibt viele Möglichkeiten, einen Berater zu finden. Besitzen Sie bereits Kontakte mit einem Geistlichen oder einem Arzt, dem Sie vertrauen, so fragen Sie ihn, ob er Sie beraten oder Sie lieber zu jemandem schicken möchte, der bessere Fachkenntnisse besitzt. Fragen Sie Freunde nach deren Erfahrungen. Findet sich eine aktive Familien-Selbsthilfegruppe in Ihrer Gegend, so fragen Sie dort, ob jemand bekannt sei, den andere Mitglieder der Gruppe schon einmal konsultiert hätten.

13.3 Familien-Selbsthilfegruppen: ein Schritt weiter

Viele Familien fühlen sich mit der anstehenden Krankheit alleine gelassen, finden keine Ärzte, keine Fachleute oder Freunde, die sie verstehen und sind nicht in der Lage, ausreichende Informationen zu bekommen. Um dieser

Schwierigkeit zu begegnen, haben sich Familien in verschiedenen Orten im Sinne von Selbsthilfegruppen zusammengeschlossen. Diese Gruppen helfen einander, finden gemeinsame Lösungen für bestimmte Schwierigkeiten, tauschen Informationen untereinander aus, unterstützen Entwicklungen der Rechtsprechung und Forschung und sind für die gemeindenahe Information wichtig. Derartige Organisationen nehmen gerne neue Mitglieder auf, die sich für Demenz erzeugende Krankheiten, von welchen die Alzheimersche Krankheit die häufigste ist, interessieren. Familien berichten uns immer wieder, wie wichtig es ist, andere Familien zu kennen, die mit gleichen Problemen befaßt sind. Die Zahl derartiger Familien-Selbsthilfegruppen ist stark im Wachsen begriffen. Die Gruppen bieten freundschaftliche Unterstützung sowie Informationen über die Krankheit, mögliche Hilfen sowie fachkundige Ärzte in Ihrer Gegend. Weiterhin geben sie ihren Mitgliedern die Gelegenheit, Ideen zur möglichst wirkungsvollen Pflege untereinander auszutauschen.

13.4 Bildung einer Organisation oder einer Selbsthilfegruppe

Gibt es noch keine Gruppe in Ihrer Nähe, sollten Sie eine derartige Organisation planen. Versuchen Sie, drei oder vier andere Familien sowie eine handvoll Sachkundiger (Geistliche, Sozialarbeiter, Krankenschwester) zu finden. Es ist nicht schwierig, sich mit anderen Familien zusammenzutun. Die Mund-zu-Mund-Propaganda wird wenigstens drei oder vier zusammenführen. Geistliche, Pflegeheime, Sozialstationen, Sozialarbeiter und die Sozialbehörde können Sie mit anderen in Verbindung bringen.

Diese Gruppe kann damit anfangen, andere Gruppen für weitere Informationen zu kontaktieren und informell einen Gedankenaustausch in Gang zu setzen. Hier sind einige Vorschläge, wie man eine Selbsthilfegruppe organisieren kann:

(1) Beim ersten Treffen sollte sogleich die Dauer der Versammlung festgelegt und für die Zeiteinhaltung Sorge getragen werden. Zusammenkünfte, die kein Ende finden wollen, werden eine Last. Aus dem gleichen Grund sollte man, wenn Erfrischungen gereicht werden, diese einfach halten.
(2) Bereiten Sie einfache, klar umrissene Themen für jede Versammlung vor. Diese können »informelle, für die Diskussion geeignete Probleme« oder »Wahl des Vorsitzenden« umfassen. Klare Tagesordnungspunkte sind eine Hilfe, die Gruppe effektiv werden zu lassen.
(3) Vermeiden Sie, zuviel Tagesordnungspunkte zur gleichen Zeit zu behandeln. Wenige konkrete und unerreichbare Ziele werden die Teilnehmer, die ohnehin bereits unter starkem privaten Druck stehen, nicht anziehen.
(4) Informieren Sie sich. Versuchen Sie, herauszufinden, was andere Gruppen tun.

(5) Sprechen Sie die strikte Vertraulichkeit bei der Erörterung persönlicher Erfahrungen an.
(6) Verschiedene Menschen haben eine verschiedene Art, auf Krisen zu reagieren. Machen Sie von Anfang an klar, daß Gruppenmitglieder nicht moralisch beurteilt werden.
(7) Versuchen Sie, jedem Teilnehmer eine gewisse Redezeit zu ermöglichen. Hierdurch wird vermieden, daß ein Teilnehmer die Unterhaltung an sich reißt.

Familienangehörige, die sich um einen Kranken zu Hause kümmern, haben gewöhnlich wenig Energie übrig, eine Selbsthilfegruppe zu organisieren. Dagegen sind vielleicht einige Familien, deren Angehörige schließlich in ein Pflegeheim überwechseln mußten oder gestorben sind, froh, an der Gruppenarbeit teilzunehmen bzw. einige Aktivitäten hierin zu investieren. Weiterhin ist es möglich, daß in der Altenarbeit stehende Sachkundige, sich gerne einer Selbsthilfegruppe anschließen und ihre Kenntnisse zur Verfügung stellen. Mittel für die Arbeit können von Volkshochschulen, Altenzentren, städtischen Behörden und Kirchen kommen. Die genannten Organisationen haben u. U. auch Personal, das Erfahrungen mit der Errichtung von Selbsthilfegruppen besitzt.

Die in den USA gegründete Alzheimer-Vereinigung (Alzheimer's Disease and Related Disorders Association) hat Informationsmaterial erarbeitet. Es ist möglich, diese Organisation anzuschreiben und um Unterlagen zu bitten.*

In der Bundesrepublik betreut das Deutsche Rote Kreuz verschiedene Selbsthilfegruppen, wie z. B. in Duisburg den »Club pflegender Angehöriger« (siehe hierzu auch Seite 238).

13.4.1 Angehörigen-Informationsseminar

Viele Organisationen und Krankenhäuser betreuen Diskussions-Kreise für Angehörige. Es handelt sich um kleine Gruppen, die von einem erfahrenen Therapeuten betreut werden. Familien sind für derartige Gruppenunterrichtungen dankbar. Jeder mit Erfahrungen in der Gruppenarbeit kann an derartigen Veranstaltungen mitwirken.

---

* Alzheimer's Disease and Related Disorders Association, Inc.
360 N. Michigan Ave., Chicago, IL 60601; USA

14. Kapitel: Für Kinder und Teenager

Dieses Kapitel wurde speziell für junge Leute geschrieben, die mit einem Demenzkranken zusammenleben oder einen derartigen kennengelernt haben. Die meisten jungen Menschen werden aber auch das übrige in diesem Buch Geschriebene lesen und verstehen können.

Es ist wichtig, daß Du über die Besonderheiten des Erkrankten Bescheid weißt. Wenn Du verstehst, warum ein Mensch so und nicht anders handelt, ist es vielleicht einfacher, Deinen eigenen Ärger zu unterdrücken. Weiterhin ist wichtig, daß Du verstehst, wie die krankheitsbedingten Handlungen des Betreffenden zustande kommen, daß diese nicht bewußt gesteuert werden und daß der Kranke nicht etwas gegen Dich hat. Es handelt sich um eine Krankheit, die Teile des Gehirns zerstört. Ist eine größere Zahl von Gehirnzellen verlorengegangen, dann kann das Gehirn nicht mehr so arbeiten wie üblich. Das ist der Grund, warum der Kranke Namen vergißt, sich ungeschickt verhält und nicht mehr richtig sprechen kann. Teile des Gehirns, die solche Funktionen gesteuert haben, sind nicht mehr verfügbar.

Manchmal regen sich Kranke über kleinste Dinge unnötig auf. Der Grund hierfür ist, daß ein krankes Gehirn nicht mehr richtig verstehen kann, was vor sich geht (selbst wenn man es dem Betreffenden erklärt). Gehirnanteile, die unser allgemeines Verhalten lenken, sind geschädigt, und der Kranke ist nicht mehr in der Lage, seine Handlungen bewußt zu lenken. Er kann sich nicht mehr selbst helfen. Manchmal sehen Demenzkranke gar nicht krank aus und verhalten sich bei oberflächlicher Betrachtung unauffällig. Das Einzige, was auffällt, ist, daß sie Dich ständig kritisieren und ermahnen. Da die Krankheit zu einer übermäßigen Vergeßlichkeit geführt hat, kann der Betreffende hierfür nicht zur Verantwortung gezogen werden.

Wahrscheinlich wirst Du über das Schicksal Deines Angehörigen deprimiert sein und fragst Dich, ob Du etwas falsch gemacht hast, das zur Verschlechterung des Befindens Anlaß gegeben hat. Mit größter Wahrscheinlichkeit hast Du aber mit dieser Verschlechterung nichts zu tun. Du kannst den Kranken vielleicht vorübergehend etwas aufregen. Dies kann aber sein Allgemeinbefinden nicht wesentlich beeinflussen.

Machst Du Dir über solche Dinge Sorgen, so frage andere um Rat. Lies die übrigen Teile dieses Buches. Von Zeit zu Zeit könntest Du das eine oder andere Kapitel nochmals vornehmen. Versuche darüber hinaus, weiteres Material über die vorliegende Erkrankung zu bekommen. Befrage Deine Eltern oder den Arzt, der den Kranken betreut, über alle Punkte, die Dir unklar sind. Die besten Antworten wirst Du bekommen, wenn Du das Thema zu einer Zeit anschneidest, wenn die Erwachsenen nicht zu aufgeregt und ermüdet sind. Es kommt allerdings auch vor, daß Erwachsene versuchen, traurige Ereignisse von den Jüngeren vollständig fernzuhalten.

Möglicherweise werden Dich die schlechten Nachrichten beim Lesen über diese Krankheit bzw. bei der Unterhaltung darüber deprimieren. Eine Wiedergesundung wird wahrscheinlich nicht zu erwarten sein und dies trifft Dich schwer. Handelt es sich um Dinge, die Du wirklich nicht wissen möchtest, so brauchst Du hierüber mit niemanden zu sprechen. Manche Menschen haben gemischte Gefühle - vielleicht hast Du Mitleid mit dem Kranken, aber bist gleichzeitig ärgerlich auf ihn, weil er in Deinem Haus lebt. Manchmal versuchst Du vielleicht auch, die ganze Angelegenheit zu verdrängen und wirst für eine gewisse Zeit nicht mehr daran denken. Die meisten dieser Reaktionen sind vollkommen normal und treten auf, wenn man sich mit schwierigen Dingen auseinandersetzt.

Selbst unter den besten Umständen ist das Zusammenleben mit einer Erkrankung wie dieser schwer. Hier sind einige Dinge, die uns junge Menschen in Bezug auf diese Schwierigkeiten mitgeteilt haben.

»Kein Privatleben: Großvater kommt in mein Zimmer, wann immer er Lust dazu hat.«
»Ich muß immer ruhig sein. Ich darf meine Stereoanlage nicht anstellen. Sobald ich in die Tür komme, muß ich still sein oder Großvater regt sich auf.«
»Die Art, wie er ißt, macht mich krank.«
»Ich kann keine Freunde mehr einladen, weil sie Großvater aufregen. Ich will sie auch gar nicht mehr einladen, weil er sich so unmöglich aufführt.«
»Ich muß mein Zimmer aufgeben.«
»Vieles hängt jetzt von mir ab. Ich muß eine ganze Reihe von Verantwortlichkeiten übernehmen.«
»Jeder ist mit Großvater beschäftigt und so müde. Wir haben überhaupt keinen Spaß mehr in der Familie.«
»Ich habe Angst, was er als nächstes tut.«
»Ich habe Angst, daß er stirbt.«
»Ich fühle mich die ganze Zeit so entmutigt.«
»Meine Eltern sind viel strenger mit mir als früher.«

Du hast vielleicht ganz ähnliche Erlebnisse. Einige der Schwierigkeiten setzen Dir besonders zu, wie z. B. immer still zu sein oder Dein Zimmer aufzugeben. Manches kann leichter getragen werden, wenn man versteht, um was es sich bei dem Kranken handelt. Viele Dinge kannst Du nicht allein bewältigen und benötigst Hilfe von einem Erwachsenen. Manchmal ist es gut, einen Punkt, der Dich besonders quält, herauszusuchen und für diesen in der Familie um Hilfe zu bitten. Manchmal ergeben sich Kompromisse, mit denen man leben kann. Z. B. könntest Du vielleicht ein Schloß an Deine Tür bekommen oder Kopfhörer für die Stereoanlage. Mußtest Du Dein Zimmer aufgeben, so ist es vielleicht möglich, daß man im Kellergeschoß für Dich und Deine

Freunde einen Raum ausbaut, wo Du Dich einmal von dem Kranken entfernen und zu Dir selbst kommen kannst.

Einige junge Menschen haben uns berichtet, daß das Verhalten des kranken Menschen nicht das schlimmste Problem ist, sondern wie ihre Eltern oder der Ehepartner des Erkrankten hierauf reagieren.

»Ich finde Großvater garnicht so schlimm, aber Großmutter ist jetzt zu uns gezogen und will, daß ich alles, was sie früher in ihrer Jugend getan hat, nun auch tue.«
»Das Problem ist nicht so sehr Großvater, es ist vielmehr meine Mutter, die ständig mit meiner Großmutter streitet.«

Hieraus können sich große Schwierigkeiten für Dich ergeben. Deine Großmutter oder Dein Großvater ist gleichzeitig Ehefrau oder Ehemann des erkrankten Menschen und wahrscheinlich sehr aufgeregt. Selbst, wenn die Betreffenden nicht aufgeregt sind, so können sie sich doch traurig und unglücklich fühlen, was der Grund dafür ist, daß sie unleidlich sind, und daß ein Zusammenleben mit ihnen schwierig ist. Da Du weißt, daß Kummer und Sorgen die Gründe für die Streitereien sind, ist es wahrscheinlich das beste, eine verstehende Haltung einzunehmen. Ist ein Großelternteil besonders streng mit Dir oder hat er ewig etwas an Dir auszusetzen, so frage Deine Eltern, zu welchen Wegen Sie Dir raten, um mit dieser Schwierigkeit fertig zu werden. Ergeben sich keine Lösungen, so suche Dir einen Erwachsenen, der nicht übermüdet und aufgeregt ist, aus (vielleicht jemand außerhalb der Familie), mit dem Du die ganze Angelegenheit besprechen kannst.

Da in der Regel Kinder erwachsen sind, bevor die Eltern eine zur Demenz führende Erkrankung durchmachen, war das meiste, was wir bisher erörtert haben, für jene Jugendlichen gedacht, deren Großeltern krank sind. Hin und wieder kommt es aber auch vor, daß die Krankheit einen eigenen Elternteil betrifft. Ist es der Vater oder die Mutter, so ergeben sich wirklich große Probleme. Wir hoffen, daß dieses Buch Dir auch hierbei etwas helfen kann. Selbstverständlich kann ein Buch Probleme, die sich in *Deinem* Haus abspielen und *Deine* Familie betreffen, nicht definitiv lösen.

Für Dich und den gesunden Elternteil ist es wichtig, daß ihr miteinander beredet, was ansteht und welche Probleme vorliegen. Darüber hinaus ist es für Dich, für den gesunden Elternteil und andere Kinder in der Familie hilfreich, jemanden zu finden, mit dem man von Zeit zu Zeit sprechen kann. Ist der gesunde Elternteil nicht in der Lage, Hilfe zu bekommen, so bitte den Arzt oder Deinen Lehrer, Dir beizustehen. Niemand, der mit einem dementen Elternteil zusammenlebt, sollte auf sich alleine gestellt bleiben.

Gehörst Du zu einer Pfadfindergruppe, zu einer kirchlichen Jugendgruppe, zu einem Sportverein oder zu irgendeiner anderen Gruppe, so gibt Dir dies die Möglichkeit, wenigstens zeitweise von Deinen Sorgen, die Du zu Hause hast, frei zu werden und auch einmal vergnügliche Stunden mit jungen Leuten zu verleben.

Nicht alles ist schlimm, wenn ein Demenzkranker zu Hause lebt. Junge Leute haben oft gute Ideen, wie man Probleme lösen kann, Möglichkeiten, an die der Rest der Familie noch niemals gedacht hatte. Da es noch nicht lange her ist, daß Du selbst ein kleines Kind warst, wirst Du für einen verwirrten Menschen möglicherweise ein besonders gutes Verständnis haben. Du wirst während der jetzigen Zeit reifen und vielleicht mit Stolz auf sie zurückblicken.

Es ist wichtig, sich daran zu erinnern, daß, wenn Du Dich in eine Situation hineingedrängt siehst, die Du nicht mehr kontrollieren kannst, Du dennoch Kontrolle über Deine eigenen Reaktionen besitzt. Du entscheidest, in welcher Weise bestimmte Situationen Dein eigenes Leben beeinflussen.

Bekommst Du schlechte Zensuren in der Schule, hast Du ewigen Streit mit Deinen Eltern oder fühlst Du Dich ständig niedergeschlagen, so bespreche diese Probleme mit einem Außenstehenden. Meist kannst Du dies auch mit Deinen Eltern, erwachsenen Freunden oder Lehrern tun. Mit manchen Menschen kann man leicht sprechen und mit anderen gar nicht. Manchmal ist ein in der Altenarbeit stehender Sachverständiger für ein Gespräch geeignet. Kannst Du nicht mit Deinen Eltern sprechen, so sind Deine Lehrer in der Lage, einen derartigen Gesprächspartner ausfindig zu machen. Manche Menschen fühlen sich ungemütlich, einen solchen anzusprechen. Du suchst aber sachverständige Ratschläge nicht, weil mit Dir etwas »falsch gelaufen« ist. Hier sind einige Dinge, die sich bei Gesprächen mit einem Sachverständigen oder bei einem guten Zuhörer entwickeln können:

- Du findest heraus, was los ist.
- Du kannst Deine Emotionen abreagieren.
- Du kannst mit Hilfe des sachverständigen Beraters wieder mit Deinen Eltern sprechen, ohne mit ihnen in Streit zu geraten.
- Du kannst herausfinden, was Deine Eltern im Sinn haben.
- Du kannst alle Deine Argumente vorbringen.
- Du kannst wichtige, Dich beunruhigende Fragen vertraulich stellen - z. B. ob der Kranke sterben muß.

Keines dieser Dinge löst Probleme, aber Du lernst ungezwungener mit den Problemen umzugehen.

15. Kapitel: Unterbringung in Pflegeheimen und anderen Institutionen

15.1 Umzug in ein Pflegeheim

Nachdem ein geeignetes Pflegeheim gefunden und der finanzielle Ablauf geregelt wurde, besteht der nächste Schritt im definitiven Umzug. Wir haben über den Umzug bei Menschen mit gestörtem Denkvermögen bereits auf Seite 64 berichtet. Viele der dort geschilderten Besonderheiten sind beim Umzug in ein Pflegeheim wichtig.

Sofern auch nur die geringste Chance vorhanden ist, daß Gesagtes verstanden wird, sollte dem Kranken mitgeteilt werden, wohin er geht. Nehmen Sie Dinge mit, die er kennt und gerne hat (Bilder, Erinnerungen, ein Wolltuch, das Radio). Wenn möglich, wird er diese Teile selbst aussuchen. Auch ein aufgeregter oder höhergradig Behinderter sollte das Gefühl haben, daß es sich um sein eigenes Leben handelt und er immer noch etwas zählt. Klagt der Kranke Sie für die Entscheidung zum Pflegeheim an, müssen Sie Ihre Ohren gegenüber diesen Vorwürfen schließen. Kommt er regelmäßig in Erregungszustände, wenn das Heim erwähnt wird, sollte man lieber nicht darüber sprechen. Fahren Sie dann einfach in sachlicher Weise mit den Vorbereitungen fort. Versuchen Sie, unehrliche Vertuschungen wie z. B. »wir wollen jetzt einen kleinen Spaziergang machen« oder » wir wollen einen Besuch machen« zu vermeiden. Dies kann sich für die definitive Anpassung an die Verhältnisse im Pflegeheim nur nachteilig auswirken.

Möglicherweise finden Sie kein Pflegeheim, das Ihnen angemessen erscheint, oder Sie haben das Gefühl, daß das Personal dem Patienten nicht so gerecht wird, wie Sie es wünschten. Trotzdem haben Sie wahrscheinlich keine Alternative, als Ihren Angehörigen in diesem Heim zu lassen. Der Direktor eines hervorragenden Heims schlug vor, möglichst von allen Beschwerden Abstand zu nehmen und an Stelle dessen zu versuchen, freundliche Beziehungen zum Personal aufzubauen. Dies bedeutet wahrscheinlich einen Kompromiß für Sie, kann aber eine Kooperation in Gang setzen. Sprechen Sie mit dem Personal auch über die Besonderheiten der Demenz.

Wird der Betreffende vom Krankenhaus in ein Pflegeheim verlegt, so bleibt Ihnen wahrscheinlich keine Zeit, nach einem besonders geeigneten Heim Ausschau zu halten und einen ordnungsgemäßen Umzug durchzuführen. Die vielen Einzelheiten, die innerhalb weniger Stunden oder Tage abgeschlossen sein müssen, werden Ihre ganzen Kräfte beanspruchen. Versuchen Sie, den Angehörigen in das Heim zu begleiten, und nehmen Sie einige ihm bekannte Dinge mit, die dann dort auf ihn warten.

15.2 Anpassung an einen neuen Lebensstil

Plötzlich in einem Pflegeheim zu leben, beinhaltet eine große Umstellung. Diese benötigt Zeit und Energie sowohl für die Angestellten des Pflegeheims, für dessen Bewohner als auch für die Familie. Es kann eine sehr schmerzliche Entwicklung sein. Bedenken Sie aber, daß der Umzug in ein Pflegeheim nicht das Ende einer engen Familienbindung bedeuten muß. Obgleich Ihr Verwandter nun in eine Umgebung umgezogen ist, die seinen Bedürfnissen besser dient, kann er weiterhin Teil der Familie sein. Es gibt einige praktische Empfehlungen für Dinge, die Sie im Hinblick auf eine bessere Anpassung beachten sollten. Wir wissen, daß deren schwierigster Teil im seelischen Bereich Ihrer Person und Ihres Angehörigen liegt.

Sie können dadurch helfen, daß Sie Ihren Angehörigen ganz persönlich in die neue Umgebung einweisen. Erklären Sie bei Besuchen immer wieder, warum er hier ist (sagen Sie z. B. »Du bist zu krank, um zu Hause zu sein«) und was die täglichen routinemäßigen Tagesabläufe in dem Heim sind (machen Sie einen gut lesbaren Tagesplan). Helfen Sie bei dem Aufsuchen von Toilette, Speiseraum, Fernseher und Telefon. Helfen Sie ihm, Dinge im Schrank zu finden. Denken Sie sich Möglichkeiten aus, wie er seinen Raum wiederfindet. Dekorieren Sie seinen Raum mit Dingen, die ihm gehören. Sagen Sie genau, wann Sie ihn das nächste Mal besuchen und schreiben dies auf, damit er sich immer wieder erinnern kann. Nehmen Sie ihn auf Familienausflügen mit. Gehen Sie mit ihm einkaufen. Lassen Sie ihn bei sich essen oder übernachten. Nehmen Sie ihn zur Kirche mit. Selbst wenn die Rückkehr zum Heim Anfangsschwierigkeiten macht, wird er dies vielleicht mit der Zeit als eine Routine akzeptieren und von dem Wissen, daß er immer noch ein Teil der Familie ist, profitieren. Manchmal ist es außerordentlich schwierig, einen Kranken zu bewegen, wieder ins Heim zurückzukehren. In diesem Fall wird es besser sein, ihn nur im Heim zu besuchen.

Helfen Sie ihm, daß er weiterhin an Familienereignissen, wie Geburtstagen und Ferien teilnimmt. Selbst wenn er depressiv oder verwirrt ist, sollte er dennoch auch über traurige Ereignisse informiert werden. Selten ist es vertretbar, einen Menschen nicht über Todesfälle zu informieren, es sei denn, es gibt klare medizinische Gründe dafür. Enthalten Sie ihm einen Todesfall vor, so wird er sich wundern, warum der Betreffende ihn verlassen hat und nicht mehr zu Besuch kommt. Vergißt er, daß jemand gestorben ist, so muß man dies natürlich akzeptieren. In diesem Fall hat die Gedächtnisstörung das Behalten verhindert. Wir glauben nicht, daß es nötig ist, solche Informationen ständig zu wiederholen, speziell wenn der Betreffende nicht danach fragt.

Zwischen den Besuchen helfen Telefonanrufe. Hierdurch bleibt ein vergeßlicher Mensch auf dem laufenden, er wird wieder an vergessene Dinge erinnert. Erwarten Sie aber keinen Rückruf.

Nehmen Sie ein altes Fotoalbum, ein altes Kleid vom Boden oder andere Dinge, die Erinnerungen wachrufen können, mit und lassen sich über Dinge erzählen, die von früher erinnert werden. Ist es immer wieder dieselbe Geschichte, so macht das nichts. Schon Ihr Zuhören genügt für den Kranken, zu wissen, daß man sich um ihn kümmert.

Berichten Sie über Familie, Nachbarn und erzählen Sie Klatschgeschichten. Selbst wenn Ihr Angehöriger sich nicht völlig über die anstehenden Ereignisse im klaren ist, so kann er doch das Zuhören und Sprechen genießen. Das Zusammensein ist der wichtige Teil. Verwirrte Menschen können sich gegenüber einem gewissen Gesprächsstoff uninteressiert zeigen. Wird der Betreffende ruhelos, so versuchen Sie nicht unbedingt, alle letzten Neuigkeiten zu erörtern.

Zeigen Sie sich gegenüber den Beschwerden Ihres Angehörigen mitfühlend. Schon das Anhören der Beschwerden zeigt ihm, daß Sie sich um ihn kümmern. Möglicherweise bringt er immer wieder dieselben Beschwerden hervor, da er frühere Unterhaltungen darüber vergessen hat. Hören Sie trotzdem zu. Es ist Ihre Zuwendung, die gilt. Überprüfen Sie die geäußerten Beschwerden, bevor Sie sich bei den Schwestern beklagen oder selbst Schritte unternehmen. Denken Sie daran, daß nicht alle Klagen immer zutreffend sein müssen.

Singen Sie alte bekannte Lieder. Seien Sie nicht überrascht, wenn andere Einwohner herankommen, zuhören oder mitsingen. Musik verbindet auf eine wundervolle Art. Niemand wird sich daran erinnern, daß Ihr Gesang nicht besonders gut klang. Machen Sie Bandaufnahmen von der Familie und den Kindern.

Vermeiden Sie zuviele Aufregungen. Ihre Auskunft, die Neuigkeiten und die Unterhaltung kann den Kranken überbeanspruchen und unkontrollierte Ausbrüche verursachen.

Verhalten Sie sich so, daß Ihr Angehöriger merkt, daß Sie an seiner neuen Umgebung interessiert sind. Machen Sie Spaziergänge mit ihm, lesen Sie die Anzeigen am schwarzen Brett vor. Sprechen Sie mit Zimmergefährten, anderen Bewohnern und Schwestern. Wenn Sie ihn begleiten, erinnern Sie ihn, an Blumen zu riechen und Vögel zu beobachten.

Ermutigen Sie ihn zur Eigenaktivität. Essen Sie mit ihm zusammen, frisieren Sie ihn, massieren Sie seinen Rücken, halten Sie seine Hand, versuchen Sie, daß er irgendeine Art von körperlichem Kontakt empfindet. Bringen Sie ihm etwas Leckeres, das Sie zusammen essen können, vermeiden Sie aber, Nahrungsmittel heranzubringen, die von den Schwestern aufbewahrt werden müssen. Hat der Behinderte Schwierigkeiten mit dem Essen, werden Sie vielleicht kommen und ihn füttern. Wird Ihr Besuch von verwirrten oder aufgeregten Mitbewohnern gestört, so sollten Sie diesen freundlich aber klar sagen, daß Sie im Augenblick nicht angesprochen werden möchten. Wenn nötig, fragen Sie, ob es nicht einen abgeschirmteren Platz für Ihren Besuch gibt. Hat er Freude daran und wird hierdurch nicht eine unkontrollierte Reaktion ausgelöst, so bringen Sie Kinder mit (ein Kind zur Zeit) oder ein Haustier (fragen Sie die Schwestern vorher). Für das Verständnis von Kindern ist es wichtig, Menschen im Pflegeheim zu beobachten. Sie können das Kind darauf vorbereiten, indem Sie über das, was zu sehen ist, eine Beschreibung geben, wie Blasenkatheter oder Injektionsnadeln, und ihm erklären, daß dies dem Menschen dazu verhilft, seine Körperfunktionen aufrechtzuerhalten.

Manchmal ist der Behinderte so krank, daß er nicht sprechen kann, niemanden erkennt und keine Antwort gibt. In diesem Fall ist es schwer, selbst etwas zu sagen. Versuchen Sie, die Hand zu halten, den Rücken zu reiben oder zu singen.

Ein Geistlicher berichtete über seinen Besuch.

»Ich bin an diesen Besuchen gewachsen. Ich war gewohnt, immer nur etwas zu tun, zu tun, zu tun; und hier war nichts, was ich für die Menschen tun konnte. Ich habe gelernt, einfach zu sitzen, nur meine Gegenwart anzubieten, ohne das Gefühl zu haben, ich müsse etwas tun, sprechen oder mich unterhalten.«

Es ist nicht einfach, ein Zusammengehörigkeitsgefühl und eine liebevolle Zuwendung für einen Menschen, der im Pflegeheim lebt und sich in den letzten Stadien seiner Demenzkrankheit befindet, aufzubringen. Aber vielleicht werden Sie, wie der Geistliche, eine Ihnen wichtige Bedeutung hierin sehen.

Sobald ein Angehöriger in ein Pflegeheim übergesiedelt ist, ändert sich Ihr Leben. Lebte der Betreffende bei Ihnen bzw. handelte es sich um Ihren Ehepartner, so ist die Anpassung sehr schwierig. Möglicherweise sind Sie nach den organisatorischen Schwierigkeiten, die eine Pflegeheimübersiedlung mit sich bringt, übermüdet und über die Veränderung deprimiert. Der Umzug in ein Pflegeheim kann ein Gefühl von Trauer und Verlust vertiefen. Zur gleichen Zeit können Sie wünschen, daß es Ihnen irgendwie möglich gewesen wäre, Ihren Angehörigen zu Hause zu behalten. Sie fühlen sich schuldig, daß dies nicht möglich war. Sie durchleben ein gemischtes Gefühl aus Erleichterung und Trauer. Es *ist* eine Erleichterung, nicht mehr die sorgevolle Bürde zu verspüren, wieder zu schlafen oder ohne Unterbrechung lesen zu können. Dennoch werden Sie wahrscheinlich wünschen, daß sich die Dinge anders entwickelt hätten, und daß Sie selbst noch in der Lage wären, sich um den Erkrankten zu kümmern.

Familien erzählen uns oft, wie verloren sie sich in den ersten Tagen vorkamen. Ohne die ständige Anforderung, sich um den Kranken zu kümmern, wissen sie im Augenblick nicht, was sie mit sich tun sollen. Zuerst kann sich auch Schlaflosigkeit einstellen oder die Unfähigkeit, sich vor dem Fernseher zu entspannen.

Besuche im Pflegeheim können ermüdend sein, besonders wenn das Heim weiter entfernt ist. Besuche können auch deprimieren. Es kommt vor, daß sich die Kranken, bis sie sich an die neue Umgebung gewöhnt haben, zunächst in ihrem Befinden verschlechtern. Diese Beobachtung bringt Sie auf. Auch ist es deprimierend, andere behinderte Menschen im Pflegeheim zu beobachten.

Krankenschwestern werden eingesetzt, um den Bedürfnissen vieler Menschen gerecht zu werden, und vielleicht glauben Sie, daß Ihr Angehöriger nicht die individuelle Pflege erhält, die Sie für ihn wünschen. Möglicherweise regen Sie auch andere Dinge in Bezug auf das Heim oder dessen Angestellte auf. Es ist nicht unüblich, daß Sie von Zeit zu Zeit ärgerlich über die Schwestern sind. Fühlen Sie sich bezüglich der Schwestern aufgebracht, so haben Sie ein Recht, diesen Ihre Besorgnisse mitzuteilen und Antworten zu verlangen. Selbstverständlich darf dies in keinem Fall die Pflege des Patienten verschlechtern oder seinen Status im Heim ändern. Kein Heim darf Einwohner entlassen, nur weil Sie Fragen hinsichtlich seiner Pflege vorgebracht haben.

Ist eine Sozialarbeiterin im Heim vorhanden, so kann auch sie sich mit Ihren Bedenken auseinandersetzen. Gibt es sie nicht, so diskutieren Sie Ihre Besorgnisse in einer ruhigen, sachlichen Art mit dem Leiter des Heims oder der Oberin.

Manchmal gibt es ernste Probleme in der Patientenpflege.

Herr R. sagte: »Mein Vater hat die Alzheimersche Krankheit, und er mußte in ein Pflegeheim gehen. Er erkrankte dort schwer und wurde in ein Krankenhaus überwiesen. Hier sagte man, daß sich sein Zustand durch Austrocknen verschlechtert habe. Offensichtlich bot das Heim nicht genug Flüssigkeit an. Ich fühle mich schuldig, daß ich hierauf nicht geachtet habe, und ich glaube nicht, daß ich ihn wieder dorthin, wo man ihn vernachlässigt hat, zurückschicken kann.«

Wie Sie wissen, ist es schwierig, Demenzkranke, insbesondere in den späteren Stadien der Erkrankung, adäquat zu versorgen. Beklagt sich Herr R. über Krankenschwestern, so lädt er möglicherweise deren Ärger auf sich. Versucht er, seinen Vater in ein anderes Heim zu verlegen, so findet er kein besseres oder keines, das einen Menschen mit Alzheimerscher Krankheit aufnimmt. Oft entwickeln sich die Dinge nach einer Übersiedlung aber zum Besseren, insbesondere wenn Schwierigkeiten zu Hause bestanden haben. Da andere Menschen für die tägliche Pflege verantwortlich sind, vermindert sich die Spannung und man kann sich wieder miteinander freuen. Da Sie nicht ständig übermüdet sind, werden Sie besser mit den Absonderlichkeiten des Kranken fertig. Sie sind relaxiert und freuen sich zum ersten Mal über ein Zusammensein.

Bleiben Besuche anderer Angehöriger aus, so liegt das oft daran, daß diese Angst vor einem Pflegeheim haben und nicht wissen, was sie reden sollen. Reagiert in Ihrer Familie jemand in dieser Weise, so versuchen Sie, Verständnis zu haben. Es kann eine Form der Trauer darstellen, und Sie werden hieran wahrscheinlich nichts ändern.

Manchmal sind Angehörige viele Stunden im Pflegeheim und helfen den Patienten. Nur Sie können entscheiden, wieviel Zeit Sie für Besuche aufbringen wollen. Fragen Sie sich, ob einer der Gründe, daß Sie dort sind, etwas mit Ihrer Einsamkeit und Ihrem Kummer zu tun hat, und ob es nicht vielleicht besser wäre, wenn Sie seltener kämen, so daß sich Ihr Angehöriger besser an die neue Umgebung adaptieren kann.

Mit der Zeit werden akute Anpassungsschwierigkeiten vorbei sein und Ihre Besuche einen routinemäßigen Charakter bekommen. Sie sollten sich mit der Zeit ein eigenes Leben aufbauen, das nicht mehr unmittelbar auf den Angehörigen, der sich so stark verändert hat, ausgerichtet ist.

15.3 Sexualität in Pflegeheimen

Hin und wieder entkleiden sich verwirrte Heimbewohner in aller Öffentlichkeit, masturbieren und belästigen Schwestern oder Mitbewohner. Die sexuellen Bedürfnisse und Verhaltensweisen von Pflegeheimbewohnern wurden in letzter Zeit kontrovers diskutiert. Das sexuelle Verhalten in einem Pflegeheim ist von dem Verhalten zu Hause deutlich unterschieden: Es ist nicht mehr eine private Angelegenheit, sondern besitzt in der einen oder anderen Weise Auswirkungen auf Schwestern, Mitbewohner und Familien der Mitbewohner. Es erhebt sich die ethische Frage, ob ein behinderter Mensch das Recht behalten kann oder soll, Entscheidungen hinsichtlich eigener sexueller Verhaltensweisen zu treffen.

Unser Zeitalter scheint mit Tatsachen über Sex getränkt zu sein. Hierbei interessiert in erster Linie die Sexualität der Jungen und Gutaussehenden. Die meisten von uns fühlen sich unwohl, sobald Sexualität bei älteren, unattraktiven, behinderten oder dementen Menschen erwähnt wird. Auch Schwestern fühlen sich hierbei oft unsicher.

Berichten Schwestern über anstößiges Verhalten, so bedenken Sie, daß Beobachtungen, die zunächst als sexuell gedeutet werden, in Wirklichkeit Ausfluß von Desorientiertheit und Verwirrtheit sind. Sie und die Angestellten des Pflegeheims sollten den Kranken wissen lassen, wo er ist, wo es zur Toilette geht, und wo er sich umziehen kann. Oft ist alles, was gesagt werden muß: »Es ist noch nicht Zeit, schlafen zu gehen. Wir ziehen Deinen Schlafanzug später an.« Auch Ablenkungsmanöver, wie das Anbieten eines Glases Saft, sind hilfreich.

Verwirrte Menschen können enge Freundschaften mit Mitbewohnern schließen, ohne daß Sexualität im Spiel ist. Freundschaft ist ein universelles Bedürfnis, das fortbesteht, selbst wenn eine Demenz vorliegt. Hin und wieder hört man Geschichten, daß Pflegeheimbewohner zu anderen ins Bett gehen. Dies ist nicht schwierig zu verstehen, wenn wir bedenken, daß die meisten von uns mit irgendjemanden für viele Jahre ein Bett geteilt und die Nähe des anderen genossen haben. Der Verwirrte weiß oft nicht, wo und mit wem er zusammen ist. Er macht sich nicht klar, daß er nicht in seinem eigenen Bett liegt. Er glaubt, er sei bei seiner Frau. Bedenken Sie, daß Pflegeheime oft einsame Orte sind ohne die Möglichkeit, umarmt und geliebt zu werden. Wie Sie auf ein derartiges Verhalten reagieren, hängt von Ihnen, Ihren Wertvorstellungen sowie der Einstellung des Pflegeheimpersonals ab.

Manche Pflegeheimbewohner masturbieren. In der Regel ignorieren Schwestern und Pfleger solches Verhalten, insbesondere wenn es im eigenen Zimmer des Kranken stattfindet. Findet es außerhalb des eigenen Raums statt, so sollte der Betreffende in aller Ruhe in seinen Raum zurückgebracht werden.

Manche Männer machen Schwestern Avancen. Die Ironie dieses Verhaltens liegt darin, daß viele dieser Männer immer gerne mit Damen geflirtet haben, ohne jemals die Grenzen der Anständigkeit überschritten zu haben. Setzen die Schwestern in einer sachlichen und freundlichen Art klare Grenzen, so wird dieses Verhalten selten zu einem Problem.

15.4 Landeskrankenhäuser

Hin und wieder zeigt ein Demenzkranker ein so schwierig zu regulierendes Verhalten, daß kein Pflegeheim bereit ist, den Betreffenden aufzunehmen. Solche Menschen werden in geriatrische Abteilungen der Landeskrankenhäuser verlegt. In einigen Fällen gelingt es den ärztlichen und pflegerischen Kräften, die infrage stehende Verhaltensstörung zu bessern und eine schnelle Entlassung zu ermöglichen. Um eine unnötige Verlegung in eine psychiatrische Klinik zu vermeiden, sollte vorher stets eine Konsultation bei einem geriatrisch erfahrenen Psychiater erfolgen.

Wie es Eltern gibt, die ihre Kinder vernachlässigen, so gibt es auch Familien, die nicht für einen älteren Angehörigen sorgen wollen. Hin und wieder wünschen Familien auch die Aufnahme in einer psychiatrischen Klinik, um sich die Kosten des Pflegeheims zu ersparen. In der Regel wird aber auch hier, wie dies für den Aufenthalt im Pflegeheim notwendig ist, auf das Einkommen des Kranken zurückgegriffen.

16. Kapitel: Zerebrale Störungen und Ursachen der Demenz

Hin und wieder arbeitet das Gehirn nicht so, wie es sein sollte. Resultierende Störungen können Retardierung, Dyslexie, Demenz oder eine Psychose sein. Diese Störungen können durch Gehirnverletzung, nach Unfall, im Rahmen genetischer Ursachen, durch Chemikalien mit spezieller schädigender Wirkung auf das Gehirn und viele andere Dinge verursacht werden. In diesem Kapitel wollen wir erklären, wie sich Demenz von anderen zerebralen Störungen unterscheidet und die häufigsten Ursachen der Demenz erwähnen.

16.1 Demenz

Ärzte und Wissenschaftler unterteilen Gehirnfunktionsstörungen nach Symptomen. So wie Fieber, Husten, Erbrechen und Schwindel Symptome verschiedenster Erkrankungen darstellen, sind Gedächtnisverlust, Verwirrtheit, Persönlichkeitswandel und Probleme des Sprechens ebenfalls Symptome einer Reihe unterschiedlicher Krankheiten.

Demenz ist der medizinische Ausdruck für eine Gruppe von Symptomen. Sie beschreibt ein allgemeines Nachlassen der intellektuellen Fähigkeit mit nachfolgender Störung alltäglicher Funktionen. Der Kranke ist hierbei wach und frisch (nicht schwindelig, trunken oder unaufmerksam). Diese Abnahme der intellektuellen Funktionen umfaßt ein Nachlassen verschiedenster intellektueller Fähigkeiten, wie mathematisches Denken, Vokabular, abstraktes Denken, Urteilsfähigkeit, Sprache und Koordination. Sie kann auch Persönlichkeitsveränderungen beinhalten. »Sich nicht mehr so munter fühlen« heißt nicht, daß sich eine Demenz entwickelt. Die Fähigkeiten eines Menschen müssen sich deutlich gegenüber dem, was für ihn normal war, verschlechtert haben. Dies ist von geistiger Retardierung (Debilität) zu unterscheiden, bei welcher eine Behinderung von Kindheit an vorliegt.

Die Symptome der Demenz können durch verschiedenste Krankheiten verursacht werden. Einige dieser Krankheiten sind behandelbar, andere nicht. In speziellen Fällen kann die Demenz auch zum Stillstand gebracht werden, hin und wieder ist eine Besserung möglich. Meistens ist eine Beeinflussung aber nicht möglich. Einige dieser Erkrankungen sind selten, andere häufiger, wobei eine Demenz nicht in allen Fällen vorkommen muß. Hier ist eine *unvollständige* Liste von Zuständen, die eine Demenz verursachen können:

Metabolische Erkrankungen:

Schilddrüsen-, Nebenschilddrüsen- oder Nebennierenfunktionsstörungen, Leber- und Nierenfunktionsstörungen, verschiedene Vitaminmangelzustände, wie z. B. Vitamin-B_{12}-Mangel

Strukturveränderungen des Gehirns:
- Normotoner Hydrocephalus (abnormer Abfluß des Gehirnwassers)
- Hirntumoren
- Subdurales Hämatom (Blutung direkt unterhalb des Schädelknochens mit Verdrängungserscheinungen des Gehirns)
- Traumen (Verletzungen des Gehirns)
- Hypoxie und Anoxie (ungenügende Sauerstoffversorgung)

Infektionen:
- Tuberkulose
- Syphilis
- Pilz-, Bakterien- und Virusinfektionen des Gehirns, wie z. B. Meningitis oder Encephalitis

Toxine (Gifte):
- Kohlenmonoxyd
- Medikamente
- Metallvergiftungen
- Alkohol (Wissenschaftler sind sich nicht darüber einig, ob Alkohol eine Demenz erzeugen kann)

Degenerative Erkrankung (Gründe meistens nicht bekannt):
- Alzheimersche Krankheit
- Friedreichsche Krankheit
- Huntingtonsche Krankheit
- Parkinsonsche Krankheit
- Picksche Krankheit
- Progressive supranukleäre Parese
- Wilsonsche Erkrankung

Vaskuläre Erkrankungen (Störung der Blutzirkulation):
- Schlaganfall oder Multiinfarkt-Leiden

Autoimmunerkrankungen:
- Arteriitis temporalis
- Lupus erythematosis

Psychiatrische Erkrankungen
- Depression
- Schizophrenie

Multiple Sklerose

Das Korsakoff-Syndrom beeinflußt lediglich das Gedächtnis und nicht andere zerebrale Funktionen. Es erscheint wie eine Demenz, aber es beeinflußt nur eine bestimmte Gehirnfunktion und hat deshalb keinen echten Demenzcharakter.

Die meisten Forschungsergebnisse haben gezeigt, daß etwa 50% der Demenzfälle durch die Alzheimersche Krankheit verursacht werden, 20% werden durch Multiinfarkt-Krankheit und 20% durch eine Kombination von Alzheimerscher Krankheit und Multiinfarkt-Krankheit verursacht. Ungefähr 10% aller Demenzen haben die eine oder andere der oben erwähnten anderen Störungen als Ursache.

16.1.1 Alzheimersche Krankheit

Die Alzheimersche Krankheit wurde erstmalig von dem deutschen Arzt Alois *Alzheimer* 1907 beschrieben und nach ihm benannt. Die Krankheit, die Alzheimer ursprünglich beschrieben hat, betraf eine Frau in den 50er Jahren und wurde präsenile Demenz genannt. Die Neurologen sind sich heute aber darüber im klaren, daß die bei älteren Menschen auftretende Demenz das gleiche oder etwas sehr ähnliches ist wie die präsenile Form. Es wird deshalb allgemein von seniler Demenz vom Alzheimer Typ (SDAT) gesprochen.

Die Symptome der Krankheit beinhalten meistens ein graduelles, nicht selten unbemerktes Nachlassen in verschiedensten Bereichen der intellektuellen Fähigkeiten und sind von einer allgemeinen Verschlechterung des Gesamtzustandes begleitet. Sehr frühe Erscheinungen sind ein nachlassendes Gedächtnis. Der Betreffende wird etwas vergeßlich. Er hat Schwierigkeiten, neue Fähigkeiten zu erlernen oder rechnerische Aufgaben zu lösen. Er kann in seinem Beruf versagen oder nicht mehr so gerne lesen wie vorher. Seine Persönlichkeitsstruktur kann sich ändern, oder er kann depressiv werden.

Später treten Verschlechterungen des Sprachvermögens und des Bewegungsablaufes in den Vordergrund. Zunächst kann der Betreffende nicht mehr das richtige Wort für bestimmte Dinge finden, oder er benutzt falsche Worte, und schließlich besteht eine weitgehende Unfähigkeit, sich auszudrükken. Er versteht Erklärungen immer schlechter. Er hört auf zu lesen und fernzusehen. Er entwickelt Schwierigkeiten, Dinge zu erledigen, die früher ohne weiteres durchgeführt werden konnten. Seine Handschrift kann sich verändern, er kann nur noch in gebückter Haltung gehen, schlürfen oder sich sonst ungeschickt bewegen. Er kann sich leicht verirren, vergessen, daß er den Herd angestellt hat, mißverstehen, was um ihn herum vorgeht und ein ungenügendes Urteilsvermögen zeigen. Seine Persönlichkeitsstruktur ändert sich, unmotivierte Zornausbrüche treten auf. Er ist nicht mehr in der Lage, verantwortungsvoll für sich selbst zu planen. Familien beachten oft nicht die ersten Anzeichen einer Verschlechterung von Sprache und Bewegungsablauf. Indem die Erkrankung aber voranschreitet, werden die entsprechenden Symptome deutlich.

Im späteren Verlauf der Erkrankung kommt es zu einer erheblichen Behinderung mit Inkontinenz, Unfähigkeit zu gehen und häufigen Fallereignissen. Die Kranken sind oft unfähig, mehr als ein oder zwei Worte zu sprechen. Sie vermögen niemanden mehr oder nur noch einen oder zwei Menschen zu erkennen. Sie benötigen Pflege von Angehörigen, Schwestern oder Pflegern. Es entwickeln sich sowohl physische wie auch intellektuelle Ausfallerscheinungen.

Die Alzheimersche Krankheit führt normalerweise innerhalb der nächsten sieben bis zehn Jahre zum Tod. Es ist aber auch ein schnellerer (drei bis vier Jahre) oder langsamerer Verlauf (bis zu 15 Jahren) möglich.

Bei Menschen, die an Alzheimerscher Krankheit leiden, können unter dem Mikroskop Strukturveränderungen des Gehirns gesehen werden. Diese beinhalten das überhäufige Vorkommen von Strukturen, die man neuritische Plaques und Alzheimersche Fibrillenveränderungen (s. Kapitel 17) nennt. Es handelt sich um pathologische Veränderungen des Gehirns. Die Diagnose der Alzheimerschen Krankheit wird durch bestimmte Symptome, deren Fortschreiten, die Abwesenheit anderer Gründe für den Krankheitszustand und ein Computertomogramm des Schädels gestellt. Die letzte Sicherung der Diagnose für eine Alzheimersche Krankheit kann allerdings nur unter Kenntnis der abnormen Strukturen im Gehirn (senile Plaques und Alzheimersche Fibrillenveränderungen) erfolgen. Eine Gehirnbiopsie ist hierzu der einzige Weg. Diese wird durch Entfernen eines Knochenstückes des Schädels und Entnahme eines kleinen Gehirnteils vorgenommen. Die Entfernung einer derartig kleinen Gehirnprobe hat keinen Einfluß auf die spätere intellektuelle Leistungsfähigkeit. Da es selbst nach korrekter Stellung der Diagnose zur Zeit keine wirkungsvolle Behandlungsmethode gibt, werden Gehirnbiopsien noch nicht routinemäßig durchgeführt. Dies könnte sich aber im Zuge der weiteren Demenzforschung ändern.

16.1.2 Multiinfarkt-Demenz

In der Vergangenheit dachte man daran, daß Demenz durch eine Verhärtung der Gehirnarterien herbeigeführt würde. Wir wissen heute aber, daß dies nicht der Fall ist. Bei der Multiinfarkt-Demenz zerstören wiederholte kleine Schlaganfälle verstreute Anteile des Gehirns. Der sich addierende Effekt dieser Schädigungen führt zur Demenz.

Die Multiinfarkt-Demenz beeinflußt verschiedene Funktionen wie Gedächtnis, Koordination und Sprachvermögen. Die Symptome unterscheiden sich etwas, je nachdem, welcher Teil des Gehirns eine Schädigung erlitten hat.

Multiinfarkt-Demenz verläuft meistens stufenförmig. Blicken Sie zurück, so erinnern Sie sich vielleicht, daß sich der Kranke erstmals zu einer bestimmten Zeit verschlechtert hat (im Gegensatz zum fortschreitenden, kaum merkbaren Verlauf der Alzheimerschen Krankheit). Danach scheint eine weitere

Verschlechterung auszubleiben oder das Befinden bessert sich sogar etwas. Einige Fälle von Multiinfarkt-Demenz verlaufen progredient, andere können für Jahre stationär bleiben. Hin und wieder wird ein Fortschreiten der Multiinfarkt-Demenz durch Verhinderung weiterer Schlaganfälle vermieden, in anderen Fällen ist die Verschlechterung aber nicht aufzuhalten. Manche Kranke können Alzheimersche Krankheit und das Multiinfarkt-Leiden zusammen durchmachen.

16.1.3 Depression

Depression ist eine behandelbare Ursache der Demenz. In einem ausgewählten Kollektiv von Patienten, die im The-Johns-Hopkins-Hospital untersucht wurden, hatten etwa ein Viertel der Demenzkranken eine Depression. 82 % dieser Patienten besserten sich nach entsprechender Behandlung. Daß Depression Demenz verursachen kann, ist erst seit einiger Zeit bekannt, und gelegentlich wird der Arzt eine durch Depression verursachte Demenz verfehlen. Dennoch sind die Symptome der Depression meistens leicht erkennbar. Wenn immer eine Person mit Gedächtnisproblemen depressiv wird, sollte untersucht werden, ob die Depression als Ursache der Demenz infrage kommt. Die Depression sollte behandelt werden, gleichgültig ob zusätzlich eine irreversible Demenz vorliegt oder nicht. Erlauben Sie nicht, daß ein Arzt eine Depression lediglich zur Kenntnis nimmt. Denken Sie daran, daß nur die Depression gebessert werden kann, die Gedächtnisstörungen aber eventuell bestehen bleiben.

16.2 Andere Gehirnerkrankungen

Es gibt verschiedene andere Störungen der Gehirnfunktion, die nicht mit einer Demenz gleichzusetzen sind.

16.2.1 Delir

Der Ausdruck Delir beschreibt eine Gruppe von Symptomen, die verschiedene Ursachen haben können. Delir wird oft mit Demenz verwechselt. Wie die dementen Patienten, so können die delirösen Kranken ebenfalls vergeßlich und desorientiert sein. Im Gegensatz zu einem Kranken mit Demenz zeigt der delirante Patient eine Trübung des Bewußtseins. Der Kranke hat Mühe, seiner Aufmerksamkeit eine bestimmte Richtung zu geben, sich zu konzentrieren und anhaltende Aufmerksamkeit zu zeigen. Andere Symptome des Delirs können Realitätsverkennung, Wahnideen oder Halluzinationen beinhalten. Weiterhin kommt unzusammenhängendes Sprechen, Schläfrigkeit am Tage, Schlaflosigkeit in der Nacht sowie überschießende oder verminderte physische (motorische) Aktivität vor. Die Symptome des Delirs entwickeln sich oft über Stunden oder Tage. Sie neigen über den Tag hinweg im Stärkegrad zu- und abzunehmen.

Ältere Menschen, die keine zur Demenz führende Erkrankung durchmachen, zeigen - oft intermittierend - Symptome einer verminderten Spannkraft, Verwirrtheit oder Gedächtnisstörung. Diese Symptome können Ausdruck eines Delirs, hervorgerufen durch andere Erkrankungen oder Medikamente, sein. Das Delir ist ein Symptom, und die verursachende Erkrankung muß identifiziert und wenn möglich behandelt werden.

Demenzkranke neigen dazu, zusätzlich zur Demenz ein Delir zu entwikkeln. Vielleicht haben Sie schon einmal beobachtet, wie eine plötzliche Verschlechterung des Zustandes beim Aufkommen anderer Probleme wie Verstopfung, Grippe, Infektion oder einer einfachen Erkältung einsetzt. Es ist wichtig, diese zusätzlichen Krankheiten zu behandeln, da bereits leichte Krankheitszustände den Allgemeinzustand eines Demenzkranken wesentlich verschlechtern.

16.2.2 Senilität, chronisches organisches zerebrales Syndrom, akutes oder reversibles organisches zerebrales Syndrom

Das Wort *senil* meint lediglich »alt«. Senilität beschreibt keine Krankheit und wird von manchen Menschen in herabwürdigender Weise oder im Sinne eines Vorurteils benutzt.

Das *chronische organische zerebrale Syndrom* und das *akute oder reversible organische zerebrale Syndrom* sind Begriffe, die von einigen benutzt wurden, um jene Demenzzustände zu beschreiben, die nicht behandelbar (chronisch) oder behandelbar (akut) waren. Diese Ausdrücke werden heute nicht länger benutzt, da sie zu unspezifisch sind und eine Prognosestellung beinhalten. Wir hoffen, daß es mit der Zeit kein »chronisches« zerebrales Syndrom mehr geben wird.

16.2.2.1 TIA

TIA heißt »Transitorische ischämische Attacke«. Diese ist eine temporäre Behinderung durch unzureichende Blutzufuhr zu bestimmten Teilen des Gehirns. Der Betreffende ist unfähig zu sprechen oder seine Sprache wird undeutlich. Er kann Schwäche entwickeln, gelähmt sein, Schwindel empfinden oder Brechreiz verspüren. Diese Symptome dauern meist nur einige Minuten oder Stunden, und der Patient erholt sich danach vollkommen. Im Gegensatz hierzu steht der Schlaganfall, der eine gleiche Symptomatik haben kann, bei dem aber eine dauernde Behinderung nachbleibt. Sehr kleine Defizite können der Aufmerksamkeit entgehen. TIAs sollten als Vorwarnung für einen Schlaganfall betrachtet und dem Arzt hierüber Bericht erstattet werden.

16.2.2.2 Lokalisierte zerebrale Schädigungen

Das Gehirn kann Schädigungen ausgesetzt sein, die temporär oder für immer Funktionsstörungen kleinerer oder größerer Teile des Gehirns bewirken. Es kann sich um Hirntumoren, Schlaganfälle oder Schädeltraumen handeln. Obgleich manchmal mehr als eine zerebrale Funktion betroffen ist, bleiben die resultierenden Beeinträchtigungen im Gegensatz zur Demenz beschränkt. Die Symptome zeigen dem Neurologen, in welchem Bereich des Gehirns die Schädigung liegt. Man spricht von einer fokalen (lokalisierten) Gehirnschädigung (Verletzung). Ist der Schaden ausgedehnt, können die resultierenden Symptome einer Demenz gleichkommen.

Ein Schlaganfall, der plötzliche Lähmung einer Seite des Körpers, Speichelfluß einer Seite oder Sprachprobleme beinhaltet, entspricht der Schädigung eines speziellen Gehirnteils. Schlaganfälle können durch gefäßverstopfende Blutgerinsel oder durch das Zerreißen eines Gefäßes mit nachfolgender Gehirnblutung hervorgerufen werden. Oft sind die Gehirnzellen durch begleitende Schwellung vorübergehend in ihrer Tätigkeit beeinträchtigt. Diese Störung kann sich nach Rückgang der Schwellung zurückbilden. Oft ist es so, daß andere Gehirnteile nach und nach Funktionen der untergegangenen Gehirnanteile übernehmen. Menschen, die einen Schlaganfall erlitten haben, können sich in ihrem Befinden bessern. Ein Rehabilitationsprogramm ist für Schlaganfallkranke von großer Wichtigkeit. Die Wahrscheinlichkeit, einen weiteren Schlaganfall zu erleiden, wird durch eine gute medizinische Versorgung herabgesetzt.

16.2.2.3 Schädelverletzungen

Schädelverletzungen können Gehirnteile direkt zerstören oder die Durchblutung schädigen. Manchmal sammelt sich Blut zwischen knöchernem Schädel und Gehirn an. Diese Blutansammlung übt einen Druck auf Gehirnzellen aus und kann diese schädigen. Man spricht von einem *subduralen Hämatom.* Selbst unbedeutende Fallereignisse können derartige Blutungen erzeugen.

Demenzkranke fallen leicht und sind eventuell nicht in der Lage, hierüber zu berichten. Vermuten Sie, daß ein Kranker seinen Kopf an einen Gegenstand geschlagen hat, so sollte sofort ein Arzt hinzugezogen werden. Dauerhafte Schädigungen können durch eine entsprechende Behandlung vermieden werden. Eine Blutung muß hierbei nicht immer am Ort der Gewalteinwirkung lokalisiert sein.

17. Kapitel: Demenzforschung

Wir haben einen aufregenden Punkt in der Demenzforschung erreicht. Es ist nicht allzu lange her, daß die meisten Menschen annahmen, daß Demenz das natürliche Resultat des Alterns sei. Es gab nur wenige Pioniere auf diesem Gebiet. In den letzten zehn Jahren hat sich dies grundlegend geändert. Wir wissen jetzt, daß

(1) Demenz nicht die natürliche Folge des Alterns darstellt,
(2) diese durch verschiedene identifizierbare Krankheiten hervorgerufen wird,
(3) eine Diagnosestellung für die Behandlung zugrundeliegender heilbarer Erkrankungen erforderlich ist,
(4) die richtige Diagnosestellung für eine sachgemäße Handhabung der heute noch nicht heilbaren Krankheiten wichtig ist.

Zum jetzigen Zeitpunkt gibt es ausgedehnte Forschungsprojekte, die sich mit den zur Demenz führenden Krankheiten beschäftigen. Neue Möglichkeiten der Erkennung geben wesentlich klarere Vorstellungen über Vorgänge im Gehirn. Aufgrund eines besseren Informationsstandes der Öffentlichkeit besteht ein zunehmendes Interesse an Fortschritten auf diesem Sektor. Talentierte Männer und Frauen haben sich dem Studium der Demenz zugewandt. Wir hoffen, daß ihnen in zunehmendem Maße ausreichende Mittel für die anstehende Forschung zur Verfügung gestellt werden.

17.1 Forschung verstehen

Das Verstehen und die Interpretation dessen *was* Forschungsergebnisse bedeuten, ist manchmal sowohl für Wissenschaftler als auch betroffene Familien schwierig. Hier sind einige Dinge, die Sie wissen sollten, um ein besseres Verständnis für anstehende Forschungsergebnisse zu erlangen.

Es ist wichtig, daß in Studien die verwendeten Begriffe klar definiert sind. Verschiedene Forscher haben Menschen mit »organischem zerebralem Syndrom« studiert. Dic anfallenden Daten solcher Studien sind aber schwierig zu interpretieren, da wir nicht wissen, ob die untersuchten Patienten tatsächlich eine Alzheimersche Krankheit hatten oder an einer anderen Krankheit litten.

Es gibt einen Unterschied zwischen Beziehungen zweier Dinge und dem Beweis, daß ein Ereignis durch ein anderes verursacht wurde. Wir könnten z. B. in Gehirnen dementer Patienten A und B vorfinden. Dies bedeutet aber nicht, daß A von B verursacht wurde. A und B können gleichzeitig durch einen unbekannten Faktor C produziert worden sein.

Weiterhin ist wichtig, daß bei Studien der Einfluß anderer störender Einflüsse ausgeschlossen wird. Oft ist es so, daß sich der Patient unter Anwendung einer neuen Technik oder eines Medikaments bessert. Hierbei ist zu beachten, daß an dieser Besserung auch die Erwartungen des Arztes, des Patienten und der Familie, zusätzliche Aufmerksamkeiten sowie einige andere Faktoren beteiligt sein können. Dies nennt man Placeboeffekt, der häufig angetroffen wird. Gute Studien bezüglich der Wirksamkeit von Medikamenten sind so sorgfältig angelegt, daß die Wirkung anderer störender Faktoren keine Rolle mehr spielt. Wird Ihnen mitgeteilt, daß mehrere Menschen durch bestimmte Medikamente gebessert wurden, so kann dies daran liegen, daß nicht die gleiche Krankheit vorlag, oder daß ein Placeboeffekt für kurzzeitige Besserungen verantwortlich war.

Auch Tierversuche sollten richtig eingeschätzt werden. Wissenschaftler, die mit Tieren arbeiten, wissen, ob beobachtete Reaktionen an Tieren mit menschlichen Reaktionen gleichzusetzen sind bzw. wann dies nicht geschehen darf. Besteht eine Beziehung zwischen einer chemischen Substanz und einer Krankheit, so kann die Gabe sehr hoher Dosen bei einem Tier mit kurzer Lebenserwartung die hervorgerufenen Wirkungen in besonders klarer Weise deutlich machen.

Epidemiologie beschäftigt sich mit der Verteilung von Krankheiten in großen Populationen. Die Epidemiologie der zur Demenz führenden Erkrankungen können dem Wissenschaftler langfristig Verbindungen zwischen diesen Krankheiten und anderen bisher unbekannten Faktoren - z. B. Erbfaktor, bestimmte Diäten in der Kindheit oder Anwendung bestimmter Medikamente vor vielen Jahren - aufzeigen. Haben Sie selbst schon einmal in Forschungsprogrammen mitgewirkt, so wissen Sie, daß viele Fragen gestellt wurden, die scheinbar keinen Bezug auf die anstehenden Probleme hatten, den Forschern aber wichtige epidemiologische Informationen vermittelten.

Im folgenden wird eine Zusammenfassung einiger Forschungsergebnisse, von denen Sie vielleicht schon gelesen oder gehört haben, zusammengestellt.

17.1.1 Forschung auf dem Gebiet der Multiinfarkt-Demenz und des Schlaganfalls

Wissenschaftler bemühen sich, herauszufinden, welchen Einfluß Hochdruck, Übergewicht, bestimmte Diäten, Rauchen, Herzerkrankungen und andere Faktoren für das Auftreten eines Schlaganfalls haben. Sie studieren, welche Bezirke des Gehirns besonders oft betroffen werden und die damit verbundenen chemischen Besonderheiten. Sie beurteilen, wie, wann und in welchem Maße rehabilitative Trainingsprogramme einem Kranken helfen können. Sie untersuchen den Einfluß von Medikamenten auf Schlaganfallhäufigkeit, Blutgefäßerweiterung, Zunahme des Sauerstoffangebotes an das Gehirn und Herabsetzung der Gerinnungsfähigkeit des Blutes.

17.1.2 Forschung auf dem Gebiet der Alzheimerschen Krankheit

17.1.2.1 Neurotransmitter

Wissenschaftler haben entdeckt, daß chemische Substanzen im Gehirn, die man Neurotransmitter nennt, für Nachrichten wichtig sind, die von einer Nervenzelle zur anderen weitergeleitet werden. Man hat gelernt, daß bei einigen Krankheiten ein Mangel an bestimmten Neurotransmittersubstanzen vorhanden ist. So erhält ein Patient mit Parkinsonscher Krankheit z. B. die Substanz L-Dopa, die den Mangel des Neurotransmitters Dopamin ersetzt und die Symptomatik bessert.

Wissenschaftler wissen, daß Menschen mit Alzheimerscher Krankheit einen Mangel des Enzyms Cholinacetyltransferase besitzen, das zur Produktion des Neurotransmitters Acetylcholin erforderlich ist. Aus diesem Grund nimmt man an, daß im Gehirn von Alzheimer-Kranken ein Acetylcholin-Mangel vorhanden ist. Es sind Untersuchungen im Gang, um Wege zu finden, den Gehalt des Gehirns an Acetylcholin zu steigern oder eine Substanz zu finden, die Acetylcholin ersetzt. Andere Neurotransmitter wie Somatostatin können ebenfalls vermindert sein.

17.1.2.2 Strukturelle Hirnveränderungen

Es ist seit langem bekannt, daß mikroskopische Veränderungen des Gehirns bei Alzheimer-Kranken als senile Plaques und Alzheimersche Fibrillenveränderungen vorkommen. Diese finden sich in wesentlich geringerer Anzahl im Gehirn gesunder älterer Menschen. Wissenschaftler analysieren ihre Struktur und Chemie, um mehr Informationen über deren Bedeutung im Rahmen der Alzheimerschen Krankheit zu erhalten.

17.1.2.3 Ernährung

In der Nahrung vorkommendes Lecitin und Cholin sind für den Aufbau von Acetylcholin im Körper erforderlich. Es wurden Studien durchgeführt, in denen Patienten mit Demenz größere Mengen Lecitin zugeführt bekamen. Die Resultate enttäuschten, es verblieben aber noch eine Reihe von Fragen, die in diesem Zusammenhang näher untersucht werden müssen. Es sollte viel mehr darüber bekannt sein, warum Acetylcholin in einigen Gehirnen nur in verminderter Menge gefunden wird. Familien versuchen oft, den erkrankten Angehörigen Lecitin, das in Apotheken oder Reformhäusern gekauft werden kann, in vermehrtem Maße zuzuführen. Es gibt aber zur Zeit keinen Beweis, daß dies zur Verbesserung der Gedächtnisleistung, der Stimmung oder der gestörten Verhaltensweise führt.

17.1.2.4 Metalle

Aluminium wurde in den Gehirnen einiger Patienten mit Alzheimerscher Krankheit in übernormalen Konzentrationen gefunden. Andere Metalle wie Mangan sind für weitere Demenzformen von Interesse. Es scheint heute, daß der vermehrte Aluminiumgehalt das Resultat eines übergeordneten Faktors ist, der gleichzeitig auch für die Demenz verantwortlich ist. Aluminium als Ursache für die Demenz erscheint unwahrscheinlich. Einige Menschen fragen sich, ob sie Antazida (aluminiumhaltige säurebindende Medikamente für Magenulcus) noch nehmen dürfen bzw. aufhören sollten, in Aluminiumtöpfen zu kochen oder Deodorantien (ebenfalls aluminiumhaltig) zu gebrauchen. Es gibt z. Zt. aber keinen Hinweis, daß hier eine Beziehung zur Demenz besteht. Studien an Menschen, die besonders stark und lange mit Aluminium in Kontakt kamen, zeigten, daß diese Einwirkung nicht zur Demenz führte. Zur Zeit werden einige Substanzen, die helfen, den Körpergehalt an Aluminium zu reduzieren, getestet.

17.1.2.5 Viren

Mehrere Untersuchungsergebnisse haben Wissenschaftler veranlaßt, anzunehmen, daß die Alzheimersche Krankheit eventuell durch eine Viruserkrankung ausgelöst werden könnte. Vielleicht haben Sie bereits etwas über die Creutzfeld-Jacobsche Krankheit oder die Kuru-Krankheit gelesen. Beides sind sehr seltene Leiden, die offensichtlich durch ein virusartiges Agenz übertragen werden. Zur Zeit gibt es aber keine Beweise für die Hypothese, daß die Alzheimersche Krankheit durch derartige Slow-Viren verursacht wird. Forschungsprojekte bemühen sich zur Zeit um weitere Informationen.

17.1.2.6 Medikamente

Wissenschaftler studieren zahlreiche Verbindungen im Hinblick auf die Besserung einer verminderten Gedächtnisleistung. Von Zeit zu Zeit werden verschiedenste derartige Medikamente für Demenzkranke empfohlen. Trotz erster positiver Berichte konnte unter sorgfältiger labormäßiger Austestung keines als wirksam bezeichnet werden. Neue Medikamente werden weiter getestet. Von ihnen wird man immer wieder einmal hören. Vielleicht ermöglichen sie in der Zukunft eine effektive Behandlung. Andere Prüfsubstanzen wird man fallen lassen, wenn sorgfältige Studien ihre Unwirksamkeit bewiesen haben.

17.1.2.7 Immunologische Defekte

Das Immunsystem dient der Infektionsabwehr. Einige dieser Proteine, die der Körper zur Infektionsabwehr benutzt, wurden in von der Norm abweichenden Mengen bei Alzheimer-Kranken gefunden.

Das Verteidigungssystem des Körpers, das fremde Zellen wie beispielsweise krankheitserregende Organismen angreift, kann, wie Wissenschaftler annehmen, entgleisen und dann körpereigene Zellen schädigen. Eine Theorie ist hierbei, daß hier ein ursächlicher Zusammenhang mit der Alzheimerschen Krankheit bestehe. Zahlreiche Studien werden zur Zeit durchgeführt, um diese Theorie näher zu analysieren.

17.1.2.8 Neuropsychologie

Neuropsychologie ist das Studium der Beziehung zwischen Gehirnstruktur und Verhalten. Neuropsychologen haben besonders einfallsreiche Wege aufgezeigt, um die Alzheimersche Krankheit zu diagnostizieren und herauszufinden, welche Teile des Gehirns speziell betroffen sind.

17.1.2.9 Weitere Forschungen

Andere Forscher haben das Verhalten der Blutströmung im Gehirn, den genetischen Hintergrund und die Krankengeschichte dementer Patienten studiert. Vielleicht werden von derartigen Studien einige Aufschlüsse über die Natur der Krankheit kommen. Bisher haben sich jedoch noch keine eindeutigen Resultate ergeben. Eine neue und aufregende Untersuchungsmethode ist die transaxiale Positronen-Emmissions-Tomographie (PETT), die Wissenschaftler in die Lage versetzen könnte, zu bestimmen, welche Gehirnanteile unter bestimmten Leistungen aktiv werden. Der Vergleich von Gesunden und Erkrankten könnte uns Hinweise geben, welche Strukturen bei Demenzkranken betroffen sind.

17.2 Die Rolle der Vererbung

Oft fragen Familien, ob die Erkrankung erblich ist oder ob eine Wahrscheinlichkeit besteht, daß spätere Generationen an der Alzheimerschen Krankheit leiden werden. Die Wahrscheinlichkeit eines Erwachsenen, die Alzheimersche Krankheit zu erwerben, beträgt bei einem Alter von 65 Jahren ein oder zwei auf Hundert. Dieser Wert vervierfacht sich, sofern ein enger Verwandter ebenfalls an der betreffenden Krankheit leidet. Diese Daten und die Erkenntnis, daß die Erkrankung Beziehungen zu anderen Erkrankungen wie das Down-Syndrom (Mongolismus) besitzt, welche mit Chromosomendefekten einhergehen, haben die Untersucher auf die Idee gebracht, daß ein genetischer Faktor bei der Alzheimerschen Krankheit eine Rolle spielen könnte. Ein genetischer Faktor kann bedeuten, daß der Betreffende die Tendenz zur vermehrten Anfälligkeit in sich trägt. Dies bedeutet aber nicht, daß er deshalb notwendigerweise erkrankt.

Einige Untersucher glauben, daß Frauen eher zur Alzheimerschen Krankheit neigen als Männer, die häufiger eine Multiinfarkt-Demenz entwickeln. Diese Beobachtung könnte damit zusammenhängen, daß Männer zu vaskulären Erkrankungen tendieren, während Frauen eine längere Lebenserwartung besitzen, wobei die Häufigkeit der Alzheimerschen Erkrankung mit dem Alter zunimmt. Wissenschaftler versuchen, herauszufinden, ob diese Annahmen richtig sind.

*Ein wesentlicher Bestandteil der Alzheimerschen Fibrillenveränderungen und der senilen Plaques ist Amyloid. Es handelt sich hierbei um eine charakteristische Eiweißablagerung, die sich wahrscheinlich aus einer Zellmembrangebundenen Vorstufe entwickelt. Mehrere Arbeitsgruppen haben 1987 gleichzeitig entdeckt, daß die Bildung dieser Substanz durch ein sich auf dem Chromosom 21 befindliches Gen gesteuert wird und daß bei Patienten mit Alzheimerscher Krankheit durch Vermehrung dieses Gens eine überschießende Amyloidbildung zustande kommt. Der Hauptbestandteil des bei Alzheimerkranken vermehrt abgelagerten Amyloids im Gehirn ist eine unlösliche, leicht aggregierende Verbindung, die sogenannte A4-Substanz. Diese findet sich nicht nur vermehrt im Gehirn älterer Alzheimerkranker, sondern auch im Gehirn von mongoliden Kranken (sogenanntes Down-Syndrom oder Trisomie 21), d. h. Menschen mit einem dreifachen Satz des Chromosoms 21, die bereits in frühem Erwachsenenalter das Vollbild der Alzheimerschen Krankheit erkennen lassen.

Die vorgelegten Befunde scheinen auf eine dominante Erbanlage für die vermehrte Amyloidablagerung hinzuweisen. Dies bedeutet selbstverständlich nicht, daß 50% der Nachkommen eines Alzheimerkranken selbst von dieser Störung befallen sein werden. Der Gipfel des ersten Auftretens von Alzheimersymptomen liegt um 80 Jahre, d. h. in einem Altersabschnitt, den die meisten der möglicherweise gefährdeten Individuen wahrscheinlich nicht erreichen werden.

17.3 Aktivität bewahren

Oft überlegen sich Menschen, ob es stimmt, daß geistiges Training und körperliche Belastung vor einer Demenz bewahren. Soweit wir wissen, kann weder körperliche Belastung noch geistige Aktivität die Alzheimersche Krankheit verhindern oder ihren Verlauf ändern. Aktivität hilft der allgemei-

---

* Die folgenden beiden Absätze sind vom Übersetzer in die zweite Auflage neu eingefügt worden.

nen Gesundheit und verbessert die Lebensqualität. Einige Studien, die nicht zwischen den einzelnen Ursachen der Demenz unterschieden haben, kamen zu fehlerhaften Resultaten hinsichtlich des Effekts von Aktivität auf die Demenz. Manchmal entwickeln Menschen eine Demenz, nachdem sie in den Ruhestand getreten sind. Untersucht man dies jedoch genauer, so stellt sich heraus, daß die frühen Stadien der Demenz schon vorhanden waren, bevor der Betreffende in Pension ging, und daß die frühzeitig einsetzende, zu diesem Zeitpunkt noch nicht identifizierte Demenz ein Faktor war, der für den Entschluß, in den Ruhestand zu treten, mit verantwortlich war.

17.4 Einfluß einer akuten Krankheit auf die Demenz

Hin und wieder entwickeln Menschen eine Demenz nach schwerer Krankheit, Hospitalisation oder Operation. Soweit wir wissen, haben diese Dinge nichts mit der Entwicklung der Alzheimerschen Krankheit zu tun. Bei genauer Untersuchung wird es oft klar, daß die Demenz schon angefangen hat, bevor eine Operation durchgeführt wurde oder sich eine andere Krankheit entwickelte. Der Streß einer akuten Erkrankung und die Tendenz von Demenzkranken ein Delir zu entwickeln, führt zur Verschlechterung der Situation, so daß die Demenz nun erstmals erkennbar wird. Die zerebrale Behinderung macht eine Erholung besonders schwierig, und es *scheint* dann, daß die Demenz zugenommen hat.

17.5 Studien zur Versorgung Demenzkranker

Wissenschaftler haben ihr Interesse jetzt besonders auf die Alzheimersche Krankheit, auf die Multiinfarkt-Krankheit und den Schlaganfall gerichtet. In zukünftigen Zeiten werden wir diese Erkrankungen verhindern oder zumindest effektiv behandeln können. In der Zwischenzeit muß als Positivum gelten, daß wir mehr über die Pflege Demenzkranker gelernt haben. Vieles kann getan werden, um die Lebensqualität des Kranken und seiner Familie zu bessern. Dieses Buch soll helfen, das wachsende Verständnis für Wege, die zur Verbesserung der Lebensqualität trotz anhaltender Krankheit führen, deutlich zu machen.

Anhang für Leser der deutschen Übersetzung

1. Kurzer Abriß der Terminologie bei Verwirrtheiten älterer Menschen

Wird ein verwirrter Kranker stationär aufgenommen, so stellt sich als erstes die für jede weitere Diagnostik wichtige Frage: Akute oder chronische Verwirrtheit? Meist kann dies unter Mithilfe der Angehörigen entschieden werden.

Die *akute Verwirrtheit* gehört in den Formenkreis des Delirs, besitzt stets einen »Auslöser« und ist prognostisch günstig, d. h. bildet sich innerhalb weniger Tage wieder zurück. Der »Auslöser« einer akuten Verwirrtheit kann eine schwerwiegende Krankheit (Pneumonie, Herzinfarkt usw.), eine plötzliche gesundheitliche Störung (Fallereignis, Harnverhaltung usw.) oder ein psychischer Streß (Tod des Ehepartners, Umzug usw.) sein.

Die *chronische Verwirrtheit* ist stets progredient und führt ohne wesentliche Schwankungen zur vollständigen Hilflosigkeit und zum Tod. Es gibt grundsätzlich zwei Formen der chronischen Verwirrtheiten: Verwirrtheiten, die einer Therapie noch nicht zugänglich sind (Alzheimersche Krankheit, Multiinfarktdemenz), und Verwirrtheiten, die bei rechtzeitiger Erkennung der Ursache geheilt werden können (Schilddrüsenunterfunktion, langsam wachsende Tumoren der Hirnhäute, bestimmte Formen der Hirnwasserabflußstörung, chronische Hirnhautblutungen usw.). Nicht behandelbare chronische Verwirrtheiten wurden unter verschiedensten Namen geführt wie chronisches cerebrales Syndrom, psychoorganisches Hirnsyndrom, chronic brain failure oder senile Demenz.

Akute und chronische Verwirrtheiten kommen auch *kombiniert* vor. Chronisch verwirrte Patienten neigen in besonderem Maße auch bei geringen Störungen ihres Gesundheitszustandes oder psychischer Belastungen zu akuten Verschlechterungen und erholen sich im Unterschied zu akut verwirrten Patienten meistens nicht wieder vollkommen auf den Stand der vorher bestandenen intellektuellen Leistungsfähigkeit.

2. Geriatrisch-soziale Dienste in der Bundesrepublik Deutschland

2.1 Geriatrische Kliniken

Die Struktur geriatrischer Kliniken ist in Deutschland bis heute noch nicht einheitlich definiert. Es besteht eine gewisse Einigkeit darüber, daß geriatrische Krankenanstalten interne Kliniken darstellen, die sich speziell mit

Alterskrankheiten beschäftigen. Wichtig ist hierbei, daß viele Kliniken starre Altersgrenzen für die Charakterisierung ihres Krankenguts ablehnen. Typische Alterskrankheiten umfassen chronische arterielle Verschlüsse, chronische Gelenkerkrankungen, chronische Herzinsuffizienz, bestimmte Formen von Inkontinenz, chronische zerebrale Prozesse usw. Derartige Krankheitsformen können (wenn auch selten) auch in jüngeren Jahren auftreten und werden dann zweckmäßigerweise dem darin erfahrenen Geriater zugewiesen.

Internistisch-geriatrische Kliniken können vorwiegend der Rehabilitation Chronischkranker dienen. Sie können aber auch in sich abgeschlossen sein, an der akuten Versorgung teilnehmen und eine eigene Intensivstation besitzen. In der Regel ist die Aufnahme chronisch-verwirrter Patienten, die eine geschlossene Umgebung erfordern (Tendenz zum Weglaufen, suizudale Absichten) in Geriatrischen Kliniken nur in Ausnahmefällen möglich. Nicht selten ist hier eine Verlegung in Gerontopsychiatrische Abteilungen eines Landeskrankenhauses erforderlich.

Geriatrische Tageskliniken als eine mögliche Form kostengünstiger Nachsorge sind im Gegensatz zu England, Kanada, der Schweiz und den skandinavischen Ländern nur vereinzelt vorhanden. Für stark verwirrte geriatrische Patienten stehen zur Zeit nach unserem Wissen keine Tagesklinikplätze in der Bundesrepublik zur Verfügung.

Weitere Formen der Nachsorge sind Geriatrische Rehabilitationskliniken, die ein Anschlußheilverfahren nach schweren Akuterkrankungen durchführen können. Verwirrte Patienten werden allerdings in der Regel nicht angenommen.

2.2 Betreuung nach Klinikentlassung zu Hause

In Duisburg steht als Nachsorgedienst ein sogenanntes Telecheckprogramm zur Verfügung. Dieses umfaßt eine zwei Wochen dauernde telefonische Betreuung bei Patienten, die aus der stationären Behandlung der Geriatrischen Klinik entlassen wurden. In der ersten Woche werden die Patienten zweimal täglich, in der zweiten Woche einmal täglich angerufen. Im Falle, daß der Anruf nicht beantwortet wird, erfolgt die Verständigung des Malteser-Hilfsdienstes, der einen hinterlegten Haustürschlüssel an der Klinikpforte abholt, direkt in die Wohnung geht und hier die Situation überprüft.

Eine weitere Form der häuslichen Überwachung ist der »Funkfinger«. Es handelt sich um ein elektronisches Gerät, das tagsüber in der Wohnung um den Hals getragen wird und auf Knopfdruck mit einer dem Telefon angeschlossenen Zentrale verbindet. Über Lautsprecher wird nach dem Befinden gefragt und gegebenenfalls eine Rettungsaktion eingeleitet. Im Ruhrgebiet steht dieser Dienst über die Caritas mit ihrer Funkzentrale in Essen zur Verfügung.

2.3 *Mobile Hilfsdienste*

Es gibt Stadien, in denen vollständige Selbständigkeit zu Hause für ältere Menschen schwierig zu werden beginnt, eine Heimaufnahme aber nicht gewünscht wird oder noch nicht erforderlich ist. Hier können nach Erfordernis verschiedene Hilfen angeboten werden.

Grundsätzlich sind folgende Kategorien zu unterscheiden:
(1) Essen auf Rädern,
(2) Hauspflegedienst,
(3) Gemeindeschwestereinsatz,
(4) Sozialstationen,
(5) mobiler sozialer Hilfsdienst.

Essen auf Rädern steht in fast allen größeren Gemeinden zur Verfügung. Vorbild waren die »meals on wheels« in England. Es können fünfmal wöchentlich warme Mahlzeiten (inkl. Diäten) bezogen werden. Am Sonnabend und Sonntag stehen aufwärmbare Mahlzeiten zur Verfügung, die am Freitag mit ausgeliefert werden. Essen auf Rädern wird durch die freien Wohlfahrtsverbände zur Verfügung gestellt. Der Patient bezahlt die Mahlzeit zwar selber, erhält aber je nach Einkommenslage einen Kostenzuschuß.

Der Hauspflegedienst ist ebenfalls eine Einrichtung der freien Wohlfahrtsverbände (Rotes Kreuz, Arbeiterwohlfahrt, Caritasverband, Diakonisches Werk usw.). Hauspflege erhalten stundenweise alle bedürftigen Kranken (meist geriatrische Patienten), die einerseits nicht in der Lage sind, sich selbst voll zu versorgen, für die andererseits aber eine institutionalisierte Pflege nicht erforderlich ist. Der Hauspflegedienst wird von dem Empfänger, soweit die Mittel es zulassen, selbst getragen. Andernfalls tritt der Sozialhilfsträger ein.

Die klassische Versorgung älterer hinfälliger Patienten zu Hause ist der Gemeindeschwestereinsatz. Er wurde bisher von den einzelnen kirchlichen Gemeinden getragen und hat sich in der Vergangenheit als überaus segensreich erwiesen. Oft war es nur hierdurch möglich, Gebrechliche in ihrer alten häuslichen Umgebung zu belassen.

Eine neuere Entwicklung auf dem Gebiet der ambulanten pflegerischen Versorgung ist die Einrichtung von Sozialstationen. Sozialstationen dienen bestimmten Stadt- oder Gemeindebezirken und stellen auf zentraler Basis Hauspflegedienste zur Verfügung. Es sind Tendenzen vorhanden, auch die Gemeindeschwesterarbeit hierin zu integrieren. In Nordrhein-Westfalen wurde am 18. 10. 1977 ein Erlaß zur finanziellen Förderung der Sozialstationen herausgebracht. Das Ziel war, einen Einzugsbereich von etwa 20 000 bis 60 000 Einwohnern durch jeweils eine Sozialstation abzudecken. Es hat sich herausgestellt, daß eine derartige Gliederung Vorteile für die pflegerische Versorgung älterer Menschen bringt.

Hauspflegedienste entfalten spezielle pflegerische Aktivitäten. Es bleiben aber immer noch Lücken, z. B. Hilfen für Reinemachen, Einholen, Gänge zu

Behörden sowie Rollstuhlfahrerbetreuung und allgemein aktivierende Besuche. Hier springt ein mobiler sozialer Hilfsdienst ein, wie er z. B. in Duisburg besteht und von einem gemeinnützigen »Verein Bürgerhilfe« organisiert wird. Der Verein stellt für die oben skizzierten Aufgaben Zivildienstleistende ein.

In bestimmten Fällen übernehmen auch gesetzliche Krankenkassen die Kosten für Heilmittel, Hilfsmittel, Applikationshilfen, häusliche Krankenpflege sowie Haushaltshilfen.

Heilmittel sind Gegenstände, die äußerlich angewendet auf die Heilung einer bestimmten Krankheit hinwirken (z. B. Leibbinden, Eisbeutel). *Hilfsmittel* dienen dem Ausgleich mangelhafter oder fehlender Körperfunktionen (z. B. Prothesen, Krankenfahrzeug). *Applikationshilfen* dienen zur Verabreichung von Medikamenten und Nahrung (z. B. Spritzen, Sonden, Inhaliergeräte). Demgegenüber werden Gebrauchsgegenstände des täglichen Lebens von den Kassen nicht getragen (z. B. Krankenbett).

Inkontinenzartikel gelten als Hilfsmittel, sofern sie im Zusammenhang mit der Behandlung einer Krankheit stehen. Dies ist im Rahmen einer Decubitus- oder Dermatitidenbehandlung der Fall. Vorbeugend werden sie nur dann von den Kassen übernommen, wenn ein Bemerkbarmachen des Harndrangs (z. B. bei Aphasie, Sprachstörungen) unmöglich ist und das Auftreten von Decubitus oder Dermatitiden droht.

Auch eine häusliche *Krankenpflege* kann von den gesetzlichen Krankenkassen übernommen werden. Voraussetzung ist, daß hierdurch ein Krankenhausaufenthalt vermieden wird (1) oder daß eine Krankenpflege geboten, aber nicht durchführbar ist (2) (z. B. wegen Ablehnung des Patienten, ein Krankenhaus aufzusuchen). In den meisten Fällen wird auch eine häusliche Krankenpflege bezahlt, die der Sicherung der ärztlichen Behandlung/Verordnung dient (3) (z. B. Kontrolle der Tabletteneinnahme, Wickeln der Beine, Applikation von Kompressionsstrümpfen). Die häusliche Krankenpflege wird im allgemeinen nur von Krankenkassen getragen, sofern Nichtfamilienangehörige (Krankenschwestern, im Ausnahmefall z. B. Nachbarn) die Pflege durchführen. Kinder sind nach dem BGB verpflichtet, unentgeltlich für ihre Eltern zu sorgen. Hier können jedoch Mehraufwendungen (Reisekosten) erstattet werden. Eine Gewährung von (1) und (2) setzt stets voraus, daß kein Dauerzustand vorliegt und eine Heilung, Besserung, Verhütung einer Verschlimmerung oder Linderung der Krankheit zu erwarten ist. Die häusliche Krankenpflege umfaßt die Behandlungspflege für die Fälle 1–3 (Injektionen, Verbandwechsel, Katheterisierung, Wickel, Einlauf, Dekubitusversorgung, Bewegungsübungen, Medikamentengabe) und Grundpflege für die Fälle 1 und 2 (Betten, Lagern, Körperpflege).

Neben der häuslichen Krankenpflege kann die Krankenkasse unter bestimmten Voraussetzungen auch eine *Haushaltshilfe* gewähren, sofern Krankenhausaufenthalte hierdurch vermieden werden (z. B. Verordnung einer absoluten Ruhestellung bei Krebskranken).

Die Leistungsanträge sind immer vor Beginn der Maßnahme oder Anschaffung bei der Krankenkasse zu beantragen. Hierfür stehen zum Teil spezielle Verordnungsblätter zur Verfügung, die vom Krankenhaus- oder Hausarzt entsprechend den oben angegebenen Notwendigkeiten ausgefüllt werden.

Bei der häuslichen Krankenpflege zu (3) und der Haushaltshilfe hängt die Leistungsgewährung u. a. von einer entsprechenden Satzungsbestimmung der einzelnen Krankenkassen ab. Mangelt es an einer solchen, so fehlt die gesetzliche Grundlage, und die Kasse kann diese Leistung nicht zur Verfügung stellen.

2.4 Pflegegeld

Eine andere Form der Hilfe ist die Gewährung von Hilfe zur Pflege (Pflegegeld) nach Bestimmungen des Bundessozialhilfegesetzes (BSHG). Die Höhe des Pflegegeldes ist abhängig von dem Schweregrad der Pflegebedürftigkeit. Der Kranke bzw. Hilfsbedürftige hat so die Möglichkeit zur Vergütung der erforderlichen Dienste, die er im Rahmen der Nachbarschaftshilfe, durch Angehörige usw. erhält, finanzielle Mittel in Anspruch zu nehmen.

2.5 Familienselbsthilfegruppen

Regelmäßige Zusammenkünfte von Angehörigen verwirrter Patienten sind erst in letzter Zeit organisiert worden. In Duisburg besteht seit Ende 1985 eine Selbsthilfegruppe »Club pflegender Angehöriger«, der in zweiwöchigen Abständen in den Räumen des DRK-Familienbildungswerkes, Eftstr. 15, tagt. Angehörige tauschen hier Erfahrungen aus und erhalten sachliche Ratschläge von in der Geriatrie erfahrenen Krankenschwestern und Ärzten.

Weitere Familienselbsthilfegruppen existieren in Berlin (»Angehörige pflegen Angehörige«, Markus-Gemeindehaus, Albrechtstr. 81; »Pflegende Angehörige«, Lukasgemeinde, Friedrichsruher Str. 1–2), in München (»Die stillen Helfer«, Paritätische Familienbildungsstätte, Richard-Strauss-Str. 47; »Alzheimer Gesellschaft e. V.«, Möhlstraße 26), sowie in Düsseldorf (»Alzheimer-Gesellschaft Düsseldorf-Mettmann«, Bergische Landstraße 2).

3. Pflegeheime

Pflegeheime sind Institutionen für eine Langzeitbetreuung. Meist verbringen Patienten, die so hilflos sind, daß anderweitig keine ausreichende Pflege und Betreuung gesichert werden kann, hier den Rest ihres Lebens. Im Gegensatz z. B. zu Holland oder England besitzen Pflegeheime in der Bundesrepublik keinen Krankenhauscharakter, d. h. fest eingestelltes ärztliches Personal steht in der Regel nicht zur Verfügung. Die ärztliche Versorgung erfolgt meist über in der Nähe niedergelassene Kassenärzte. Auch physikalische Anwendungen und die sonstige medizinische Versorgung werden, wie für andere ambulante Patienten, über die jeweilige RVO-Kasse abgerechnet. Grundsätzlich besteht freie Arztwahl. Der Aufenthalt wird - soweit vorhanden - durch Einsatz des laufenden Einkommens und Vermögens finanziert. Gegebenenfalls werden die Kosten auch voll vom Sozialhilfeträger übernommen. Allen Heimbewohnern steht ein Taschengeld für persönliche Bedürfnisse zusätzlich zur Verfügung.

Stark verwirrte Patienten können oft in üblichen Pflegeheimen nicht aufgenommen werden, da geschlossene Abteilungen fehlen. Vereinzelt haben sich allerdings Pflegeheime auf Alzheimer-Patienten eingestellt und bieten entsprechende Betreuung an. Dies sollte aber immer vor einer Verlegung abgeklärt werden.

4. Juristische Gesichtspunkte

Hin und wieder ist es unmöglich, stark verwirrte Patienten in einer internistischen bzw. internistisch-geriatrischen Klinik adäquat zu betreuen. Die Einweisung in eine Psychiatrische Klinik benötigt auf der anderen Seite die Einwilligung des Patienten. Diese kann er aber meist wegen der zugrundeliegenden zerebralen Störung nicht geben. Der Gesetzgeber hat hier folgende Möglichkeiten zugelassen. Besteht eine akute Gefahr für Leib und Leben des Patienten selbst und seiner Umgebung (z. B. ständiger Versuch, sich aus dem Fenster zu stürzen), so kann nach den gesetzlichen Bestimmungen (Gesetz über Hilfen und Schutzmaßnahmen bei psychischen Krankheiten = PsychKG) und nach Einschaltung der zuständigen Behörden (Ordnungsamt, Justiz) eine Einweisung in eine Fachklinik erfolgen. Über Verbleib bzw. Verweildauer entscheidet der zuständige Richter.

Auf der anderen Seite werden Patienten beobachtet, die zwar nicht akut, aber auf längere Sicht ebenfalls eine Gefahr für sich und andere darstellen. Hier handelt es sich meist um nächtliches Wandern, »Verlorengehen« auf der Straße, Nichtbeachten des Straßenverkehrs, unbedachter Umgang mit Feuer usw. Weiterhin handelt es sich um Kranke, die übermäßig hohe pflegerische Ansprüche stellen und auch durch externe fachliche Betreuung zuhause nicht mehr adäquat zu versorgen sind. Hat die Verwirrtheit einen gewissen Grad erreicht, ist eine vernünftige Verständigung mit dem Patienten verständlicherweise nicht möglich. Die Einwilligung zur Verlegung in ein Pflegeheim oder auf eine psychiatrische Abteilung zur Weiterbehandlung kann er somit nicht selbst erteilen. In diesem Fall kann nach den Bestimmungen des Bürgerlichen Gesetzbuches (BGB) eine Gebrechlichkeitspflegschaft errichtet werden. Über den Antrag, der unter Vorlage eines ärztlichen Attests beim zuständigen Gericht gestellt wird, entscheidet ein Richter. Als Pfleger kann ein naher

Angehöriger, eine neutrale Person oder ein entsprechender Verband der freien Wohlfahrtspflege berufen werden. Diese sind befugt, Geldgeschäfte des Patienten zu regeln. Weiterhin können sie die Einwilligung zur Heilbehandlung oder die Einweisung auf eine psychiatrische Abteilung geben. Es können auch mehrere Aufgaben zusammen übernommen werden. Der Pfleger hat dem zuständigen Gericht jeweils Bericht zu erstatten.

Sachregister